经济与管理研究文库

本书由华中师范大学出版社提供的出版基金全额资助

中国卫生费用的增长与控制

■ 王超群　著

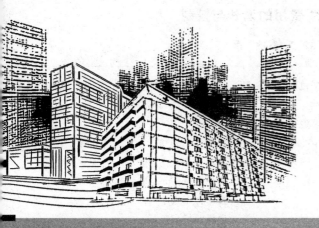

华中师范大学出版社

新出图证（鄂）字 10 号

图书在版编目（CIP）数据

中国卫生费用的增长与控制/王超群著. —武汉：华中师范大学出版社，2016.10
（经济与管理研究文库）
ISBN 978-7-5622-7397-4

Ⅰ.①中…　Ⅱ.①王…　Ⅲ.①医疗费用—研究—中国　Ⅳ.①R199.2

中国版本图书馆 CIP 数据核字（2016）第 122575 号

中国卫生费用的增长与控制

Ⓒ 王超群　著

责任编辑：廖国春	责任校对：王　胜	封面设计：甘　英　胡　灿
编辑室：学术出版中心	电话：027－67863220	
出版发行：华中师范大学出版社有限责任公司		
社址：湖北省武汉市洪山区珞喻路 152 号	邮编：430079	
电话：027－67863426（发行部）	传真：027－67863291	
网址：http://www.ccnupress.com	电子信箱：press@mail.ccnu.edu.cn	
印刷：湖北新华印务有限公司	督印：王兴平	
开本：710mm×1000mm　1/16	印张：15.75	
字数：266 千字	版次：2016 年 10 月第 1 版	
印次：2016 年 10 月第 1 次印刷	定价：40.00 元	

欢迎上网查询、购书

目　　录

第1章 导　　论

1.1　研究背景与问题

改革开放以来，中国卫生费用快速增长。2014 年《中国统计年鉴》数据显示，中国卫生总费用 (Total Health Expenditure, THE) 由 1978 年的 110.21 亿元增长到 2013 年的 31668.95 亿元，由人均 11.5 元增长到 2327.4 元，分别增长了 286.35 倍和 201.38 倍，而同期国内生产总值 (Gross Domestic Product, GDP) 和人均 GDP 仅分别增长了 154.31 倍和 108.99 倍。THE 占 GDP 的比例由 1978 年的 3.02% 增长到 2013 年的 5.57%。

本书研究的问题是：中国的卫生费用增长的原因是什么？如何控制？就前者而言，研究并不充足。已有研究或是基于量化或是基于质性的角度展开分析，一是缺乏将量化与质性方法相结合的视角；二是缺乏历史和制度分析的视角，局限于就当下论当下；三是局限于医疗技术、医疗保险、收入、老龄化以及医生数量等社会人口经济变量，忽略了生活习惯、预防、康复、公共卫生、医疗机构布局、就诊形态、医疗形态以及医疗保险支付方式等制度、体系变量。卫生费用上涨既与供需双方密切相关，也与社会整体环境如环境、交通、住房、社会信任等相关。而供需双方又与医疗卫生制度、体系密切相关。不过，纵然能分解出社会人口经济这些作用相互交织的变量各自对卫生费用增长的贡献，这些变量的政策意涵也远没有医疗卫生制度、体系改革那样明确。比如，纵然我们认识到医疗技术进步是卫生费用增长的主要原因，我们又能采取什么措施呢？毕竟，医疗技术进步带来的是医疗服务质量改善、效率提高，由其推动的卫生费用增长是社会政策鞭长莫及的[①]。

就后者而言，相关研究比较丰富，但主要是集中于医疗保险支付方式改革对医疗保险基金支出的控制。这一研究思路抓住了问题的主要矛盾。因为，中国医疗保险基金支出占卫生总费用的比重正不断升高，而在多数发达国家该比例都超过70％。控制了医疗保险基金支出，就控制了卫生总费用的绝大部分。但我们仍然要首先明确卫生费用增长的原因，才能确定针对性的支付方式，而不是直接基于国内外经验分析各种支付方式的利弊。已有研究还常常忽略医疗保险支付方式本身实施的基础条件。中国医疗保险基金支出占卫生总费用的比重只有30％—40％，因此，仅控制医疗保险基金支出无法有效控制卫生总费用增长。另外，医疗保险支付方式改革的讨论容易局限于管制供方，似乎需方就无需管制了。很显然，中国患者就诊自由化导致的越级就医亦是中国卫生费用快速上涨的重要原因。

总之，已有研究是不足的、分散的，缺乏系统性和理论性。本书的核心目标就是寻找一种既能够理解过去卫生费用增长的原因，又能够指导未来卫生费用控制的理论。本书希望这一理论是一种系统性的、具有普遍解释力的理论，而且能够指导中国医疗卫生体系改革实践。

1.2 概念界定

1.2.1 卫生费用的概念

卫生费用可以分为卫生总费用和人均卫生费用两类。卫生总费用是指以货币形式作为综合计量手段，全面反映一个国家或地区在一定时期内（通常是一年），全社会用于卫生服务所消耗的资金总额[②]。人均卫生费用即是卫生总费用与人口之比。

卫生总费用有两种计价方式：当年价格（或现行价格）和可比价格。前者是一定时期内卫生总费用的实际市场价格，反映当年卫生总费用总体水平及

---

① Hartwig J. What drives health care expenditure? —Baumol's model of "unbalanced growth" revisited [J]. Journal of Health Economics, 2008, 27 (3)：603-623.

② 张振忠. 中国卫生费用核算研究报告 [R]. 人民卫生出版社，2009：8.

比例关系；后者是扣除价格变动因素的实际价格，以比较不同时期卫生总费用及其发展速度[①]。在本书中，第3章主要使用可比价格，其余章节主要使用当年价格。

卫生总费用的核算有三种方法：来源法、机构法和功能法。来源法关注的是卫生资源的来源，在历年《中国卫生统计年鉴》中，中国卫生总费用由政府卫生支出、社会卫生支出和个人现金卫生支出三部分构成。这三类卫生支出各自的定义，可见于《中国卫生统计年鉴》（或《中国卫生和计划生育统计年鉴》）的指标解释。本书第4章指出，中国的三分法与OECD（经济合作与发展组织，简称"经合组织"）国家将卫生总费用分为广义政府卫生支出和私人卫生支出的二分法有所不同。因此，不能直接比较，需要做统计口径的调整。这提醒我们进行国际比较时，不能轻信数据。

机构法关注的是卫生资源流向了哪些机构。在《中国卫生统计年鉴》中，中国医疗机构主要包括四类：医院（综合医院、中医医院、中西医结合医院、民族医院、专科医院、护理院等）、基层医疗机构（社区卫生服务中心/站、卫生院、村卫生室、门诊部、诊所等）、专业公共卫生机构（疾病预防控制中心、专科疾病防治机构、健康教育机构、妇幼保健院、采供血中心、卫生监督所及计划生育技术服务机构等）和其他机构（疗养院、卫生监督检验机构、医学科学研究机构、医学在职培训机构以及临床检验等）等。不过，《中国卫生统计年鉴》并未统计药品零售机构和管理机构的费用。本书第4章指出，OECD国家将卫生资源流向机构分成了7大类：医院、护理和康复机构、门诊机构、医药用品零售机构、公共卫生机构、卫生管理和保险机构以及其他。中国国家卫计委卫生发展研究中心的研究人员按照此标准提供了中国部分年份的数据，使得本书可以对比中国和OECD国家的卫生资源流向。

功能法关注的是卫生费用用到了哪些地方。根据国家卫计委卫生发展研究中心的分类，可以分为：个人治疗费用，即医疗费用；公共卫生费用，包括疾病控制费用和妇幼保健费用；卫生发展费用和其他费用等。中国和OECD国家并未统计相应的数据，使得本书无法做详细的比较。不过，中国和OECD国家统计数据均提供了药品支出及其占比情况，可以做一比较。

---

① 张振忠. 中国卫生费用核算研究报告 [R]. 人民卫生出版社，2009：8.

1.2.2 医疗费用的概念

与卫生费用密切相关的是医疗费用。笔者并未查询到医疗费用的定义，在国家卫计委卫生发展研究中心出版的卫生费用核算研究系列报告中也未发现。不过，我们可以大致认为医疗费用是关于疾病治疗和护理的费用，包括零售药品费用和《中国卫生统计年鉴》中的医疗卫生机构的"业务收入"。"业务收入"又包括医疗收入、药品收入和其他收入。医疗收入是指医疗卫生机构在开展医疗业务活动中所取得的收入，包括挂号收入、床位收入、诊察收入、检查收入、治疗收入、手术收入、化验收入、护理收入和其他收入等。药品收入是指医疗卫生机构在开展医疗业务活动中所取得的中药和西药收入。

在中国，由于统计还不完善，医疗总费用与卫生总费用差距较大。2014年《中国卫生和计划统计年鉴》显示，2013年，中国卫生总费用为31668.95亿元，而医疗卫生机构总收入为23147.55亿元，其中，业务收入仅19147.45亿元，医疗卫生机构总收入与业务收入分别占卫生总费用的73.09%和60.46%。根据国家卫计委卫生发展研究中心卫生费用核算小组的研究人员介绍，这主要是因为当前许多医疗机构主要是民营医疗机构存在低报、漏报所致。本书第3—5章主要分析卫生费用增长的原因，第6—9章则主要分析医疗费用的控制。这是因为，医疗费用（医疗卫生机构业务收入与药品零售机构收入之和）占卫生总费用的比重为70%—80%，占据了绝大部分。而医疗费用以外的费用具有刚性，比如，管理支出、卫生发展费用等是很难控制和压缩的。

1.3 研究方法

1.3.1 历史和制度分析的研究方法

卫生费用增长与控制的相关研究汗牛充栋，但大量研究"崇尚技术机制，忽略制度分析"[①]。尤其是在探讨卫生费用增长的相关研究中，大部分均局限于采用量化分析方法考察医疗技术、收入、人口老龄化、医疗保险、医生数量等对卫生费用增长的影响，忽略了医疗卫生体系的结构、医疗保险的支付范围、付费

---

① 林义. 社会保险制度分析引论 [M]. 西南财经大学出版社，1997：85.

方式等制度、体系的影响。制度分析是以制度为框架研究经济行为及经济运行机制,旨在对经济、政治、社会结构、社会心理、生活习俗等因素进行综合考察①。

正如林义在1997年论述的,目前中国大量的研究缺乏"中国思维方式中最常见的历史观、辩证观和全面发展观"②,往往局限于冰山一角,侧重于分析具体问题。笔者深以为然。本书认为,要研究卫生费用的增长与控制,必须秉承全面、综合和发展的理念,绝不能"只是从某一方面进行论证和建议,而忽视与之密切相连的其他问题或同一问题的其他方面"③。这就需要我们对卫生费用的增长与控制有综合的、全景式的考察,这就需要历史的视角,去"追溯历史的根基,从历史背后去寻找表面上所看到的制度的动力因素",以发掘"什么因素影响了制度的变化,制度又产生了什么影响"④。

本书第5章基于历史和制度变迁的视角,考察了改革开放前后中国医疗卫生体系发生的巨大变化,从中寻找到了当下卫生费用增长和控制的制度性根源。第6、7、8章基于医疗卫生体系中医疗服务供方、需方和医疗保险三者之间的互动关系,考察了如何通过管制制度设计控制中国卫生费用的增长,对中国医疗卫生体系进行了重构。

1.3.2 国际比较与个案研究相结合

卫生费用的增长与控制是世界各国遭遇的共同难题。在发达国家发展过程中,也曾出现过卫生费用快速增长、医疗保险基金收不抵支的时期。中国的发展道路是否具有独特性?发达国家的经验教训是否可资利用?基于发达国家的历史道路,中国未来卫生费用增长将呈现何种趋势?在本书第4章,本书将2000年—2020年的中国与1970年—1990年的OECD国家卫生费用增长的情况和制度环境做了比较,发现,中国当下卫生费用增长绝对速度低于当年部分OECD国家,中国的相对增长速度更是远低于当年所有的OECD国家。第4章还对中国和OECD国家卫生费用构成情况的最新数据做了比较,发现,中国卫生费用的构成是畸形的。

---

① 林义. 社会保险制度分析引论 [M]. 西南财经大学出版社,1997.
② 林义. 社会保险制度分析引论 [M]. 西南财经大学出版社,1997:85
③ 彭希哲,胡湛. 公共政策视角下的中国人口老龄化 [J]. 中国社会科学,2011 (3):121-138;222-223.
④ 刘圣中. 历史制度主义——制度变迁的比较历史研究 [M]. 上海人民出版社,2010:8.

1.3.3 量化分析与质性分析相结合

关于这一点，诸多研究已做了说明，本书不再赘述。本书第3、4章侧重于量化分析和比较，其余章节则主要从质性角度出发。由于原国家卫生部和计划生育委员会合并为国家卫生和计划生育委员会，导致《中国卫生和计划生育统计年鉴》部分指标的统计口径与《中国卫生统计年鉴》有所变化。本书根据需求，相关数据或者提供到 2011 年数据未合并之前或者提供到最新的 2013 年。后文不再一一做出说明。

1.4 研究思路

本书共分为 4 个部分 9 个章节。第一部分为引言，分为 2 章，分别介绍研究的背景、相关概念、研究方法、研究思路与研究的主要结论以及国内外已有研究成果。第二部分分析中国卫生费用增长的原因，分为 3 章，分别从量化分析、国际比较以及历史和制度变迁角度分析中国卫生费用增长的一般原因、特殊原因及其制度性成因。第三部分考察如何控制中国的医疗费用，分为 3 章，分别从理论分析与医疗保险制度管制重构、医疗服务需方管制重构及医疗服务供方管制重构三个方面展开讨论。第四部分为全书总结、政策建议以及研究不足。具体研究思路见图 1.1。

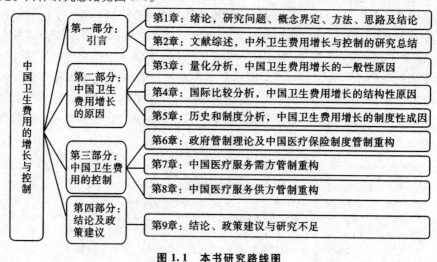

图 1.1　本书研究路线图

1.5 基本观点

本书的基本观点如下：

第一，中国卫生费用增长的原因可以从三个角度理解。本书从中国卫生费用增长的一般性原因、特殊性原因和制度性成因三个角度考察了中国卫生费用的增长情况，结果发现：（1）量化分析的结果显示，中国卫生费用增长的原因与国外差异不大，影响因素包括医疗技术进步、收入提高、医疗保险扩张等。人口老龄化影响微乎其微。（2）但是，与 OECD 国家相比，中国卫生总费用的来源、流向、数量分布与价格构成是畸形的，表现在卫生总费用中：重私人支出轻公共支出，重物力轻人力，重医院轻门诊机构，重高层机构轻基层机构，重治疗服务轻康复服务，重城市轻农村，重专科服务轻全科服务，以及重公立医疗机构轻私立医疗机构等。（3）其制度性成因就在于中国政府医疗管制下降，表现在三个方面：医疗服务需方就医选择的自由化；医疗服务供方的自主化（包括三大变化：医疗机构自负盈亏、走向自由竞争及对医生实行收入与绩效挂钩）；医疗保险的保大不保小及按服务项目付费。

第二，政府管制下降是卫生费用畸形增长的根本原因。政府对医疗服务需方、供方和医疗保险制度管制下降，导致中国越级就医和诱导需求现象极其严重。而越级就医和诱导需求导致中国卫生费用增长过程中出现了严重的浪费。

第三，中国卫生费用增长过程中存在严重的浪费现象。本书的计算显示，若能控制越级就医和诱导需求（如降低药占比和检查材料费用占比），中国每年卫生总费用能够节省 30% 以上。如果将之用于提高民众医疗保障水平，中国民众个人就医时的实际报销比例能够大幅提升。医疗保险基金占卫生总费用的比重将大幅提高，有助于控制卫生总费用快速上涨。

第四，政府医疗管制重构应从三个方面入手。要控制中国卫生费用的畸形增长，需要重构政府医疗管制体制，可以从三个方面入手：（1）医疗保险制度管制重构，如全民强制参保，建立全国单一保险人体制，大小病统包，取消个人账户，实行支付方式改革等；（2）医疗服务需方管制重构，以减少患者预防不足和盲目就医等现象；（3）医疗服务供方管制重构，包括医疗服务价格改革、准入制度改革、医疗资源配置改革以及医疗数据库建设等。

第五，医疗保险制度是改变中国医疗卫生体系弊端的核心抓手。医疗保险制度的功能包括风险分散、再分配、医疗费用控制、医疗资源配置以及其他功能等。医疗保险制度是改变中国医疗卫生体系弊端的核心抓手。医疗保险制度在提高筹资能力的前提下，实施支付方式改革（如对初级医疗保健服务实行按人头付费，对二、三级医疗服务实行总额预算制度下的 DRGs 付费），可以化解中国越级就医和诱导需求问题。

第 2 章   文献综述

2.1   卫生费用增长原因的相关研究

2.1.1   国外卫生费用增长原因的相关研究

20 世纪 70 年代以来，国外对卫生费用增长原因的研究纷纷涌现，采用了横截面数据、时间序列数据和面板数据等多种量化分析方法，对 OECD 成员国各国和成员国之间、对发展中国家和发展中国家之间进行了广泛研究。

一些研究者综述了相关研究成果。较全面的文献综述如：Chernew et al. (1998) 综述了管理式医疗和医疗技术进步对卫生费用增长影响的经验证据[1]；Getzen (2000) 综述了卫生费用的收入弹性系数的相关文献[2]；Martin et al. (2011) 对 1998—2007 年的 20 篇卫生经济学文献做了深入分析[3]。

此外，还有两份研究值得重视。2000 年，Ulf-G. Gerdtham & Jonsson 在

---

① Chernew M E, Hirth R A, Sonnad S S, et al. Managed care, medical technology, and health care cost growth: a review of the evidence [J]. Medical Care Research and Review, 1998, 55 (3): 259-288.

② Getzen T E. Health care is an individual necessity and a national luxury: applying multilevel decision models to the analysis of health care expenditures [J]. Journal of Health Economics, 2000, 19 (2): 259-270.

③ Martin J J M, Puerto Lopez del Amo Gonzalez M, Dolores Cano Garcia M. Review of the literature on the determinants of healthcare expenditure [J]. Applied Economics, 2011, 43 (1): 19-46.

Handbook of Health Economics（《卫生经济学手册》）的第一章 International comparisons of health expenditure: theory, data and econometric analysis 一文中综述了卫生费用增长影响因素的国际比较研究，将相关研究分为两个阶段：第一阶段分为横截面二元回归模型和横截面多元回归模型两类；第二阶段分为面板数据分析及单位根和协整检验分析。他们对相关研究的分析方法、代表性文献和研究结果进行了细致分析后认为，目前卫生费用的宏观经济学研究需要更多理论性研究，需要检验更多新变量，需要加强对价格变动因素的研究和对卫生费用相关关系的非静态和协整性检验[①]。台湾学者谢启瑞对这份研究的主要内容做了概括[②]。

另一份研究是 Chernew & Newhouse 于 2012 年在《卫生经济学手册》的第一章 Health Care Spending Growth 中，综述了医疗技术进步以及保险类型和疾病或健康状况对卫生费用增长的影响。他们将医疗技术进步对卫生费用增长的影响的相关研究按照研究方法分为两类：一为剩余法（the residual method），一为确定法（the affirmative approach）。剩余法最先由 Solow 于 1957 年提出，用以计算技术进步对经济增长的贡献。剩余法是指，先测量能够量化的因素对人均卫生费用增长的贡献，如人口增长、人口老龄化、医疗保险扩张及收入提高等，之后将未能解释的部分归因于技术进步等难以量化的因素。确定法是用来计算特定的医疗技术对日益增长的卫生费用的贡献，通常聚焦于特定疾病的治疗费用[③]。

不过，Ulf-G. Gerdtham & Jonsson 的文献综述时间过早，而 Chernew & Newhouse 的文献综述侧重于医疗技术进步和管理式医疗（主要是 HMOs）对卫生费用增长的影响。本书发现，卫生费用增长影响因素的研究集中在收入、老龄化、医疗保险和医疗技术进步四个方面，下文主要综述这四个方面的相关研究。

---

① Gerdtham U G, Jönsson B. International comparisons of health expenditure: theory, data and econometric analysis [J]. Handbook of Health Economics, 2000 (1): 11-53.

② 谢启瑞. 最适医疗费用成长率长期趋势之研究，行政院卫生署 88 年下半年及 89 年度委托研究计划 [R]. 2001.

③ Chernew M E, Newhouse J P. Health care spending growth [J]. Handbook of Health Economics, 2012 (2): 1-43.

2.1.1.1　收入与卫生费用增长

自从 Newhouse (1977)[①] 以来，研究者一致同意收入是卫生支出的决定因素：不管是使用横截面数据、时间序列数据，还是面板数据；无论是对发达国家（主要是 OECD 国家），还是对发展中国家（如对非洲和印度的研究）均是如此。Hartwig (2008)[②] 总结道，卫生支出和 GDP 的正相关关系，"对所涵盖的不同年份、估计量和转换因素的使用（比如平减物价指数、汇率或 PPP）都很稳健"。

存在争议的是收入弹性的大小。如果弹性大于 1，医疗服务就可以被视为是奢侈品，反之，则应被认为是必需品。如果医疗服务是必需品，就需要政府更多的介入，健康应该根据需要而提供，反之，则可以像其他商品一样留给市场来提供。面对争论，Getzen (2000) 回顾了大量研究，指出收入弹性不仅取决于分析的层次，还取决于经济发展阶段。微观个体层面研究得出的收入弹性一般很低，接近于 0；地区层次的收入弹性也比较低，一般小于 1；而国家层面的收入弹性则一般大于 1。在经济发展早期，收入弹性会更大[③]。

此外，收入弹性大小还依赖于模型和变量的选择，尤其是是否考虑医疗技术进步。早期的许多模型没有考虑技术进步，高估了收入弹性。OECD (2006) 的研究显示了对卫生支出的收入弹性的估计如何对不同的变量敏感的。作者使用 1970 年—2002 年 30 个 OECD 国家的面板数据计算收入弹性系数时，发现当回归模型中不断增加变量时，收入弹性从超过 1 不断下降，当加入时间趋势后（常用做技术进步代理），弹性系数降低到 0.9[④]。Dreger & Reimers (2005) 在模型中分别以预期寿命、婴儿死亡率和老年人口占比作为技术进步的代理后，

---

① Newhouse J P. Medical-care expenditure: a cross-national survey [J]. Journal of Human Resources, 1977: 115-125.

② Tchoe B, Nam S H. Aging risk and health care expenditure in Korea [J]. International Journal of Environmental Research and Public Health, 2010, 7 (8): 3235-3254.

③ Getzen T E. Health care is an individual necessity and a national luxury: applying multilevel decision models to the analysis of health care expenditures [J]. Journal of Health Economics, 2000, 19 (2): 259-270.

④ Martins J O, Joaquim C M, Bjørnerud S. Projecting OECD health and long-term care expenditures: What are the main drivers [J]. Economics Department Working Papers No, 2006, 477.

收入弹性立即低于 1[1]。

2.1.1.2　人口老龄化与卫生费用增长

人口老龄化在中国一般被认为是卫生费用增长的决定性因素。不过，国外研究结果显示并非如此。国外关于人口老龄化对卫生费用增长的影响主要涉及三个问题：人口老龄化在统计上是否显著、人口老龄化的贡献大小以及是老龄化还是临终支出是卫生费用增长的真正的决定性因素。这三个问题可以分为宏观研究和微观研究两类。由于中国缺乏临终支出方面的微观数据，本书不考察其对卫生费用增长的影响。限于篇幅，本书仅综述国外关于前两部分的相关研究。

2.1.1.2.1　老龄化与卫生费用的宏观经济关系

宏观经济研究分为跨国研究和国别（地区）研究两类。跨国研究集中于OECD 国家。余央央（2011）综述了相关文献，认为老龄化对卫生费用的影响存在争议。原因是，跨国研究中国家特点、数据类型和变量的选择存在明显差异，导致了研究结果的不稳定[2]。本书认同这一观点。比如，在以往的跨国研究中，没有考虑到死亡率的影响。Palangkaraya & Yong（2009）使用 22 个OECD 国家的 1990 年—1996 年的面板数据，发现引入死亡率（作为"临近死亡"的代理）后，老龄化与卫生费用负相关。而以往研究要么发现老龄化没有显著性，要么显著为正[3]。

国家和地区层面研究的证据比较一致。在发达国家，老龄化在统计上通常具有显著正效应。比如，Giannoni & Hitiris（2002）利用意大利 1980 年—1995年的面板数据[4]，Seshamani & Gray（2004）使用英格兰 1970 年—1999 年的个体住院数据[5]，Di Matteo（2005）利用美国（1980—1998）和加拿大（1975—

①　Dreger C, Reimers H E. Health care expenditures in OECD countries: a panel unit root and cointegration analysis [R]. IZA Discussion paper series, 2005.

②　余央央. 老龄化对中国医疗费用的影响——城乡差异的视角 [J]. 世界经济文汇, 2011 (5): 64-79.

③　Palangkaraya A, Yong J. Population ageing and its implications on aggregate health care demand: empirical evidence from 22 OECD countries [J]. International Journal of Health Care Finance and Economics, 2009, 9 (4): 391-402.

④　Giannoni M, Hitiris T. The regional impact of health care expenditure: the case of Italy [J]. Applied Economics, 2002, 34 (14): 1829-1836.

⑤　Seshamani M, Gray A. Ageing and health-care expenditure: the red herring argument revisited [J]. Health Economics, 2004, 13 (4): 303-314.

2000) 的面板数据[1]，Cantarero & Lago-Penas（2010）利用西班牙 17 个自治区 1992 年—2003 年的面板数据[2]，Crivelli，Filippini & Mosca（2006）利用瑞士 26 个州 1996 年—2002 的面板数据[3]，Thornton & Rice（2008）利用美国 1998 年 50 个州的横截面数据[4]，Wang Zijun（2009）利用美国 1999 年—2003 年的面板数据，Ang（2010）利用澳大利亚 1960 年—2003 年的时间序列数据，均发现老龄化具有显著正影响。不过，Karatzas（2000）利用美国 1962 年—1989 年的时间序列数据[5]和 Bilgel & Tran（2013）利用加拿大 1975 年—2002 年的省级面板数据，发现大部分回归模型中老龄化均没有显著性[6]。新加坡 1960 年—2001 年（Huang，2004）[7]和韩国 1985 年—2000 年（Tchoe & Nam，2010）[8]的时间序列数据显示，老龄化也没有显著影响。

在发展中国家，老龄化通常不显著。Gbesemete & Gerdtham（1992）利用 1984 年 30 个非洲国家的横截面数据[9]，Okunade（2005）使用 1995 年 26 个非洲国家的横截面数据[10]，Murthy & Okunade（2009）利用 2001 年 44 个非洲国家的横截面数据[11]，Xu Ke et al.（2011）使用 143 个国家 1995 年—2008 年的面

① Di Matteo L. The macro determinants of health expenditure in the United States and Canada: assessing the impact of income, age distribution and time [J]. Health Policy, 2005, 71 (1): 23-42.

② Cantarero D, Lago-Penas S. The determinants of health care expenditure: a reexamination [J]. Applied Economics Letters, 2010, 17 (7): 723-726.

③ Crivelli L, Filippini M, Mosca I. Federalism and regional health care expenditures: an empirical analysis for the Swiss cantons [J]. Health Economics, 2006, 15 (5): 535-541.

④ Thornton J A, Rice J L. Determinants of healthcare spending: a state level analysis [J]. Applied Economics, 2008, 40 (22): 2873-2889.

⑤ Karatzas G. On the determination of the US aggregate health care expenditure [J]. Applied Economics, 2000, 32 (9): 1085-1099.

⑥ Bilgel F, Tran K C. The determinants of Canadian provincial health expenditures: evidence from a dynamic panel [J]. Applied Economics, 2013, 45 (2): 201-212.

⑦ Huang S L. Factors influencing healthcare spending in singapore: a regression model [J]. International Journal of the Computer, the Internet and Management, 2004, 12 (3): 51-62.

⑧ Tchoe B, Nam S H. Aging risk and health care expenditure in Korea [J]. International Journal of Environmental Research and Public Health, 2010, 7 (8): 3235-3254.

⑨ Gbesemete K P, Gerdtham U G. Determinants of health care expenditure in Africa: a cross-sectional study [J]. World Development, 1992, 20 (2): 303-308.

⑩ Okunade A A. Analysis and implications of the determinants of healthcare expenditure in African countries [J]. Health Care Management Science, 2005, 8 (4): 267-276.

⑪ Murthy V N R, Okunade A A. The core determinants of health expenditure in the African context: Some econometric evidence for policy [J]. Health Policy, 2009, 91 (1): 57-62.

板数据（老年人定义为 60 岁以上）[①]，Rahman（2008）对印度各州 1971 年—1991 年的面板数据（老年人定义为 60 岁以上）[②]，Pan Jay & Liu G. G.（2012）利用中国 2002 年—2006 年省级面板数据[③]，均发现老龄化影响不显著。余央央（2011）则发现，对中国卫生支出而言，老龄化的影响为正，但对农村自费医疗支出而言，老龄化的影响为负[④]。

2.1.1.2.2　老龄化对卫生费用增长的实际贡献

老龄化对实际卫生费用增长的贡献也被广泛研究。表 2-1 显示，大部分发达国家的老龄化对人均卫生费用增长的贡献均低于 10%。Mayhew（2000）的研究是个例外。在其模型设定下，他预测，老龄化对发展中国家 2020 年—2050 年卫生费用增长的贡献高达 50%[⑤]。Mayhew 回顾了 1960 年—1995 年 OECD 国家老龄化的贡献，论证是严密的。但是，他假定的发达国家和发展中国家未来卫生费用的年增长率过低，导致老龄化的贡献过大。黄成礼（2004）采用 Mayhew 的方法，也得出了老龄化对 2020 年—2050 年中国人均卫生费用增长的贡献在 25%—32% 的结论[⑥]。

表 2-1　老龄化对人均卫生费用增长的贡献

研究年份	作者	研究国家	研究周期	研究方法	老龄化的贡献
1992	Newhouse	美国	1940—1990	精算	2%
1993	Gerdtham	瑞典	1970—1985	精算	23.2%
1995	Cutler	美国	1940—1990	精算	2%

① Kea X, Saksenaa P, Hollyb A. The determinants of health expenditure: a country-level panel data analysis [R]. 2011.

② Rahman T. Determinants of public health expenditure: some evidence from Indian states [J]. Applied Economics Letters, 2008, 15 (11): 853-857.

③ Pan J, Liu G G. The determinants of Chinese provincial government health expenditures: evidence from 2002-2006 data [J]. Health Economics, 2012.

④ 余央央. 老龄化对中国医疗费用的影响——城乡差异的视角 [J]. 世界经济文汇, 2011 (5): 64-79.

⑤ Mayhew L. Health and elderly care expenditure in an aging world [R]. Laxenburg, Austria: International Institute for Applied Systems Analysis, 2000.

⑥ 黄成礼. 人口老龄化对卫生费用增长的影响 [J]. 中国人口科学, 2004 (4): 38-45; 81-82.

研究年份	作者	研究国家	研究周期	研究方法	老龄化的贡献
2000	Leslie Mayhew	OECD 国家	1960—1995	精算	6.1%
		发达国家	1995—2020	精算	19.3%
			2020—2050	精算	21.4%
		发展中国家	1995—2020	精算	5.4%
			2020—2050	精算	50.9%
2000	Smith et al.	美国	1940—1990	精算	2%
2002	Seshamani & Gray	英国	1986—1999	回归模型	3%
2003	Koening et al.	美国	1990—2000	回归模型	17%[a]
2004	Breyer & Felder	德国	2002—2050	精算	20%[b]
2004	Meara, White & Cutler	美国	1963—2000	回归模型	4.65%
2005	Steven G. Morgan	加拿大（药品）	1996—2002	回归模型	7.76%
2006	Dormont & Huber	法国	1992—2000	回归模型	3.4%
2006	OECD	OECD 国家	1970—2002	精算	9.3%
			1981—2002	精算	8.33%
2006	Strunk, Ginsburg & Banker	美国（住院）	2005—2015	精算	11.8%
2009	Smith et al.	美国	1960—2007	精算	7%
2010	Tchoe & Nam	韩国	1985—2000	精算	9.24%
2011	余央央	中国	2003—2008	回归模型	3.90%
2004	黄成礼	中国	2020—2050	精算	25%—32%

资料来源：见本书参考文献。

备注：a 指社会经济与人口状况的全部影响，而不只是老龄化的影响。b 指在 48 年内将导致人均卫生费用增长 20%，而非老龄化对增长的贡献，但可知老龄化的贡献会很低。

2.1.1.3 医疗保险与卫生费用增长

根据标准的卫生经济学理论，健康保险覆盖会降低患者的成本，引致对医疗照顾利用的增加。要测量医疗照顾利用的增加，可以利用调查或实验数据分析不同的医疗保险保障水平对不同人群医疗费用的影响（以兰德实验最为典型），也可以利用回归模型分析不同时期医疗保险对卫生费用增长的影响。因此，医疗保险对卫生费用增长的研究进路有两种：利用微观个体数据和宏观数据。另外，许多研究也考察不同的医疗保险组织形式对卫生费用增长的影响。这方面管理式医疗（managed care）的相关研究最为丰富。本书并不涉及管理式医疗，因此不再综述相关文献。

2.1.1.3.1　医疗保险与卫生费用增长的微观研究

Manning et al.（1987）对兰德实验的分析显示，当共付率由31％下降到0，实际支出增加50％[①]。但是，兰德实验考察的微观的个体数据，基于个体数据得到的医疗需求的价格弹性不一定满足宏观经济分析的需要。尽管如此，采用"剩余法"来测算医疗保险对卫生费用增长的贡献的许多宏观研究[②]还是采用了兰德研究的结果。有研究者指出，利用兰德实验计算的医疗保险的弹性系数为－0.2，尽管使用这一系数，仍然低估了医疗保险的贡献，高估了收入和医疗技术进步的贡献[③]。

台湾学者通过对比1995年台湾引入普遍社会健康保险前后1021名台湾成年人2周就诊率和住院和急救率的变化，评估了台湾国民健康保险对健康照顾利用的影响，发现，引入普遍健康保险之后与引入之前相比，新加入的保险者的门诊使用率增加了一倍，住院率增加了两倍，达到了实施之前已参保者的健康照顾的使用水平。新参保者的急救就诊率也经历了不显著的增加。相反，之前已参保者的门诊就诊率只有很小但统计上显著的增加，但住院率和急诊率没有显著变化。作者认为，全民健康保险清除了新参保者获得健康照顾的障碍，全民健康保险制度的共付机制看起来对阻碍医疗照顾利用没有显著影响[④]。

Faulkner & Schauffler（1997）通过对比1991年疾控中心行为风险因素监

---

① Manning W G, Newhouse J P, Duan N, et al. Health insurance and the demand for medical care: evidence from a randomized experiment [J]. The American Economic Review, 1987: 251-277.

② Smith S, Newhouse J P, Freeland M S. Income, insurance, and technology: why does health spending outpace economic growth? [J]. Health Affairs, 2009, 28 (5): 1276-1284.

③ Smith S, Newhouse J P, Freeland M S. Income, insurance, and technology: why does health spending outpace economic growth? [J]. Health Affairs, 2009, 28 (5): 1276-1284.

④ Shou-Hsia C, Tung-Liang C. The effect of universal health insurance on health care utilization in Taiwan: results from a natural experiment [J]. The Journal of the American Medical Association, 1997, 278 (2): 89-93.

测系统的不同水平的健康保险覆盖下 18 岁—64 岁的 53981 人，对建议的成年人六类临床预防服务的使用情况的差异，发现，临床预防服务的健康保险覆盖的水平，是 18 岁—64 岁男性和女性接受建议的预防性服务的最重要的决定因素之一。完全获得预防性照顾保险覆盖的男性，与没有任何预防性照顾保险覆盖的男性的使用情况比值为 1.8—2.8，女性则为 1.2—2.0。作者的结论是，对临床预防性照顾的综合健康保险覆盖，能显著地增加人群对建议的预防性服务的利用。

Thomas et al. (2005) 做了最为全面的关于医疗保险对个体医疗服务利用影响的文献综述。他们发现，将医疗保险覆盖到没有保险的人，将会导致所有类型的医疗照顾利用的增加。基于已有研究的经验数据，如果在美国实行普遍覆盖，每年获得覆盖的儿童的就医次数就会增加 1 次，成人将会增加 1—2 次。这相当于将目前没有被保险覆盖的儿童的健康照顾利用提高了 30%—50%，将成人提高了 100%。作者还指出，尽管保险对健康照顾利用的影响对不同的检验方法的差异很敏感，但是，使用不同方法的研究结果基本上没有很大的差别[1]。

2.1.1.3.2　医疗保险与卫生费用增长的宏观研究

Weisbrod (1991) 指出，保险和医疗技术的互动是美国医疗费用飞涨的主要原因。二战之后，健康照顾支出的增长许多不是来自先进技术的价格上涨，而是因为新技术的价格。新开发的技术推动了照顾的成本和对保险的需求，同时扩展了消费者需要保险去覆盖的服务的范围。同时，扩展的保险的覆盖范围，包括人数的增加和资金投入的上升，都激励了研发部门去开发新的技术，以及刺激那些能从特定的新的技术中获益的较小的消费者群体，去追求拓宽被保险覆盖服务的范围[2]。

Peden & Freeland (1995) 通过对 1960 年—1993 年美国医疗支出增长的回顾，发现，1960 年—1993 年大约 2/3 的人均卫生支出的增长归因于要么是保险覆盖的水平，要么是保险覆盖的增长。将所有决定 1960 年—1993 年人均卫生

①　Buchmueller T C, Grumbach K, Kronick R, et al. Book review: the effect of health insurance on medical care utilization and implications for insurance expansion: a review of the literature [J]. Medical Care Research and Review, 2005, 62 (1): 3-30.

②　Weisbrod B A. The health care quadrilemma: an essay on technological change, insurance, quality of care, and cost containment [J]. Journal of Economic Literature, 1991, 29 (2): 523-552.

支出增长的因素分为两类后，发现人均卫生支出增长的70％来自因为保险覆盖水平和花在非商业医疗研究的支出而导致的成本增加型医疗服务技术。只有30％被归因于标准的因素：保险覆盖的增长，年龄/性别混合的改变以及人口可支配收入的增长[1]。

Finkelstein（2007）发现，1965年引入医疗照顾（Medicare）对住院支出的增长的影响比以往健康保险中个体层面的变化所预测的影响都要大得多。这是因为，医疗照顾的引入改变了医学实践。例如，它导致了随后新的医疗技术的采用率的提高。对医疗照顾的引入的估计显示，1950年—1990年健康保险的综合扩张能够解释这一时期真实人均卫生支出增长的至少40％[2]。

2.1.1.4 医疗技术进步与卫生费用增长

随着研究的深入，研究者们发现，在控制收入、老龄化和医疗保险后，随时间推移，卫生支出仍然急剧上升。人们意识到还有更加重要的因素在影响卫生支出增长。20世纪90年代，许多研究开始关注医疗技术进步的影响。Zuckerman ＆ McFeeters（2006）认为，技术变化包括新的设备（如透析和声波器械）、新的程序（如腹腔镜手术）和新的治疗手段（如控制胆固醇的抑制素）[3]。Chernew ＆ Newhouse（2012）延续了这一观点[4]。

但实际操作中很难量化技术进步。不同研究采用了不同方法来测量医疗技术进步的影响，可以分为三大类：一是剩余法，先计算其他各个可量化因素对卫生支出的影响，将剩余不能被解释的部分归于技术进步。由于能够确定各种不同因素对本国卫生支出增长的贡献，这一方法可以被广泛运用。二是确定法，直接研究具体的技术、药品和新的程序的扩散对卫生支出的影响[5]。三是在经济模型中采用代理变量来代替技术进步，可以称之为代理法。

① Peden E A, Freeland M S. A historical analysis of medical spending growth, 1960—1993 [J]. Health Affairs, 1995, 14 (2): 235-247.

② Finkelstein A. The aggregate effects of health insurance: evidence from the introduction of Medicare [J]. The Quarterly Journal of Economics, 2007, 122 (1): 1-37.

③ Zuckerman S, McFeeters J. Recent growth in health expenditures [M]. Commonwealth Fund, 2006.

④ Chernew M E, Newhouse J P. Health care spending growth [J]. Handbook of Health Economics, 2012 (2): 1-43.

⑤ Chernew M E, Newhouse J P. Health care spending growth [J]. Handbook of Health Economics, 2012 (2): 1-43.

代理法可以分为两类，一类是采用具体的量化指标，如医疗保险覆盖和研发支出，预期寿命、婴儿死亡率和老年人口占比以及专利的数量等；另一类是在模型中以时间趋势作为技术进步的代理，时间趋势在宏观经济模型中正被广泛运用。

2.1.1.4.1 剩余法

表2-2显示了，"剩余法"下医疗技术进步是卫生费用增长的决定性因素。不过，剩余法也存在一些问题。Chernew & Newhouse（2012）指出，剩余法存在三个问题：一是，医疗技术进步的影响依赖其他因素测量，如果其他因素的系数估计有误，会对技术进步影响很大。二是，剩余法将未能解释的部分都归因于技术进步，夸大了技术进步的效应，尤其是一些交互效应。比如，Payne et al.（2007）指出美国婴儿潮一代（45岁—64岁）人群还不是老龄人口的一部分，但是这些人群最近的人均卫生支出的增长率已经高于现在的老年人。这主要是因为这部分人相比他们的前辈，更加富有、更高教育、更加倾向于预防性和个性化的健康照顾服务[1]。三是，研究周期的长短对技术进步的效应大小影响很大，研究周期越长，技术进步的效应越大，也越容易高估技术进步的效应。另外，由于这种方法非常依赖于研究的对象，不利于国际比较。

表 2-2　"剩余法"下医疗技术进步对卫生费用增长的贡献

研究年份	作者	研究国家	研究周期	医疗技术进步的贡献
1987	Schwartz[2]	美国	1977—1984	30%
1992	Newhouse[3]	美国	1940—1990	65%
1995	Cutler[4]	美国	1940—1990	49%

---

[1]　Payne G, Laporte A, Deber R, et al. Counting Backward to Health Care's Future: Using time-to-death modeling to identify changes in end-of-life morbidity and the impact of aging on health care expenditures [J]. Milbank Quarterly, 2007, 85 (2): 213-257.

[2]　Schwartz W B. The inevitable failure of current cost-containment strategies [J]. The Journal of the American Medical Association, 1987, 257 (2): 220-224.

[3]　Newhouse J P. Medical care costs: how much welfare loss? [J]. The Journal of Economic Perspectives, 1992, 6 (3): 3-21.

[4]　Cutler, D. M. Technology, Health Costs, and the NIH, Harvard University and the National Bureau of Economic Research. Paper prepared for the National Institutes of Health Economics Roundtable on Biomedical Research, September 1995.

研究年份	作者	研究国家	研究周期	医疗技术进步的贡献
2000	Smith et al. [1]	美国	1940—1990	38%—63%
2009	Smith, Newhouse & Freeland[2]	美国	1960—2007	27%—48%
2000	Mayhew[3]	OECD	1960—1995	77.19%
2006	Martins, Maisonneuve & Bjørnerud [4]	OECD	1981—2002	27.78%
2006	Dormont, Grignon & Huber[5]	法国	1992—2000	85.27%

2.1.1.4.2 确定法

Chernew & Newhouse (2012) 指出，目前出现了由"剩余法"向"确定法"过渡的趋势[6]。"确定法"是用来评估特定技术如何导致费用增加，经常聚焦于特定疾病的治疗。通过识别特定疾病或技术，这一方法让人们能够直接理解医疗技术在卫生支出增长中的作用。确定法一般研究具体的技术或者疾病的影响，从而难以评估技术变化对卫生支出增长的总体效应，会低估技术变化的效应。这是因为，由于确定法通常选择具有特定疾病的患者，从而可能低估了技术变化的财政影响，因为补充性治疗可能随着技术变化扩张，以及患特定疾病的人的数量可能会膨胀。

---

[1] Smith S D, Heffler S K, Freeland M S. The Impact of Technological Change on Health Care Cost Increases: An Evaluation of the Literature [J]. Health Care Financing Administration, Mimeo, 2000.

[2] Smith S, Newhouse J P, Freeland M S. Income, insurance, and technology: why does health spending outpace economic growth? [J]. Health Affairs, 2009, 28 (5): 1276-1284.

[3] Mayhew L. Health and elderly care expenditure in an aging world [R]. Laxenburg, Austria: International Institute for Applied Systems Analysis, 2000.

[4] Martins J O, de la Maisonneuve C, Bjørnerud S. Projecting OECD health and long-term care expenditures: what are the main drivers? [J]. Economics Department Working Papers No, 2006, 477.

[5] Dormont B, Grignon M, Huber H. Health expenditure growth: reassessing the threat of ageing [J]. Health Economics, 2006, 15 (9): 947-963.

[6] Chernew M E, Newhouse J P. Health care spending growth [J]. Handbook of Health Economics, 2012 (2): 1-43.

尽管许多研究认为技术进步通常是成本增加型的，但是 OECD（2006）的报告认为，技术进步也可以是成本节约的，可以降低健康产品和服务的价格，但是其对卫生支出的效应取决于健康服务需求的价格弹性。如果弹性很高，价格下降将会引致更高比例的需求的增长，将会增加支出[①]。在成本节约方面，Weisbrod（1991）指出，在一些例子中，技术变化清晰地降低了成本，尤其是预防疾病方面[②]。最常被引用的创新就是小儿麻痹症疫苗的发明，这一疫苗几乎完全消除了治疗小儿麻痹症的昂贵的成本。

在健康服务需求的价格弹性方面，尽管许多跨国研究显示价格弹性大于1。但正如 Blomqvist & Carter（1997）指出的，技术变化本应该降低支出，但是由于人们对健康服务的需求被认为是渴望需求，这一基本商品被消费者认为是良好的健康，而不是健康服务。因此，如果技术变化以有能力将健康服务转化为良好的健康而不是减少生产健康服务的成本的形式出现的时候，对健康服务的需求曲线会上升，从而总的卫生支出会增加[③]。正如 Weisbrod（1991）指出的，技术变化对成本的影响也可能依赖于影响医疗研究性质的制度安排，以及不同的新技术被采用的速度[④]。Dormont & Huber（2005）发现，法国某些手术治疗如白内障的价格下降的同时治疗次数显著增加，导致了成本的上升[⑤]。

许多文献也证明了这一点。比如，Showstack（1982）检验了住院病人的治疗模式变化，结论是住院使用的增加很大程度上归因新技术的使用[⑥]。Scitovsky（1985）检验了某诊所普通疾病治疗模式变化，结论是新技术对卫生

① Martins J O, de la Maisonneuve C, Bjørnerud S. Projecting OECD health and long-term care expenditures: What are the main drivers? [J]. Economics Department Working Papers No, 2006, 477.

② Weisbrod B. The health care quadrilemma: an essay on technological change, insurance, quality of care, and cost containment [J]. Journal of Economic Literature, 1991, 29 (2): 523-552.

③ Blomqvist Å G, Carter R A L. Is health care really a luxury? [J]. Journal of Health Economics, 1997, 16 (2): 207-229.

④ Weisbrod B. The health care quadrilemma: an essay on technological change, insurance, quality of care, and cost containment [J]. Journal of Economic Literature, 1991, 29 (2): 523-552.

⑤ Dormont B, Grignon M, Huber H. Health expenditure growth: reassessing the threat of ageing [J]. Health Economics, 2006, 15 (9): 947-963.

⑥ Chernew M E, Newhouse J P. Health care spending growth [J]. Handbook of Health Economics, 2012 (2): 1-43.

支出增长起作用①。Holahan, Dor & Zuckerman (1990) 使用两阶段最小平方回归, 检验不同科目的医疗照顾 (Medicare) 参加者人均支出变化。结论是, 支出增长最快的是那些经历了最大的技术创新率的科目②。Cutler & McClellan (1996) 检验了住院采用和病人接受冠状动脉重建术的情况, 结论是, 微创手术的扩张解释了几乎所有的心脏病治疗成本的增长③。

此外, 还有不少文献探讨了一些手术相关的技术是如何影响卫生支出的。如 Dozet, Lyttkens & Nystedt (2002) 探讨了心脏搭桥手术和透析这两种昂贵的技术是如何从年轻患者逐步扩展到老年患者的④。Bradley et al. (2006) 以美国心脏搭桥手术和冠状动脉成形术在 1993 年—2002 年的变化为例, 发现, 如果除了年龄分布外其他保持不变, 这些手术的使用将年均增加 0.6 个百分点。但是实际上, 冠状动脉成形术的患者增加了 83.4%, 年均增加 7%。而心脏搭桥手术的人数总共增加了 1.4 个百分点, 年均 0.2 个百分点⑤。

Imanaka & Evans (2005) 则提供了高端设备对卫生费用影响的例子。他们利用 2000 年 OECD 国家数据, 考察了 30 个 OECD 国家的 CT 和磁共振成像的扩散的决定因素, 发现总的人均卫生支出和对医院的灵活的支付方式的激励机制显著正相关⑥。根据这一研究, 我们也可以反过来理解, 即总的人均卫生支出与 CT 和磁共振成像的扩散是正相关的, 也即与技术进步正相关。Bundorf, Royalty & Baker (2009) 研究了 2001 年—2006 年美国私人保险者的卫生支出增长, 将卫生支出增长分解为价格和质量的提高 (属于技术进步之一种), 大部分的增长由门诊病人服务和药品推动, 100% 的门诊服务的增长和 72% 的药品

① Scitovsky A A. Changes in the costs of treatment of selected illnesses, 1971—1981 [J]. Medical Care, 1985, 23 (12): 1345-1357.

② Holahan J, Dor A, Zuckerman S. Understanding the recent growth in medicare physician expenditures [J]. The Journal of the American Medical Association, 1990, 263 (12): 1658-1661.

③ Cutler D M, McClellan M. The determinants of technological change in heart attack treatment [R]. National Bureau of Economic Research, 1996.

④ Dozet A, Lyttkens C H, Nystedt P. Health care for the elderly: two cases of technology diffusion [J]. Social Science & Medicine, 2002, 54 (1): 49-64.

⑤ Strunk B C, Ginsburg P B, Banker M I. The effect of population aging on future hospital demand [J]. Health Affairs, 2006, 25 (3): 141-149.

⑥ Oh E H, Imanaka Y, Evans E. Determinants of the diffusion of computed tomography and magnetic resonance imaging [J]. International Journal of Technology Assessment in Health Care, 2005, 21 (1): 73-80.

的增长归因于质量的提高[①]。

2.1.1.4.3 代理法

由于医疗技术难以衡量,许多研究转而采用代理变量衡量医疗技术进步。目前,医疗技术的代理变量存在从非时间趋势代理变量向时间趋势代理变量的转变。

2.1.1.4.3.1 非时间趋势代理变量

许多研究者使用每百万人肾脏透析的数量和 X 光扫描的数量作为技术扩散水平的近似,发现卫生费用增长与之显著正相关[②]。Peden & Freeland (1998) 使用保险覆盖面和非商业研究支出的水平作为技术代理,发现,保险覆盖的增长只起到了相对很小的正影响[③]。Okunade & Murthy (2002) 从 Newhouse1992 年的文章开始,分析了美国 1960 年—1997 年人均卫生支出、人均收入和研发支出(分为全部研发支出和健康部门的研发支出两个模型)的关系。作者使用研发支出作为技术变化的代理,发现,人均收入、研发支出与人均卫生支出显著正相关,弹性系数在 0.18—0.34,技术进步是考察时期内美国卫生支出的决定因素[④]。Dreger & Reimers (2005) 利用面板协整技术分析了 1975 年—2001 年 21 个 OECD 国家的面板数据,在模型中分别以预期寿命、婴儿死亡率和老年人口占比作为技术进步的代理,发现收入弹性立即低于 1,健康是必需品。除收入外,医疗技术进步也是卫生支出的驱动力[⑤]。Wong & Wouterse (2012) 使用专利的数量作为技术进步的代理,发现,1981 年—2009 年,荷兰更高的医疗技术显著地与更高的住院利用率增长相联系,尤其是对更高年龄的人而言。更

---

① Bundorf M K, Royalty A, Baker L C. Health care cost growth among the privately insured [J]. Health Affairs, 2009, 28 (5): 1294-1304.

② Oh E H, Imanaka Y, Evans E. Determinants of the diffusion of computed tomography and magnetic resonance imaging [J]. International Journal of Technology Assessment in Health Care, 2005, 21 (1): 73-80.

③ Peden E A, Freeland M S. A historical analysis of medical spending growth, 1960-1993 [J]. Health Affairs, 1995, 14 (2): 235-247.

④ Okunade A A, Murthy V N R. Technology as a "major driver" of health care costs: a cointegration analysis of the Newhouse conjecture [J]. Journal of Health Economics, 2002, 21 (1): 147-159.

⑤ Dreger C, Reimers H E. Health care expenditures in OECD countries: a panel unit root and cointegration analysis [R]. 2005.

大的医疗技术创新导致了住院率的年龄剖面更加陡峭。这显示，老年人从医疗创新中受益最多[1]。

2.1.1.4.3.2 时间趋势代理变量

目前，越来越多的研究使用时间趋势代理医疗技术进步。这种方法实质上是剩余法在宏观经济模型中的应用，即以时间趋势代替不能被已有因素所解释的部分。早期的研究是 Blomqvist & Carter（1997）提出的[2]。随后，Ariste（2003）使用加拿大省级数据[3]，Di Matteo（2005）使用美国（1980—1998）和加拿大（1975—2000）的数据[4]，Crivelli（2006）使用瑞士 26 个州 1996—2002 的数据[5]，OECD（2006）使用 1970 年—2002 年 30 个 OECD 国家的面板数据[6]，Mosca（2007）使用 20 个 OECD 国家 1990 年—2000 年 的 数据[7]，Cantarero & Lago-Peñas（2010）使用西班牙 1992 年—2003 年 的 17 个自治区的面板数据[8]，Xu Kea et al.（2011）使用 143 个国家 1995 年—2008 年的面板数据[9]以及 Bilgel & Tran（2013）使用 1975 年—2002 年的加拿大省级面板数据[10]

---

① Wong A, Wouterse B, Slobbe L C J, et al. Medical innovation and age-specific trends in health care utilization: findings and implications [J]. Social Science & Medicine, 2012, 74 (2): 263-272.

② Blomqvist Å G, Carter R A L. Is health care really a luxury? [J]. Journal of Health Economics, 1997, 16 (2): 207-229.

③ Canada. Health Canada, Carr J. New Considerations on the Empirical Analysis of Health Expenditures in Canada, 1966-1998 [electronic Resource] [M]. Health Canada, 2003.

④ Di Matteo L. The macro determinants of health expenditure in the United States and Canada: assessing the impact of income, age distribution and time [J]. Health Policy, 2005, 71 (1): 23-42.

⑤ Crivelli L, Filippini M, Mosca I. Federalism and regional health care expenditures: an empirical analysis for the Swiss cantons [J]. Health Economics, 2006, 15 (5): 535-541.

⑥ Martins J O, Joaquim C M, Bjørnerud S. Projecting OECD health and long-term care expenditures: What are the main drivers [J]. Economics Department Working Papers No, 2006, 477.

⑦ Mosca I. Decentralization as a determinant of health care expenditure: empirical analysis for OECD countries [J]. Applied Economics Letters, 2007, 14 (7): 511-515.

⑧ Cantarero D, Lago-Penas S. The determinants of health expenditure: a reexamination [J]. Applied Economics Letters, 2010, 17 (7): 723-726.

⑨ Kea X, Saksenaa P, Hollyb A. The Determinants of Health Expenditure: A Country-Level Panel Data Analysis [R]. 2011.

⑩ Bilgel F, Tran K C. The determinants of Canadian provincial health expenditures: evidence from a dynamic panel [J]. Applied Economics, 2013, 45 (2): 201-212.

等，均采用时间趋势代理医疗技术进步。

2.1.2　国内卫生费用增长原因的相关研究

2.1.2.1　单一因素对卫生费用增长的影响

关于中国人均卫生费用的决定因素的研究比较少。多数研究分析了单一因素的影响，比如，收入对卫生费用增长的影响①。一些研究者认为，老龄化是卫生费用增长的决定性因素②。而余央央（2011）利用2003年—2008年的省级面板数据发现老龄化不是卫生费用增长的决定性因素③。王华（2012）则发现，中国老龄化程度高的地区，卫生费用占GDP的比重反而较低④。张奇林和汪毕芳（2010）指出，医疗技术进步是卫生费用增长的重要影响因素⑤。葛毅等（2006）利用中国的历年医院平均每床占用医疗设备费用的数据，分析认为，医疗设备规模的不断扩大是导致医疗费用上升的主要因素之一⑥。

2.1.2.2　卫生费用增长影响因素的时间序列分析

部分学者采用时间序列数据量化分析了中国卫生费用增长的影响因素。比如，徐昕（2010）利用中国1978年—2007年的数据，发现人均GDP、医学科研及基建经费、人口老龄化和非个人现金卫生支出占卫生总支出的比重有显著影响，人均GDP的收入弹性为0.282，健康服务为必需品。作者用医学科研及基建经费来代替技术进步，认为技术进步在中国卫生费用上涨中的作用不大。作者认为老龄化的作用很大，因为老龄化提高2个百分点，人均卫生费用就接近翻一番⑦。但是，用医学科研及基建经费来代替技术进步很明显不符合中国的实际情况。

何平平（2005）利用1978年—2003年的宏观统计数据，采用单位根检验和

---

①　叶春辉，封进，王晓润. 收入、受教育水平和医疗消费：基于农户微观数据的分析 [J]. 中国农村经济，2008（8）：16-24.

②　黄成礼. 人口老龄化对卫生费用增长的影响 [J]. 中国人口科学，2004（4）：38-45；81-82.

③　余央央. 老龄化对中国医疗费用的影响——城乡差异的视角 [J]. 世界经济文汇，2011（5）：64-79.

④　王华. 人口老龄化与医疗卫生费用关系的地区间比较 [J]. 医学与社会，2012（10）：7-12.

⑤　张奇林，汪毕芳. 技术进步与医疗卫生费用的增长 [J]. 社会保障研究，2010（2）：39-42.

⑥　葛毅，钱省三，吕文元，王敏，邓厚斌. 我国医疗费用增长与医疗设备投入的相关性研究 [J]. 数理统计与管理，2006（1）：105-110.

⑦　徐昕. 中国卫生费用增长的影响因素研究 [J]. 世界经济情况，2010（8）：64-69.

回归分析方法，结果发现，经济增长、人口老龄化和政府公共预算卫生支出与中国卫生费用显著正相关，且卫生费用的收入弹性小于1，为必需品。另外，医疗保险和城镇化对卫生费用的影响不显著[①]。何平平（2006）利用1978年—2003年的数据，考察滞后的人均GDP、政府公共预算卫生支出占GDP的比重，千人医生人数，65岁以上人口比重，社会基本医疗保险计划作为哑变量，结果发现，人均GDP、千人医生数量和社会保险计划导致了卫生支出增加，收入弹性为0.9556，接近于1。政府公共预算卫生支出占比增加反而抑制卫生总费用增长，人口老龄化没有显著性影响[②]。但是，作者没有消除物价的影响，也没有考虑技术变化的影响。何平平（2006）利用1978年—2003年的宏观统计数据，对经济增长、人口老龄化与中国医疗费用增长的相关性进行协整检验和Granger因果关系检验。经过价格调整后发现，中国卫生总费用的收入弹性约为1，经济增长、人口老龄化对中国医疗费用增长的影响是一种长期关系，但短期影响不大，人口老龄化对中国医疗费用增长的影响明显低于经济增长的作用[③]。

陈立中（2007）利用1978年—2004年的数据，发现，收入弹性为0.84；老年弹性为1.09，影响最大，老年人口增长1%，卫生费用增加1.09%，科研投入每增加1%，支出上升0.07%，非常小。医疗保险覆盖率上升1%，人均卫生支出减少0.26%。医生数量上升1%，医疗费用下降0.22%[④]。陈洪海、黄丞和陈忠（2009）对真实人均卫生费用和真实人均GDP进行了协整分析，发现，中国真实人均卫生费用与真实人均GDP在长期内显著正相关，且弹性系数为1.319，认为卫生服务在中国为奢侈品[⑤]。

2.1.2.3　卫生费用增长影响因素的面板数据分析

还有学者利用面板数据做了相关研究。比如，余央央（2011）利用

---

① 何平平. 我国医疗费用增长因素的计量分析 [J]. 太平洋学报，2005 (11)：25-31.

② 何平平. 我国卫生总费用的弹性测算 [J]. 统计与决策，2006 (10)：87-90.

③ 何平平. 协整分析与误差修正模型——经济增长、人口老龄化与我国医疗费用增长的实证研究 [J]. 工业技术经济，2006 (1)：122-124；135.

④ 陈立中. 转型期我国医疗卫生费用上涨的影响因素 [J]. 改革与战略，2007 (12)：151-153.

⑤ 陈洪海，黄丞，陈忠. 我国卫生总费用的三因素分析 [J]. 哈尔滨工业大学学报，2009 (12)：317-320.

2003 年—2008 年的省级面板数据，基于城乡差异的视角考察了老龄化对中国卫生费用增长的影响，发现老龄化只能解释卫生费用增长的 3.9%，人均 GDP 解释了 41.6%，时间哑变量解释了 50.8%，残差项解释了 3.7%[①]。Pan & Liu (2012) 利用 2002 年—2006 年的面板数据，分析了中国省级政府的人均卫生费用的决定因素[②]。刘西国、刘毅和王健 (2012) 利用中国 1998 年—2010 年的面板数据，发现，城市化与卫生费用显著正相关，药品集中采购制度和基本药物制度等规制制度以及医疗保险制度与卫生费用显著负相关，人均收入和人口老龄化对卫生费用影响很小[③]。

2.2 卫生费用控制政策的相关研究

2.2.1 国外卫生费用控制政策的相关研究

卫生费用的增长是世界性的问题，而资源总是有限的，因而国外卫生费用控制政策的研究众多 (见图 2.1)。卫生费用控制的相关政策按照其作用对象，可以分为需方卫生费用控制和供方卫生费用控制。在需方控制方面，主要是个人自付范围、自付比例的调整，本质上是费用转嫁或者预算转移；在供方控制方面则包括直接控制 (如医院和医生数量、医疗设备购置等) 和预算控制 (主要是支付方式改革) 两种。在不同国家的不同时期，费用控制政策的重点有所不同。20 世纪 70 年代中期到 1999 年，欧洲国家卫生费用控制相关政策可以分为三个阶段：70 年代中期到 80 年中期强调直接控制，80 年代中期到 90 年中期强调预算设定，90 年代后期之后强调预算转移、医疗配给和循证购买决策[④]。

---

① 余央央. 老龄化对中国医疗费用的影响——城乡差异的视角 [J]. 世界经济文汇，2011 (5)：64-79.

② Pan J, Liu G G. The determinants of Chinese provincial government health expenditures：evidence from 2002-2006 data [J]. Health Economics，2012，21 (7)：757-777.

③ 刘西国，刘毅，王健. 医疗费用上涨诱发因素及费用规制的新思考——基于 1998 年—2010 年数据的实证分析 [J]. 经济经纬，2012 (5)：142-146.

④ Mossialos E, Le Grand J. Health care and cost containment in the European Union [M]. Ashgate, 1999：72-74.

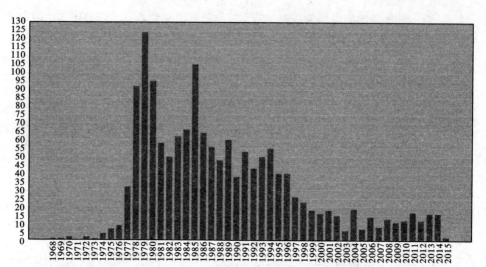

图 2.1 Web of Science 数据库中历年与卫生费用控制相关的文献数量（1968—2015）

备注：共计 1527 篇。以 cost containment 为搜索关键词，以 Health Care Sciences Services 为研究方向进行精炼。检索时间：2015 年 6 月 3 日。

由于文献众多，本小节仅推荐几篇重要文献供读者参考，不再大量引述国内外相关研究的成果。关于美国卫生费用控制的相关政策，可以参考 Health Care Cost Containment 一书①。该书出版于 1990 年，虽然距今有些年份，但它详细介绍了美国的卫生费用控制政策。关于欧洲卫生费用控制的相关政策，可以参考 Mossialos & Grand 主编的 Health care and cost containment in the European Union② 一书，该书 1999 年出版，共介绍了 15 个欧洲国家卫生费用控制政策的演变。该书的第 3 章还提供了一个非常简明的欧洲国家卫生费用控制相关政策的概述。2009 年，Rapoport & Jonsson 出版了 Cost containment and efficiency in national health services 一书，专门介绍 8 个 NHS（National Health Services，国家医疗服务体系）国家的卫生费用控制的相关政策。关于各种支付方式对卫生费用增长的影响参见世界卫生组织 2000 年的报告《卫生系统：改进

---

① Anderson G F, Rowland D, Steinberg E P. Health care cost containment [M]. Johns Hopkins University Press, 1990.

② Mossialos E, Le Grand J. Health care and cost containment in the European Union [M]. Ashgate, 1999.

业绩》一书①，以及 Jegers et al. 于 2000 年对支付方式做的一个类型学划分②。

2006 年，Martins，Joaquim 和 Bjørnerud 出版了一篇介绍 OECD 国家卫生费用和长期照护的论文。该论文以 Docteur 和 Oxley 于 2003 年发表的一篇报告为基础③，对 OECD 国家的卫生费用控制政策做了一个较为全面且简要的回顾。本书国际比较部分主要涉及 OECD 国家，因此，下文即对该文献回顾的主要内容概括如下④：

卫生费用控制的宏观政策包括：（1）工资控制常用于控制公共整合制度的国家中的住院和门诊部门的医务人员的工资。不过，在这些国家，其他的公共部门的工资也往往同时被控制。（2）价格控制被广泛运用，尤其是在那些政府通过行政手段设定价格或者忽视健康照顾购买者和提供者之间约定价格的地区。许多国家要么直接设定价格，要么价格被设定为自动调整以抵消过量滥用，来防止支出超过固定的预算上限。（3）许多国家通过限制学生进入医学院来降低新增医生数量，部分国家还限制辅助员工供给。（4）医院供给政策鼓励缩减人均床位数，在大医院只集中于急救照顾，以获得规模经济和范围经济。（5）预算封顶或者控制是被广泛使用的工具，但其对住院部门支出比对门诊照顾和药品更加成功。（6）成本分担在上世纪 90 年代非常普遍，其主要影响药品支出，对患者住院和门诊支出的影响要小得多。

在微观层次改善成本效率方面包括：在门诊部门加强初级医疗保健服务，主要是加强全科医生的守门人角色，如英国、新西兰、挪威、美国和法国等国。在住院部门的改革则主要关注购买者和提供者在公共整合体系（一般为 NHS 制度）中的分离。健康照顾的购买者或基金持有者对预算当局的成本控制负责，并对患者医疗照顾的可及性和质量负责。许多公共整合体系的国家现在转向了这一方向，如澳大利亚、英国、新西兰、意大利、葡萄牙和希腊。

这篇论文也指出，尽管采取了上述措施，卫生费用增长速度在过去二十年里的确大幅下降，但是对预算总额或其他政策对限制支出的效应的统计检验显

---

① 世界卫生组织. 卫生系统：改进业绩 [M]. 人民卫生出版社，2000：103-106.

② Jegers M，Kesteloot K，De Graeve D，et al. A typology for provider payment systems in health care [J]. Health Policy，2002，60：255-273.

③ Docteur E，Oxley H. Health-care systems：lessons from the reform experience [R]. 2003.

④ Martins J O，Joaquim C M，Bjørnerud S. Projecting OECD health and long-term care expenditures：what are the main drivers [J]. Economics Department Working Papers No，2006，477.

示，几乎没有证据表明这些措施取得了很强的效应。在一些案例中，之所以能够缩减健康照顾成本，是因为将之转移到了其他领域，如长期照顾领域。那些最有效控制健康照顾支出的国家也是那些长期照顾支出最迅速的国家。

2.2.2 国内卫生费用控制政策的相关研究

相对于国外研究，国内对卫生费用控制政策的理论准备还显得十分不足。本书对 2001 年—2015 年中国知网（China National Knowledge Infrastructure, CNKI）中医疗卫生费用控制相关文献进行了调查，以篇名检索各个关键词，括号内为二次检索，二次检索以括号内关键词为主题检索（表 2-3）。结果发现，中国 2000 年以来，在 CSSCI 来源期刊中发表的医疗卫生费用控制相关研究的文献总量不足 40 篇。并且，相关研究集中于笼统的医疗卫生费用控制或支付方式方面，对其他领域涉及较少。

表 2-3　国内 CSSCI 期刊中医疗卫生费用控制相关研究的文献数量（篇）

年份	（医疗或卫生）费用控制	（医疗或卫生）支付方式	总额预付制	按病种付费	按人头付费	合计
2001	0	0	0	0	0	0
2002	1	0	0	0	0	1
2003	0	0	0	0	0	0
2004	0	0	0	0	0	0
2005	0	1	0	0	0	1
2006	1	1	0	0	0	2
2007	2	1	0	0	0	3
2008	1	2	0	1	0	4
2009	0	4	0	0	0	4
2010	1	2	0	0	0	3
2011	0	3	0	0	0	3
2012	4	3	0	0	0	7

年份	（医疗或卫生）费用控制	（医疗或卫生）支付方式	总额预付制	按病种付费	按人头付费	合计
2013	0	2	0	0	0	2
2014	2	2	1	0	0	5
2015	0	1	1	0	0	2
合计	12	22	2	1	0	37

资料来源：CNKI，检索时间：2015 年 6 月 3 日。

2.3 政府医疗管制的相关研究

政府管制在医疗卫生领域广泛存在：社会医疗保险的建立、对患者就医选择权的约束、公共卫生的提供、医疗服务供给的规划、医疗设备购置的限制、医疗服务价格和质量的管制等。因此，政府管制会影响卫生费用的增长与控制。本书认为，政府管制的变化恰恰是理解中国改革开放以来卫生费用增长的核心要素，也是中国未来控制卫生费用增长的关键。从总体上看，虽然政府管制理论在中国已呈显学之势：不但翻译介绍了大量国外的相关研究，还涌现出了大量本土的优秀研究成果①，但是，政府医疗管制相关研究还非常少，也缺乏系统性。并且，除医疗服务价格管制相关研究外，政府医疗管制相关研究几乎没有将政府管制与卫生费用增长与控制联系起来。

目前，医疗卫生相关的政府管制研究大概可以分为政府医疗管制的历史、方式和手段，医疗价格管制、管制体制以及管制的国际经验等方面。其中，与卫生费用增长与控制密切相关的主要是政府医疗管制的历史以及医疗价格管制，限于篇幅，其他方面的内容不再赘述。

2.3.1 政府医疗管制历史的相关研究

政府医疗管制历史的相关研究集中于几本由博士学位论文改写而成的专著。

---

① 详细介绍详见：茅铭晨．政府管制理论研究综述 [J]．管理世界，2007（2）：137-150．

比如，罗力分析了公立医院规制的历史变迁①，周学荣考察了医疗服务价格规制的历史②，乐章梳理了长阳县农村合作医疗历史③。葛延风、贡森（2007）简要介绍了中国医疗卫生体制的历史、现状及未来的研究④。本书第5章从上述研究中受益颇多。

王丙毅（2008）的《政府医疗管制模式重构研究》一书⑤对政府医疗管制的范围、方式、机制以及国外经验和国内现实做了分析，构建了"公共领域假说"，将公共领域区分为非公共领域（私人领域）、不确定性公共领域和确定性公共领域三类，提出要对三个领域实行分类分管，并将经济性管制和社会性管制按照直接和间接分成了四个维度，提出中国要构建"有管制的竞争"的管制模式，放松直接经济管制，强化间接经济管制和社会性管制，并重构和提高管制体制的有效性。

王丙毅、刘法力（2009）将中国医疗市场政府管制分为全面管制、放松管制、管制重构三个阶段，提出，当前中国的医疗管制已经完全不同于计划经济下的行政性全面管制模式，未来管制改革的方向是放松直接经济性管制和强化社会性管制⑥。王晓玲（2012）也将这一历史分为三个阶段，并指出，计划经济时期中国政府医疗管制遵循政府筹资加直接管制的逻辑，市场经济条件下中国医疗管制改革遵循私人筹资加放松直接经济性管制的逻辑。未来，中国医疗管制改革三个主要趋势不会改变：一是放松直接经济管制，引入竞争；二是完善间接管制；三是强化社会性管制⑦。

2.3.2 政府医疗价格管制的相关研究

与政府医疗管制其他方面研究明显不足形成鲜明对比的是，研究者们对医

---

① 罗力. 中国公立医院改革：关注运行机制和制度环境 [M]. 复旦大学出版社，2010.

② 周学荣. 中国医疗价格的政府管制研究 [M]. 中国社会科学出版社，2008.

③ 乐章. 制度、组织与组织化制度：长阳合作医疗个案研究 [M]. 中国社会科学出版社，2010.

④ 葛延风，贡森. 中国医改 问题·根源·出路 [M]. 中国发展出版社，2007.

⑤ 王丙毅. 政府医疗管制模式重构研究 [M]. 人民出版社，2008.

⑥ 王丙毅，刘法力. 医疗市场的政府管制改革与制度变迁及其启示 [J]. 经济体制改革，2009（3）：33-37.

⑦ 王晓玲. 中国医疗市场政府管制的历史演进及制度反思 [J]. 中国经济史研究，2012（3）：113-119.

疗服务价格管制的研究取得了丰硕的成果。有学者将中国医疗服务分为基本医疗服务和高新技术诊疗服务两类[①]。在价格管制政策下，前者收费低于成本，后者收费高于成本。许多学者指出，中国政府希望借助较低的收费标准以保障基本医疗服务的可及性。同时，控制医疗服务价格，以控制医疗费用快速上涨，减轻政府和企业负担[②]。但医药费却越管越贵，以药养医、以检养医成为中国医疗卫生体制的顽疾。据调查，最近几年，政府至少出台了14道管制措施[③]。有学者将这种管制带来更多管制的现象称为"管制的内生性"，解决的根源当然在于解除价格管制[④]。

已有研究对政府医疗价格管制的基本结论是：政府对诊疗服务、药品和检查价格和数量的系统性（或全面性）价格控制导致药品和检查数量飙升，形成以药养医、以检养医。其基本的逻辑是：在信息不对称和利润最大化假设下，政府实施医疗服务价格管制，医生的努力方向是提高药品和检查数量，形成以药养医和以检养医；如果仅仅取消以药养医，会导致以检养医，而药品零差率、医药分业等可能会进一步损害社会福利；公立医院既垄断医疗服务市场又垄断处方药出售市场的双向垄断地位，加剧了以药养医和以检养医。

目前争论的焦点有两个：一是信息不对称和公立医院垄断谁是主因；二是如何解决以药养医，是放松价格管制，还是打破公立医院垄断、打破公立医院处方药垄断，抑或实施医药分业。不同的判断得出了不同的政策建议：（1）如果信息不对称是主因，而信息不对称是无法消解的，以药养医只能通过披露和借助专家评审来弱化。（2）在信息不对称无法消解的情况下，就必须取消价格管制，但已有研究均未考察为何当初要制定价格管制。或者说，取消价格管制的障碍是什么以及会带来什么问题。（3）如果公立医院双向垄断是主因，那么就要打破公立医院垄断、打破公立医院处方药垄断，实施医药分业。

---

① 佟珺，石磊．价格规制、激励扭曲与医疗费用上涨 [J]．南方经济，2010（1）：38-46．

② 罗力．中国公立医院改革：关注运行机制和制度环境 [M]．复旦大学出版社，2010：35．

③ 朱恒鹏．14道管制下医药费为什么越"管"越贵？[J]．中国经济周刊，2011（25）：19-21．

④ 朱恒鹏．管制的内生性及其后果：以医药价格管制为例 [J]．世界经济，2011（7）：64-90．

2.4 总结

2.4.1 卫生费用增长原因相关研究的总结

总体上看，量化分析是国内外卫生经济学家研究卫生费用增长原因时采用的主要方法，可以分为回归模型法、剩余法和确定法三类。回归模型法是主流研究模式，是以卫生费用为因变量，以收入、医疗保险、老龄化等为自变量，各自变量的显著性及（弹性）系数能够反映其是否对卫生费用有影响以及影响的程度。剩余法是先计算能够计算的收入、老龄化和医疗保险的贡献，将剩余部分归为医疗技术进步。确定法是用来计算特定的医疗技术对日益增长的卫生费用的贡献，通常聚焦于特定疾病的治疗费用。已有研究的基本结论是，医疗技术进步和收入提高是卫生费用增长的主要原因。人口老龄化并不是卫生费用增长的主要原因。医疗保险对卫生费用增长的影响实际上并不是那么清晰。

就医疗保险而言，是否拥有医疗保险显然会影响个人医疗费用的增长。同时，医疗保险会促进医疗技术进步，从而推动卫生费用上涨。但是，对于整个国家而言，则并不一定如此。当全体国民均拥有医疗保险且保障水平较高时，该国通常面临医疗费用控制的问题。而医疗保险往往是卫生费用控制的主要政策工具，各国均会通过医疗保险支付方式改革（如总额预算制度和按人头付费）来控制卫生费用增长，从而控制卫生费用的长期增长。医疗保险还能够促进预防和初级医疗保健服务的提供，这也可能有利于控制卫生费用。因此，从长期来看，难以判断医疗保险对卫生费用增长的贡献。

不论是跨国比较还是地区性研究，都没有能够考察医疗卫生体系变革对卫生费用增长的影响。即使医疗技术进步、老龄化、收入和医疗保险保障水平均不变，但前后两个时期分别采用不同的医疗保险支付方式，将会导致医疗费用增长发生巨大变化。这一变化在国别研究中还有可能反映出来，在跨国比较中则难以反映出来。即使是在国别研究中，前后两期可能存在多个不同的政策变化，这些变化均会对卫生费用增长产生巨大影响，但却很难在研究中体现出来。

这意味着，我们还要从一国的医疗卫生体系的结构出发，研究卫生费用增长的制度性因素。在这方面，国内外也有一些研究。Gerdtham et al.（1992）

最早考察了制度因素对卫生费用的影响。他们检验了 1987 年的 19 个 OECD 国家的 10 个自变量，结果发现其中 5 个显著：人均 GDP、城市化、公共筹资占总支出的份额、住院支出占总支出的份额、门诊采用按服务项目付费等。其中，公共筹资份额高的国家卫生支出占比更低；住院支出占比越高，卫生支出越高；对门诊采用按服务项目付费作为主导的国家，卫生支出要高出不采用按服务项目付费的国家 11%[①]。

在服务的供给方面，Gerdtham et al.（1998）利用 22 个 OECD 国家 20 年的数据发现，守门人制度导致了更低的卫生支出，公共部门提供健康服务也与较低的卫生支出相关[②]。医疗保险筹资机制（如基于税收或基于社会保险体系）也会对卫生费用增长产生影响。研究发现，在 OECD 国家中，社会医疗保险国家的人均卫生支出更高[③]。Mosca（2007）将 1990 年—2000 年 20 个 OECD 国家分成集权的 NHS、分权的 NHS、集权的社会保险制度和分权的社会健康保险制度四类，结果发现，集权的 NHS 的卫生费用最低，其后分别是集权的社会保险制度、分权的 NHS 和分权的社会保险制度[④]。而东欧以及中亚国家的研究显示，人均政府卫生支出在社会健康保险体系的国家也比仅仅依赖一般税收的国家要高[⑤]。在支付方式方面，后付费体系倾向于比预付费体系导致更高的支出，并且住院支出占总卫生支出的比重与健康成本正相关[⑥]。基于东欧以及中亚国家的研究，从预算筹资转向后付费或者患者自付费，会导致公共和私人卫生支

① Gerdtham U G, Søgaard J, Andersson F, et al. An econometric analysis of health care expenditure: a cross-section study of the OECD countries [J]. Journal of Health Economics, 1992, 11 (1): 63-84.

② Gerdtham U G, Jönsson B, MacFarlan M, et al. The determinants of health expenditure in the OECD countries: a pooled data analysis [M] //Health, the Medical Profession, and Regulation. Springer US, 1998: 113-134.

③ Wagstaff A. Social health insurance vs. tax-financed health systems—evidence from the OECD [R]. 2009.

④ Mosca I. Decentralization as a determinant of health care expenditure: empirical analysis for OECD countries [J]. Applied Economics Letters, 2007, 14 (7): 511-515.

⑤ Wagstaff A, Moreno-Serra R. Europe and central Asia's great post-communist social health insurance experiment: aggregate impacts on health sector outcomes [J]. Journal of Health Economics, 2009, 28 (2): 322-340.

⑥ Gerdtham U G, Jönsson B. International comparisons of health expenditure: theory, data and econometric analysis [J]. Handbook of Health Economics, 2000, 1: 11-53.

出增加[①]。

在中国，卫生费用增长的制度性因素很明显，主要体现在两个方面，一是患者的越级就医现象，一是供方的诱导需求现象，特别是以药养医和以检养医。比如，有研究者利用湖南省直管单位参保职工的就医选择数据，发现，越级就医是导致医疗保险基金大量支出的主要原因[②]。刘学、史录文（2005）通过对6家大型国有综合医院的案例分析，考察了医院的决策权分配、业绩评估和激励政策的变革对医生行为的影响，发现，组织内部的激励机制是医疗费用上升的主要原因，反驳了成本驱动论和环境诱导论[③]。

2.4.2 卫生费用控制政策和政府医疗管制相关研究的总结

国外关于卫生费用控制政策的文献众多，研究较为深入，可以分为需方控制、供方控制与第三方控制三类，也可以分为宏观控制与微观控制两类。每一类费用控制政策均细分为多项内容，如工资控制、价格控制、准入控制、预算控制、成本分担、强化竞争、提供者与购买者分离、加强初级医疗保健等等。相比之下，国内相关研究则十分薄弱，其集中于笼统地控制医疗服务费用或进行支付方式改革，既缺乏系统性研究，也缺乏对各类具体卫生费用控制政策的精细化研究。

在政府医疗管制方面，国内已开展了一些研究，包括政府医疗管制的历史、方式和手段、医疗价格管制、管制体制以及管制的国际经验等。但其中与本书的卫生费用增长与控制密切相关的政府医疗管制的历史以及医疗价格管制研究则并不充足。

2.4.3 本书创新点

本书想突出强调两个方面：一是制度的重要性，二是要抓住矛盾的主要方

---

① Moreno-Serra R, Wagstaff A. System-wide impacts of hospital payment reforms: evidence from Central and Eastern Europe and Central Asia [J]. Journal of Health Economics, 2010, 29 (4): 585-602.

② 周鹏翔，孙兆泉，石珊. 小病大养导致医疗费用攀升 [J]. 中国社会保障, 2004 (11): 46-47.

③ 刘学，史录文. 医疗费用上涨与医德医风下降：组织架构变革角度的解释 [J]. 管理世界, 2005 (10): 41-48; 73.

面。理性的个体生活在制度之中，制度的激励机制决定了人们的行为取向，决定了社会的总体产出。因此，制度可以具有强大的生产效率，但也可能是社会福利最大化的障碍。对于医患双方而言，供方是矛盾的主要方面。供方包括医疗机构和医生两部分。医生的行为是导致卫生费用增长最为关键的因素，而医生行为或由医疗机构决定或由制度决定，医疗机构也受到制度影响。当然，医生、医疗机构、需方与医疗保险制度的关系是多维度的，并非仅仅是医疗保险制度单向决定其他各方。在医疗服务供方、需方与医疗保险制度三方关系中，医疗保险制度是矛盾的主要方面。医疗保险制度设计影响医患双方的行为。解决中国医疗卫生体系的顽疾，需要从解决医疗机构和医生面对的激励机制入手，需要从改革医疗保险制度入手。而改革医疗保险制度则需要从改变观念入手，改变观念需要从认识规律入手。

本书的创新点之一是，应用政府管制理论系统分析了中国卫生费用增长与控制历史、现状及未来改革方向。目前，政府医疗管制相关研究较少，且集中于医疗服务价格管制，少有文献将该理论应用于卫生费用的增长与控制。本书认为，政府管制下降是中国卫生费用增长的主要原因，重构政府医疗管制能够降低未来卫生费用增长速度。政府管制下降表现在三个方面：医疗服务需方就医选择的自由化；医疗服务供方的自主化（包括三大变化：医疗机构自负盈亏、走向自由竞争及对医生实行收入与绩效挂钩）；医疗保险制度的保大不保小及按服务项目付费等。其结果是，中国越级就医和诱导需求等现象导致的卫生资源浪费极其严重。若能控制越级就医和诱导需求，中国每年卫生总费用能节省30％以上。本书系统讨论了政府医疗管制的必要性、对卫生费用增长与控制的作用机理、管制目标、管制工具和管制利弊，梳理了中国医疗服务需方、医疗服务供方和医疗保障制度管制现状，并重构了三方医疗管制体制。

本书的创新点之二是，从三大视角分别讨论了中国卫生费用增长的原因：(1) 基于量化分析的视角，考察了中国卫生费用增长的一般性原因，发现中国卫生费用增长的主要原因之一是医疗技术进步和收入水平提升等；(2) 基于国际比较的视角，分析了中国卫生费用增长的结构性原因，发现中国卫生费用增长的主要原因之二是结构性失衡，如重物轻人、重治轻防、重住院轻门诊、重高层轻基层、重专科轻全科等；(3) 基于历史和制度的视角，分析了中国卫生费用增长的制度性成因，发现中国卫生费用增长的主要原因之三是政府管制下降导致的医疗资源浪费严重。

本书的创新点之三是，以医疗服务需方、医疗服务供方和医疗保险制度三方及其相互关系为基础讨论中国卫生费用控制策略。已有研究要么侧重于建议改革医疗保险支付方式，要么强调建立首诊、转诊和分级医疗制度，要么突出均衡医疗资源配置等，而缺乏将三方及其相互关系作为一个整体的研究思路。本书指出，医疗服务需方管制的核心是解决预防不足和盲目就医问题，医疗服务供方管制的核心是解决医疗服务价格失真、医生诱导需求、医疗服务准入管制不当、卫生资源配置结构失衡以及诊疗信息和医疗质量管制匮乏等问题，医疗保障制度管制的核心是解决保障范围过窄、保障水平不足以及按服务项目付费为主等问题。针对上述问题，本书提出了相应的具体的政策建议。

本书还根据医疗卫生体系的资金流向设计了一种新型医疗保险制度，其核心是医疗资金全部经由第三方付费者流向医疗卫生机构。具体而言：(1) 全国人手一张医疗卡，无卡不能就医；(2) 医疗卡与居民所有银行卡、信用卡关联，医疗机构不得收受患者现金付费；(3) 患者大病可以申请分期向第三方付费者付款；(4) 第三方付费者掌握了全部医疗资金，依照与供方谈判确定的支付方式（按人头或按 DRGs）向供方支付。该制度能够有效化解患者的大病医疗费用风险（可分期付款）；有效约束供方行为，控制卫生总费用增长；通过支付标准、支付方式引导医疗资源配置，促进医疗机构现代化，影响医疗技术进步等。

第3章　中国卫生费用增长的原因：
量化分析的视角

本书第3—5章集中讨论中国卫生费用增长的原因。只有明确卫生费用增长的原因，方能有的放矢地控制费用。本书将分别从量化分析（第3章）、国际比较（第4章）以及历史和制度分析（第5章）三个角度探讨中国卫生费用增长的原因。

目前，学界主流是采用量化分析方法研究卫生费用增长的原因。在研究方法上，国内研究多采用"回归模型法"，目前尚未见有学者采用"剩余法"。在回归模型研究中，由于缺乏数据，国内研究多利用时间序列数据，只有少数研究者采用了面板数据（见第2章）。本章第1节基于已有数据，构建了2004年—2009年中国28省（区、市）的面板数据，以逐步添加变量的方式考察中国卫生费用增长的影响因素及其贡献；第2节借鉴Newhouse提出的"剩余法"计算中国卫生费用增长的影响因素及其贡献，并比较了其与美国三份基于"剩余法"的研究结论的异同；第3节利用改进的"剩余法"专门讨论了老龄化是否是中国卫生费用增长的决定性因素。

面板数据分析显示，中国卫生费用增长各因素及其贡献大小依次为：医疗技术进步等（42.3%）、人均收入（27.2%）、千人床位数（14.6%）和个人自付比例（14.2%）。"剩余法"显示，中国卫生费用增长各因素及其贡献大小依次为：医疗技术（38.3%—81.6%）、收入（17%—61%）、老龄化（1.3%—2%）和医疗保险（−0.2%—1%）。比较显示，中美两国人均卫生费用增长的影响因素在趋势上没有差异，在程度上的差异主要来自两国不同的经济发展阶段和制度变迁路径。另外，改进的剩余法研究显示，老龄化不是卫生费用的决定因素，相反，老龄化只产生了微乎其微的影响。

3.1 中国卫生费用增长的影响因素研究——基于 28 省（区、市）的面板数据的分析

3.1.1 引言

文献综述部分详见第 2 章。本节基于 2004 年—2009 年中国 28 省（区、市）的面板数据，有两个目的：一是检验影响中国卫生费用增长的因素，包括人均 GDP、老龄化、个人自付比例、千人床位数、千人卫生技术人员数、死亡率以及医疗技术进步（由时间趋势代理）等；二是计算各因素对中国卫生费用增长的贡献。本节结构如下：第二部分为数据描述；第三部分为模型和计量方法；第四部分为实证结果和讨论；第五部分为结论与政策建议。

3.1.2 数据说明

3.1.2.1 数据来源

本节构建了 2004 年—2009 年 28 省（区、市）（不包括吉林、广东和四川三省）的面板数据，共 168 个观测值。由于新农合和城镇居民医疗保险以户籍为统计基础，但主要用于补偿在本省就医的支出，因此本节无法计算各省常住人口的医疗保险覆盖面，所采用的人口数据也为常住人口数据，而非户籍人口数据。本节因变量为人均卫生总费用，自变量为人均 GDP、老龄化、个人自付比例、千人床位数和千人卫生技术人员数、死亡率以及作为医疗技术进步代理的时间趋势等（表 3-1）。

表 3-1 回归变量定义

因变量	HCE	人均卫生费用
自变量	GDP	人均 GDP（元）
	Aging	老龄化（65 以上人口占比）（%）
	Oop	个人自付比例（%）
	Beds	千人床位数（个）
	Doctors	千人卫生技术人员（名）
	Mortality	千人死亡率（‰）
	Timetrend	时间趋势

人均卫生总费用根据《中国卫生统计年鉴》的定义计算，包括政府卫生支出、个人卫生支出和社会卫生支出。政府卫生支出来源于历年《中国统计年鉴》中"各地区财政支出"中的"医疗卫生"支出数据。个人卫生支出来源于历年《中国统计年鉴》中"各地区城镇居民家庭平均每人全年现金消费支出"和"各地区农村居民家庭平均每人消费支出"中的"医疗保健"支出数据。

社会卫生支出的计算比较复杂，包括四个部分：一是历年各地区城镇职工医疗保险、工伤保险、生育保险支出，来源于历年《中国统计年鉴》；二是历年各地区城镇居民医疗保险支出，来源于历年《中国统计年鉴》；三是历年各地区新农合基金支出，来源于历年《新型农村合作医疗信息统计手册》；四是医疗救助支出，来源于历年《中国民政事业费支出明细和基本数字统计》。

各地区卫生总费用为政府卫生支出、个人卫生支出和社会卫生支出之和，人均卫生费用根据各地区卫生总费用与各地区常住人口之比计算。人均卫生费用根据历年《中国统计年鉴》"各地区居民消费价格分类指数"中的"医疗保健"价格指数，以2004年为基期进行消胀。

人均GDP根据各地区GDP总额与各地区常住人口之比计算，各地区GDP总额与各地区常住人口均来源于历年《中国统计年鉴》。人均GDP根据《中国统计年鉴》"各地区居民消费价格分类指数"中的"总指数"，以2004年为基期进行消胀。

各地区老龄化数据为65岁以上人口占总人口的比重，来源于历年《中国统计年鉴》。各地区床位数和卫生技术人员数来源于历年《中国卫生统计年鉴》，千人床位数和千人卫生技术人员数为床位数和卫生技术人员与常住千人人口之比。各地区死亡率数据来源于历年《中国统计年鉴》。

个人自付比例为前文个人卫生支出与人均卫生总费用之比。该自变量既反映了个人医疗费用负担的变化，即医疗服务相对价格下降导致的卫生费用的增长，同时也能够反映卫生费用筹资结构的变化，即公共的卫生费用的占比提高对卫生费用的影响。

3.1.2.2 数据描述

已有研究在建模时，除时间趋势外，一般采用对数化后的数据建模。表3-2显示了2004年到2009年，各个变量在28省（区、市）的平均值和标准差。可以看出，人均卫生支出（HCE）、人均 GDP、老龄化程度（Aging）、人均医生数（Doctors）和人均床位数（Beds）逐年上升。个人自付比例（Oop）则持续下降，死亡率（Mortality）略有波动，总体下降。

表 3-2　变量数据描述（括号内为标准差）

	2004 年	2005 年	2006 年	2007 年	2008 年	2009 年
log (HCE)	6.05 (0.54)	6.26 (0.52)	6.39 (0.52)	6.61 (0.49)	6.81 (0.46)	7.03 (0.40)
log (GDP)	8.56 (0.34)	8.66 (0.35)	8.76 (0.35)	8.87 (0.34)	8.96 (0.35)	9.07 (0.41)
log (Aging)	2.11 (0.22)	2.15 (0.19)	2.17 (0.20)	2.19 (0.19)	2.21 (0.18)	2.22 (0.18)
log (Oop)	4.14 (0.24)	4.13 (0.25)	4.05 (0.28)	3.94 (0.33)	3.86 (0.30)	3.75 (0.30)
log (Mortality)	1.81 (0.10)	1.79 (0.12)	1.77 (0.11)	1.78 (0.10)	1.79 (0.13)	1.77 (0.10)
log (Doctors)	1.29 (0.32)	1.30 (0.31)	1.31 (0.31)	1.34 (0.32)	1.38 (0.31)	1.46 (0.26)
log (Beds)	0.99 (0.31)	1.02 (0.30)	1.05 (0.30)	1.08 (0.28)	1.16 (0.25)	1.22 (0.19)

资料来源：历年《中国统计年鉴》、《中国卫生统计年鉴》、《新型农村合作医疗信息统计手册》、《中国民政事业费支出明细和基本数字统计》。

图 3.1 是 2009 年度各个变量和人均卫生支出（HCE）的散点图。可见，人均 GDP、千人医生数、千人床位数均和 HCE 有明显的线性关系。老龄化、死亡率和人均卫生支出（HCE）的线性关系不明显。个人自付比例中有一个地区的值特别小，经查该地区为西藏。

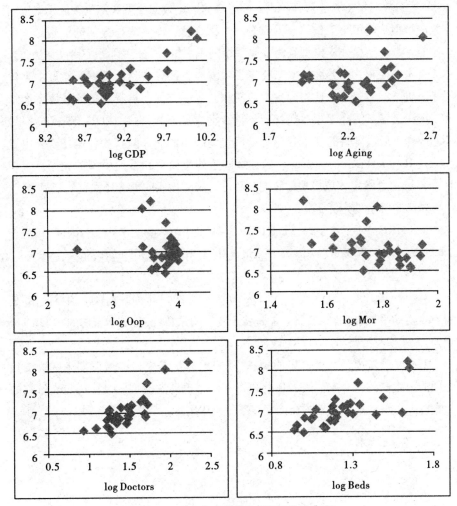

图 3.1　2009 年各变量与 HCE 的散点图

3.1.3　模型和计量方法

我们的基本模型形式为：

$$y_{it} = \alpha_i + X_{it}\beta + \varepsilon_{it}$$

其中，i 为省份标识，X_{it} 为自变量，α_i 为每个省份的平均水平，ε_{it} 为误差，

β 为待估系数。根据 α_i 的假设不同，一般分为固定效应模型和随机效应模型。固定效应模型认为每个省份的水平 μ_i 是一个固定值，即各省份之间的区别是一个固定的常数。随机效应模型认为 μ_i 是一个随机变量，省份之间的区别是随机的。

就本节而言，一方面，本节收集了中国绝大部分省份的数据，模型中个体不是随机产生的，考虑使用固定效应模型。另一方面，由于各省的经济发展水平、疾病谱甚至医疗卫生政策都有不同，而它们在短期内（2004 年—2009 年）不易改变，所以各省的基本效应可以假设为固定的而非随机的。实证研究中我们采用 Redundant fixed effect 检验选择固定效应模型和普通模型的区别，采用 Hausman 检验固定效应模型估计的一致性，结果均倾向于选择固定效应模型。

本节的模型设定为：

$$\log(HCE_{it}) = \beta_0 + \beta_1 \log(GDP_{it}) + \beta_2 \log(Aging_{it}) + \beta_3 \log(Oop_{it}) + \beta_4 \log(Beds_{it}) + \beta_5 \log(Doctors_{it}) + \beta_6 \log(Mortality_{it}) + \beta_7 \text{Timetrend} + \mu_i + \nu_{it}$$

$$(1)$$

其中，i 从 1 到 28 为省份标识，t 从 2004 年到 2009 年为数据观测的年度，β_0 是所有省份的平均水平，$\beta_1, \beta_2, \cdots, \beta_7$ 是各个变量的系数，μ_i 是每个省份的水平，ν_{it} 是误差。

有些文献考虑了面板模型的动态情况[①]，即加入变量的滞后期来解决变量之间的内生性问题。本节因为序列较短，不考虑动态模型。当获得更长时期的数据时，可以考虑从长期均衡的角度来分析中国卫生费用的影响因素。

3.1.4 实证结果

3.1.4.1 实证结果

在选择变量方面，我们采用逐步添加的方法，以反映自变量的增减对卫生费用支出的影响。表 3-3 为固定效应模型在各种变量集上的系数估计结果。表 3-3 最后两行显示的是 Redundant fixed effect 检验的值，检验表明，在各种变量集上，增加了各省份固定效应的模型都显著优于普通回归模型。

---

① Bilgel F, Tran K C. The determinants of Canadian provincial health expenditures: evidence from a dynamic panel [J]. Applied Economics, 2013, 45 (2): 201-212.

表 3-3　回归结果

变量	模型 1	模型 2	模型 3	模型 4	模型 5	模型 6	模型 7	模型 8
C	−8.748***	−9.081***	0.286	−1.080	−1.019	−1.261*	1.516	2.174**
GDP	1.732***	1.580***	1.055***	0.991***	0.993***	1.018***	0.576***	0.517***
Aging		0.768***	0.310*	0.294**	0.284**	0.249*	0.128	
Oop			−0.939***	−0.633***	−0.637***	−0.673***	−0.409***	−0.355***
Beds				0.693***	0.735***	0.680***	0.651***	0.619***
Doctors					−0.072	−0.102	−0.151	
Mortality						0.194*	0.167	
Timetrend							0.074***	0.083***
R square	0.951	0.955	0.980	0.985	0.985	0.985	0.986	0.986
Cross-section F	24***	24***	33***	17***	16***	16***	13***	12***
Cross-section Chi-square	293***	297***	337***	244***	240***	243***	213***	209***

注：*、**、***分别表示在 10%、5%、1%的水平上显著。

表 3-3 显示，回归结果受到自变量选择的影响很大。不考虑时间趋势时，除千人医生数外，其余变量对人均卫生费用均具有显著影响（模型 6）。考虑时间趋势时（模型 7），老龄化、千人医生数和死亡率均不再显著。这表明，当控制医疗技术进步时，其他一些原本显著的因素将变得不再显著，与国外许多研究相一致。本节认为应该考虑时间趋势以反映医疗技术进步的影响。模型 8 显示了剔除模型 7 中不显著的自变量后的结果。

随着变量的增多，收入弹性由显著大于 1，变为显著小于 1。考虑时间趋势时，收入弹性由 1.02 变为 0.58。国外的早期研究没有考虑技术进步，收入弹性显著高于 1[①]。盖特恩（Getzen）指出，研究层次和研究时期对收入弹性影响巨大[②]。本节则证实，不同变量的选择尤其是是否考虑医疗技术进步对收入弹性影响巨大。考虑医疗技术进步时，医疗服务在中国为必需品。

考虑时间趋势时，老龄化和死亡率均由显著变为不显著。老龄化的影响不显著，这与发展中国家的证据一致。老龄化对卫生费用的影响不仅取决于老龄化本身，还取决于各国收入及医疗保障水平等因素。发达国家的老龄化程度高，老年人人均卫生费用也高。发达国家老年人与非老年人人均卫生费用之比在 3—5 之间[③]。Mayhew（2000）发现，1995 年，发展中国家 4 岁以上人口的人均卫生费用差距不大，约为 0 岁—4 岁儿童的 1/2；发达国家则为 1/2—2，且年龄越大，人均卫生费用越高[④]。2010 年，中国老龄化程度仅为 8.9%。阎俊和陈玉萍对 2006 年湖北和四川两省四县 5 万余名农民的调查显示，农村老年人与非老年人人均卫生费用之比仅为 1.64[⑤]。薛伟玲和陆杰华根据 2008 年"全国老年人

---

① Newhouse J P. Medical-care expenditure: a cross-national survey [J]. Journal of Human Resources, 1977, 12 (1): 115-125.

② Getzen T E. Health care is an individual necessity and a national luxury: applying multilevel decision models to the analysis of health care expenditures [J]. Journal of Health Economics, 2000, 19 (2): 259-270.

③ Meara E, White C, Cutler D M. Trends in medical spending by age, 1963-2000 [J]. Health Affairs, 2004, 23 (4): 176-183.

④ Mayhew L. Health and elderly care expenditure in an aging world [R]. Laxenburg, Austria: International Institute for Applied Systems Analysis, 2000.

⑤ 薛伟玲, 陆杰华. 基于医疗保险视角的老年人卫生费用研究 [J]. 人口学刊, 2012 (1): 61-67.

口健康状况调查"指出，当前中国医疗保险尚不能满足老年人医疗需求，老年人医疗费用以子女支付为主[①]。中国当前老龄化程度低，收入水平低，对老年人口的医疗保护不足，因此老龄化的影响不显著。

死亡率从两个方向影响人均卫生费用：一是死亡成本，死亡成本一般很高，死亡率越高，短期卫生费用越高；二是预期寿命，死亡率越高，预期寿命越短，长期卫生费用越低。不过，这两大效应尚需深入研究。即使是在瑞士，当面临高昂的可避免的死亡时，人们会选择放弃治疗，从而降低死亡成本[②]。另外，如果长寿的获得被1比1地转化为良好的健康[③]，即"健康老龄化"（Healthy Aging），则老龄化可能不会增加卫生费用[④]。最后，死亡率的结构也会对卫生费用产生影响。

千人医生数对中国人均卫生费用没有显著影响。这与对发展中国家研究的结论一致。有研究发现，中国医院和医生存在诱导需求行为[⑤]。这并非意味着本节结果与之相左。因为，一方面，中国存在医生诱导需求行为。另一方面，医生结构也剧烈变化，基层医生数量大幅增长。千人医生数的影响由二者的混合效应所决定。根据2012年《中国卫生统计年鉴》，2004年—2011年，中国卫生技术人员总体增长率为41.2%，而社区卫生服务中心（站）为371.0%，门诊部为67.3%，妇幼保健院（所、站）为47.4%，均明显快于总体增长率。而乡村医生和卫生员数量也由2004年之前持续负增长，变为在2004年—2011年增长27.6%。这些反映了医疗资源向基层和预防保健倾斜的努力。此外，2004年—2011年，中国医疗卫生机构总数由849140个增加到916571个，增加了67431个。其中，基层医疗卫生服务机构数量增加了65135个，占96.60%。而

① 阎竣，陈玉萍．农村老年人多占用医疗资源了吗？——农村卫生费用年龄分布的政策含义 [J]．管理世界，2010 (5)：91-95.

② Crivelli L, Filippini M, Mosca I. Federalism and regional health care expenditures: an empirical analysis for the Swiss cantons [J]. Health Economics, 2006, 15 (5): 535-541.

③ Manton K G. Changing concepts of morbidity and mortality in the elderly population [J]. The Milbank Memorial Fund Quarterly. Health and Society, 1982: 183-244.

④ Seshamani M, Gray A. Ageing and health-care expenditure: the red herring argument revisited [J]. Health Economics, 2004, 13 (4): 303-314.

⑤ 刘学，史录文．医疗费用上涨与医德医风下降：组织架构变革角度的解释 [J]．管理世界，2005 (10)：41-48, 73.

基层医生数量的增长被认为能够降低医疗费用①。

千人床位数的影响始终显著为正。千人床位数间接反映了病床的利用情况。根据2012年《中国卫生统计年鉴》，2004年，中国医疗卫生机构病床周转次数、病床工作日和病床使用率分别为22.8次、224天和61.4%，2011年则分别为31次、293.3天和80.3%，均大幅度上升。2004年—2011年，医疗卫生机构住院人数由6676万人增长到15298万人，增长了1.3倍，入院率由5.14%增长到11.35%，增长了1.1倍。由于住院费用高昂，从而使病床数越多，卫生费用越高。

个人自付比例的下降对卫生费用具有显著影响。正如前文所述，个人自付比例还反映了公共筹资提高对卫生费用的影响。在发展中国家，增加政府卫生费用并不必然缩小总的自付费用，因为更多的政府支出通常转化为更多的可及性服务，从而增加个人自付费用②。过去10年，中国政府卫生投入大幅增加，提高了医疗卫生服务的可及性，导致卫生费用快速上涨。

时间趋势与卫生费用增长显著正相关，表明医疗技术进步等无法量化的因素对卫生费用的影响。作为后发展国家，中国可以短期内引进发达国家要经过几十年才能发展起来的医疗技术。因此，绝不能忽视医疗技术进步对中国人均卫生费用增长的贡献。未来研究应该寻找更精细的变量，诸如医疗部门研发费用、特定医疗器械购置数量以及医疗器械检查人次等作为技术进步的代理。

3.1.4.2　各个影响因素的贡献

为反映各因素对人均卫生费用增长的贡献，本节以表3-3中模型8为基础进行了估算。第一步，从2004年到2009年，计算每年各个变量在所有28个省（区、市）的平均值。第二步，计算2009年与2004年各变量平均值上的差。第三步，用这个差乘以模型中的系数，归一化结果后得到每个因素的贡献率参见表3-4。

---

① Starfield B, Shi L, Macinko J. Contribution of primary care to health systems and health [J]. Milbank Quarterly, 2005, 83 (3): 457-502.

② Xu K, Saksena P, Holly A. The determinants of health expenditure: a country level panel data analysis [J]. Geneva: World Health Organisation (WHO), 2011.

表 3-4 影响人均卫生费用增长各因素的贡献（%）

	时间趋势	人均 GDP	千人床位数	个人自付比重	常数项
人均卫生费用增长	42.3	27.2	14.6	14.2	2.7

可见，2004 年—2009 年，影响中国人均卫生费用增长的各个因素的贡献大小依次为：医疗技术进步等（42.3%）、人均收入（27.2%）、千人床位数（14.6%）、个人自付比例（14.2%）和常数项（2.7%）。这一结果接近于本节开篇提及的几篇国外研究。时间趋势和常数项的解释力度略低于余央央（2011）的结果，由于余央央的研究中未考虑千人床位数和个人自付比例的影响，因此其研究结果中收入的贡献（41.6%）高于本节。

3.1.5 结论与建议

本节基于 2004 年—2009 年中国 28 省（区、市）的面板数据，旨在分析中国卫生费用增长的影响因素及其贡献。本节采用了逐步添加自变量的方法，结果显示，是否考虑医疗技术进步对回归结果影响很大。不考虑医疗技术进步时，除千人医生数外，其余变量均对人均卫生费用有显著影响；考虑时间趋势时，只有人均收入、个人自付比例、千人床位数具有显著影响。本节认为，改革开放以来，中国医疗技术进步突飞猛进，绝不能忽视其影响。

考虑医疗技术进步时，2004 年—2009 年，影响中国人均卫生费用增长的各个因素及其贡献大小依次为：医疗技术进步等（42.3%）、人均收入（27.2%）、千人床位数（14.6%）、个人自付比例（14.2%）和常数项（2.7%）。这一结果与国内外相关研究较为接近。基于实证结果，本节建议：

基于保护的视角，应提高对老年人的医疗保障水平。当前中国老年人医疗服务需求严重受到抑制，尤其在农村①。可以通过调整"三个目录"，拓宽老年人的报销范围和报销比例，强化对老年人的保护。

为降低卫生费用增速，应继续下沉医疗服务资源。通过提高基层医疗服务机构的数量尤其是质量，提高基本医疗保险在基层医疗服务机构的报销比重，

---

① 胡宏伟，张小燕，赵英丽. 社会医疗保险对老年人卫生服务利用的影响——基于倾向得分匹配的反事实估计［J］. 中国人口科学，2012（2）：57-66；111-112.

能有效降低卫生费用增长速度。应该明确未来住院率的适当水平。中国当前住院率超过了亚洲 17 国 2010 年的水平（9.76％）和日本 2009 年的水平（10.71％），但低于 2005 年越南（12％）和泰国（13.7％）的水平。应该确定适当的个人自付比例。由于经济发展水平的限制，中国当前亟须寻找既能保基本，又能约束患者道德风险的个人自付比例的平衡点。应该适度控制医疗技术进步。改革开放以来，中国医疗技术进步迅速，甚至出现了医疗设备更新竞赛现象。未来，应采取措施控制高端医疗设备的大量引进，促进医疗技术健康发展。

本节的研究也有一定的局限性，未来可以继续深入研究：首先，本节将城乡视为一个整体，未能区分影响城镇和农村人均卫生费用增长的因素及其贡献；其次，由于中国缺乏守门人制度和转诊制度，就医流向不断向高级别医院集中，从而推动了卫生费用快速上涨，限于数据，本节未能考察这一重要因素的影响；最后，本节研究周期较短，没有考虑动态模型，未来研究可以利用更长时期的数据，从长期均衡的角度展开分析。

3.2 中国人均卫生费用增长的影响因素分解：基于 Newhouse "剩余法" 的分析[①]

目前，许多文献分析了影响卫生费用增长的诸多因素，但少有文献计算各影响因素的贡献。本节拟利用 Newhouse 于 1992 年提出的 "剩余法"，目的有二：一是进一步分解各个因素的贡献，与本章第 1 节采用 "回归模型法" 的计算结果相互验证；二是与美国采用 "剩余法" 的三份研究的结果做比较，试图发现中美卫生费用增长的异同。由于本节全文已经公开发表，此处仅简要介绍研究结论，感兴趣的读者可以自行查阅原文。

3.2.1 研究结果

表 3-5 对比了美国卫生费用增长影响因素的四项研究和本研究的结果，基

[①] 本节全文参见：王超群. 中国人均卫生费用增长的影响因素分解 [J]. 保险研究，2013 (8)：118-127.

本趋势是一致的，但仍存在明显差别：两国的人口老龄化的影响都很小，但中国人口老龄化的速度远超过美国，老龄化的贡献反而低于美国。这反映了在快速老龄化的同时，中国的收入、医疗保险和技术进步等经历着更加剧烈的变化。

表 3-5　中国和美国人均卫生费用增长影响因素的比较

	Newhouse 1940—1990	Cutler 1940—1990	Smith et al. 1940—1990	Smith et al. 1960—2007	中国 1982—2011
论文发表时间	1992	1995	2000	2009	—
老龄化	2	2	2	7	1.3—2
收入提高	<23	5	11—18	28.7—43.1	17—61
医疗保险	10	13	10	10.8	-0.2——1
医疗相对价格指数	—	19	11—22	5—18.8	—
可避免的管理成本	—	13	3—10	—	—
供给方引致需求	—	—	—	—	—
所有的非技术因素	<35	51	38—62	52.7—72.6	18.4—61.8
技术变化导致的人均卫生费用增长	>65	49	38—62	27.4—48.3	38.3—81.6

资料来源：Smith, S. D., Heffler, S. K., & Freeland, M. S. (2000). The Impact of Technological Change on Health Care Cost Increases: An Evaluation of the Literature. Health Care Financing Administration, Mimeo; Smith, S., Newhouse, J. P., & Freeland, M. S. (2009). Income, insurance, & technology: Why does health spending outpace economic growth?. Health Affairs, 28 (5), 1276-1284.

备注：Newhouse (1992) 和 Cutler (1995) 两文中各因素的贡献依照 Smith et al. (2000) 一文进行了调整。

"—"：缺乏数据。

收入提高在中国的影响很可能比美国大。可能的解释是，美国早已成为发达国家，收入提高带动的医疗服务需求的增长不会像中国这样剧烈，收入的贡献理应小于中国。实际上，收入提高对人均卫生费用增长影响的范围差异很大。原因是研究者对收入弹性的假定差异很大。Newhouse (1992) 假定收入弹性为

1，Cutler（1995）假定收入弹性为 0.2，Smith et al.（2000）假定收入弹性为 0.5—0.8，Smith et al.（2009）假定收入弹性为 0.6—0.9。

医疗保险在中国导致了卫生费用的负增长，反映了改革开放以来，城乡医疗保障制度改革所导致的个人自付比重的上升，压抑了居民的医疗服务需求。而在美国，正如 Newhouse（1992）所言，美国个人自付比重由 1950 年的 67% 大幅下降到 1980 年的 27%。这主要得益于美国 1965 年对老年人和贫困人口建立的 Medicare 和 Medicaid 制度，1972 年又扩展到残疾人。与此同时，美国商业医疗保险规模也迅速扩张。

3.2.2　政策意涵

3.2.2.1　老龄化不是卫生费用增长的决定因素

不论研究周期长短和年龄费用比率高低，老龄化均不是卫生费用增长的决定因素。这是因为，首先，老龄化是一个极其缓慢的过程。OECD 统计数据库显示，目前，只有日本（23.0%）、德国（20.6%）和意大利（20.3%）老龄化达到 20%。其中，日本 1985 年老龄化为 10.3%，2005 年为 20.2%，老龄化由 10% 达到 20% 经历了 20 年。意大利经历了 35 年，德国经历了 40 年。其次，老年人卫生费用很大程度上不是由老年人的健康状况决定的。老龄化意味着老年人的比重提高，而老年人的健康状况比年轻人差，从而提高了老年人潜在的医疗服务需求。而潜在需求能否转化为实际卫生费用，则取决于外在的收入、医疗保险和医疗技术进步等因素。因此，与其说是老龄化导致了卫生费用增长，不如说是收入、医疗保险和医疗技术等因素释放了老年人的卫生费用。收入、医疗保险和医疗技术等因素也会推动非老年人卫生费用快速增长，推动卫生总费用快速上涨，从而降低老龄化对卫生费用增长的影响。因此，我们必须将注意力从老龄化上移开，关注收入、医疗保险和医疗技术等更为重要的影响因素。

3.2.2.2　医疗保险的作用被低估，其贡献因保障对象及医疗保险介入时点不同而异

"剩余法"计算结果显示，医疗保险的贡献不大。然而，医疗保险是医疗技术进步的重要动力，可以间接影响医疗技术进步。医疗保险参保人数、保险融资和覆盖项目的扩大，会激励研发部门开发新的技术，激励医疗服务机构采用

新技术。医疗保险、医疗技术及医疗费用增长三者形成了动态循环,三者彼此推动快速增长[①]。为此,Peden & Freeland (1995) 将 1960 年—1993 年美国人均卫生费用增长的大约 1/2 和 1983 年—1993 年人均卫生费用增长的大约 2/3 归因于医疗保险扩张[②]。Finkelstein (2007) 认为,1950 年—1990 年医疗保险的扩张能够解释这一时期美国真实人均卫生费用增长的至少 40%[③]。简言之,采用"剩余法"低估了医疗保险的作用。同时,由于缺乏实证数据,本节无法考察医疗保险保障对象及医疗保险介入时点对医疗服务价格弹性的影响,及其对卫生费用增长的贡献。

3.2.2.3 医疗技术进步是主要的决定因素

本节对中国医疗服务需求的收入弹性和价格弹性的设定基于文献回顾,其范围较为宽泛,影响了解释力度。不过,本章第 1 节的结果也发现,2004 年—2009 年,中国医疗费用的收入弹性为 0.517,中国医疗费用的价格弹性为 −0.355。影响中国人均卫生费用增长的因素及其贡献大小依次为:医疗技术进步等 (42.3%)、人均收入 (27.2%)、千人床位数 (14.6%) 和个人自付比例 (14.2%)。这表明,中国人均卫生费用增长的决定因素为医疗技术进步等。

3.2.2.4 其他因素对卫生费用增长的影响

一是本节(及其他作者)均未考虑因老年人寿命延长而导致的老龄化的影响,低估了老龄化的贡献。二是,由于中国缺乏守门人制度和转诊制度,就医流向不断向高级别医院集中,从而推动了卫生费用快速上涨,限于数据,本节未能考察这一重要因素的影响。

3.2.3 结论

本节采用 Newhouse 提出的"剩余法",计算了 1982 年—2011 年影响中国

---

① Wong A, Wouterse B, Slobbe L C J, et al. Medical innovation and age-specific trends in health care utilization: Findings and implications [J]. Social Science & Medicine, 2012, 74 (2): 263-272.

② Peden E A, Freeland M S. A historical analysis of medical spending growth, 1960-1993 [J]. Health Affairs, 1995, 14 (2): 235-247.

③ Finkelstein A. The aggregate effects of health insurance: Evidence from the introduction of Medicare [J]. The Quarterly Journal of Economics, 2007, 122 (1): 1-37.

人均卫生费用增长的各个因素的贡献。过去 30 年，收入提高是中国人均卫生费用增长的重要决定因素。不论何种假定下，人口增长和人口老龄化的影响均很微弱，老龄化不是卫生费用增长的决定性因素。研究周期内，医疗保险对卫生费用增长的贡献为负。然而，近十年来，由于医疗保险制度不断完善，个人自付水平不断下降，医疗保险制度的影响日趋重要。医疗保险对卫生费用增长的影响因保障对象及医疗保险介入时点不同而异，本节采用的"剩余法"不能反映最近 10 年来医疗保险的影响。技术进步等因素的影响依赖于收入弹性和保险弹性的设定，但技术进步等仍是卫生费用增长的决定因素。本节亦指出，在"剩余法"的计算框架下，中美卫生费用增长的影响因素在趋势上没有差异，在程度上的差异主要来自不同的经济发展阶段和不同的制度变迁路径。

因此，未来控制卫生费用快速增长应将注意力从老龄化上移开，关注收入提高、医疗保险尤其是医疗技术进步等更为重要的因素的影响。未来必须在医疗保障水平、医疗费用增长和医疗技术进步之间进行权衡。同时，还应考察收入提高、医疗保险以及医疗技术进步之间的互动关系，探索医疗服务体制如首诊、转诊和分级医疗制度缺失的影响。

3.3 老龄化对卫生费用增长的影响[①]

老龄化是否是卫生费用增长的决定因素，具有明显的政策意涵。根据国外的相关研究，老龄化对发达国家卫生费用增长的贡献通常在 10% 以下（见表 2-1）。而在中国，普遍认为老龄化是卫生费用增长的决定性因素。许多预测显示，10—20 年内，全国和各地职工医疗保险基金收支平衡堪忧，主要原因是系统老龄化[②]。不过，亦有研究者发现，老龄化对中国人均卫生费用增长的贡献低于

---

① 本节全文参见：王超群. 老龄化是卫生费用增长的决定性因素吗？[J]. 人口与经济，2014 (3)：23-30.

② 何文炯，徐林荣，傅可昂，刘晓婷，杨一心. 基本医疗保险"系统老龄化"及其对策研究 [J]. 中国人口科学，2009 (2)：74-83；112.

3%[①]，中国老龄化程度高的地区，卫生费用占 GDP 比重反而更低[②]。

为何国内外学术界关于老龄化对卫生费用影响的结论截然相反？老龄化对卫生费用增长的贡献到底多大？其政策意涵是什么？由于本节全文已经公开发表，此处仅简要介绍研究结论，感兴趣的读者可以自行查阅原文。

3.3.1 老龄化对卫生费用增长的实际贡献

表 3-6 根据 OECD 统计数据库，计算了 1980 年—2010 年和 2000 年—2010 年，OECD 国家和中国的老龄化对卫生费用增长的贡献。由于发达国家"年龄支出比率"通常为 3—5；1997 年，中国"年龄支出比率"为 3.79[③]，我们将"年龄支出比率"（即表 3-6 中 X 的赋值）设定为三种情况，分别计算每种情况下老龄化的贡献。

表 3-6 老龄化对 OECD 国家和中国人均卫生费用增长的贡献（%）

	老龄化程度			X_{1980}/X_{2010}			X_{2000}/X_{2010}		
	1980 年	2000 年	2010 年	3/3	5/5	3/5	3/3	5/5	3/5
中国	5.15	7.01	8.19	0.05	0.10	0.20	0.67	1.19	5.29
土耳其	4.67	6.78	7.72	0.46	0.85	1.63	1.50	2.68	13.76
韩国	3.82	7.22	11.04	0.61	1.14	1.55	4.06	7.21	15.81
爱尔兰	10.73	11.21	11.47	0.19	0.33	3.20	0.39	0.65	17.27
荷兰	11.51	13.58	15.45	1.09	1.83	5.34	2.52	4.16	23.46
西班牙	11.03	16.82	16.96	1.31	2.22	5.05	0.21	0.33	25.92
新西兰	9.74	11.75	13.03	1.07	1.83	5.29	2.35	3.95	26.31
英国	14.93	15.82	15.98	0.25	0.41	4.12	0.28	0.45	28.13
挪威	14.76	15.16	14.98	0.08	0.31	3.31	−0.36	−0.59	29.48
美国	11.31	12.43	13.09	0.45	0.75	3.74	1.46	2.44	30.63

---

① 王超群. 中国人均卫生费用增长的影响因素分解 [J]. 保险研究, 2013 (8)：118-127.

② 王华. 人口老龄化与医疗卫生费用关系的地区间比较 [J]. 医学与社会, 2012 (10)：7-12.

③ 张振忠. 中国卫生费用核算研究报告 [R]. 人民卫生出版社, 2008：159.

	老龄化程度			X_{1980}/X_{2010}			X_{2000}/X_{2010}		
	1980 年	2000 年	2010 年	3/3	5/5	3/5	3/3	5/5	3/5
希腊	13.14	16.63	19.10	1.91	3.16	8.02	3.67	5.88	32.11
加拿大	9.41	12.56	14.13	1.69	2.91	6.73	3.29	5.48	32.82
比利时	14.26	16.80	17.18	0.88	1.43	6.03	0.73	1.17	34.24
丹麦	14.41	14.82	16.55	0.83	1.36	7.26	3.43	5.59	36.16
澳大利亚	9.62	12.42	13.48	1.35	2.32	6.06	2.74	4.56	37.61
芬兰	11.98	14.92	17.26	1.79	3.01	7.65	4.79	7.78	40.05
瑞典	16.29	17.26	18.28	1.00	1.61	10.24	2.34	3.72	44.58
葡萄牙	11.31	16.20	18.01	1.23	2.08	4.55	4.24	6.81	46.19
瑞士	13.84	15.32	17.51	1.40	2.30	8.09	5.27	8.54	47.45
法国	13.93	16.08	16.86	0.93	1.52	6.25	2.11	3.40	47.55
奥地利	15.40	15.43	17.62	0.74	1.19	6.59	6.48	10.49	58.62
德国	15.60	16.45	20.63	2.23	3.60	11.37	10.15	16.28	60.23
日本	9.10	17.37	23.01	5.10	8.85	13.55	15.60	24.80	79.14
以色列	8.61	9.78	9.87	0.89	1.56	7.92	0.85	1.45	96.26
冰岛	9.86	11.57	12.14	1.12	1.92	7.09	4.44	7.48	99.46

数据来源：OECD 统计数据库

备注：以色列、日本 2010 年真实人均卫生费用为 2009 年值，土耳其 2010 年值为 2008 年值。中国的人均卫生费用数据来源于 2011 年《中国卫生统计年鉴》。X_{1980} 表示 1980 年的"年龄支出比率"，其余类推。

表 3-6 显示，1980 年—2010 年，当"年龄支出比率"不随时间变化时，老龄化程度高、速度快的国家，老龄化贡献更大。日本不但老龄化程度高，速度也仅次于韩国，老龄化的贡献最大。中国老龄化程度较低，速度也远低于日本，老龄化的贡献很低。当"年龄支出比率"不随时间变化但本身比较大时，各国老龄化的贡献更大。当"年龄支出比率"随时间变化，比如由 3 变为 5 时，各

国老龄化的贡献大幅上升，但总体上仍然很小，贡献最大的日本也仅为13.55%。

当考察周期缩短时，在2000年—2010年，当老年人与非老年人支出差距随时间变化时，比如由3变为5时，各国老龄化的贡献大幅上升。老龄化贡献最小的国家为中国，仅占5.29%，最高的为冰岛，能够解释卫生费用增长的99.46%。

表3-6表明，在1980年—2010年的OECD国家和中国，(1)单纯的老龄化（假定发病率、收入水平、医疗保障水平、医疗技术、物价水平等均不变）对卫生费用增长的贡献极小，主要是因为老龄化的增长速度很慢。韩国老龄化的速度最快，但30年里仅增长了188.9%，中国则增长了158.9%，而同期韩国和中国人均卫生费用分别增长了2194.7%和10155.2%，导致了两国老龄化的贡献很小。(2)老龄化和老年人发病率上升（如"年龄支出比率"由3变为5）的共同效应（假定收入水平、医疗保障水平、医疗技术、物价水平等均不变），也不足以推动卫生费用快速上涨。(3)假如老龄化和老年人口的发病率短期内大幅上升（比如，在10年内由3变为5，但这显然是不可能的），老龄化将可能成为卫生费用增长的主要决定因素。不过，老龄化和老年人口发病率的增长通常很缓慢，而卫生总费用的增长则很迅速。

3.3.2 决定老龄化对卫生费用增长影响的因素

尽管老年人的发病率不会在短期内大幅度上升，但是老年人的卫生费用却可能大幅上升，从而导致卫生费用快速增长。那么，哪些因素决定了老年人卫生费用的快速增长呢？已有研究显示，医疗保险制度调整、收入增长和医疗技术进步等均倾向于提高老年人卫生费用。

医疗保险制度变化对老年人卫生费用影响很大。由于引入Medicare和Medicaid，美国年龄支出比率快速上升，1963年、1970年、1977年和1987年分别为2.36、3.45、4.34和5.36。随着1983年Medicare对住院病人短期住院照护的预付制度和1992年医生付费计划的实施以及平衡预算法案（BBA，Balanced Budget Act，1997）通过，年龄支出比率又快速下降，1996年为4.88，

2000 年为 4.47[①]。英国 1991 年在国民卫生服务体系中引入内部市场后，年龄支出比率由 1985 年—1987 年的 3.8 下降到 1996 年—1999 年的 3.1[②]。在韩国，由于医疗保险扩张，年龄支出比率由 1991 年的 1.2，上升到了 2003 年的 2.7[③]。在中国，2005 年，有医疗保险的老年人比没有医疗保险的老年人的医疗人均开支多 638 元[④]，获得医疗保险后，城市老年人医疗支出增加约 1200 元[⑤]。

收入提高也会导致老年人卫生费用大幅上涨。1995 年，发展中国家 4 岁以上人口的人均卫生费用差距不大，维持在 0—4 岁儿童的 1/2。而发达国家 4 岁以上人群是 0—4 岁儿童卫生费用的 0.5—2.0 倍，且年龄越大，人均卫生费用越高[⑥]。在中国，1997 年，城市和农村居民人均可支配收入之比为 2.47，年龄支出比率则分别为 4.95 和 2.84[⑦]。根据"全国老年人口健康状况调查"，2008 年，中国老年人的医疗费用主要取决于家庭的经济状况及老年人的健康状况，医疗保险的作用不显著[⑧]。

医疗技术进步会推高老年人卫生费用。1992 年—2000 年，法国技术进步主要导致老年人药品和住院成本大幅上升，技术进步指向老年人超过非老年人[⑨]。1993 年—2002 年，如果仅年龄分布发生变化，美国冠状动脉成形手术将年均增

① Meara E, White C, Cutler D M. Trends in medical spending by age, 1963-2000 [J]. Health Affairs, 2004, 23 (4): 176-183.

② Seshamani M, Gray A. The impact of ageing on expenditures in the national health service [J]. Age and Ageing, 2002, 31 (4): 287-294.

③ Tchoe B, Nam S H. Aging risk and health care expenditure in Korea [J]. International Journal of Environmental Research and Public Health, 2010, 7 (8): 3235-3254.

④ 刘国恩，蔡春光，李林. 中国老人医疗保障与医疗服务需求的实证分析 [J]. 经济研究，2011 (3): 95-107; 118.

⑤ 胡宏伟，张小燕，赵英丽. 社会医疗保险对老年人卫生服务利用的影响——基于倾向得分匹配的反事实估计 [J]. 中国人口科学，2012 (2): 57-66; 111-112.

⑥ Mayhew L. Health and elderly care expenditure in an aging world [R]. Laxenburg, Austria: International Institute for Applied Systems Analysis, 2000.

⑦ 张振忠. 中国卫生费用核算研究报告 [R]. 北京：人民卫生出版社，2008: 159.

⑧ 薛伟玲，陆杰华. 基于医疗保险视角的老年人卫生费用研究 [J]. 人口学刊，2012 (1): 61-67.

⑨ Dormont B, Grignon M, Huber H. Health expenditure growth: reassessing the threat of ageing [J]. Health Economics, 2006, 15 (9): 947-963.

加 0.6 个百分点，而实际上年均增加 7%，主要原因是老年人手术病例大幅增加[1]。1981 年—2009 年，荷兰老年人从医疗创新中受益最多，医疗技术进步导致老年人住院率提高最快，导致住院年龄支出比率大幅增加[2]。

可见，老年人卫生费用很大程度上不是由老年人的健康状况（如疾病类型和发病率）决定的。老龄化意味着老年人的比重提高，而老年人的健康状况比年轻人差，从而提高了老年人（及全体人口的）潜在的医疗服务需求。而潜在需求能否转化为实际卫生费用，则取决于外在的收入、医疗保险和医疗技术进步等因素。因此，与其说是老龄化导致了卫生费用增长，不如说是收入、医疗保险和医疗技术等因素释放了老年人的卫生费用。应该指出，收入、医疗保险和医疗技术等因素也会推动非老年人卫生费用快速增长，推动卫生总费用快速上涨，从而降低了老龄化对卫生费用增长的影响。

3.3.3　结论及建议

由于国内相关研究依赖于预测法，从而将收入、医疗保险和医疗技术进步等因素对卫生费用的影响加诸老龄化之上，必然得出老龄化是卫生费用的决定性因素的结论。而国外研究主要采用回归模型法和剩余法，能够分离出上述各个因素的影响。但回归模型法稳质性较差，可信度不高。剩余法稳质性较好，但其计算的是全体人口年龄结构老化对卫生费用的影响，并且假定各年龄组的人均卫生费用不变，明显不符合现实。

本节利用改进的剩余法，发现在 1980 年—2010 年的 OECD 国家和中国，老龄化不是卫生费用的决定因素。老龄化会缓慢提高老年人（及全体人口的）潜在的医疗服务需求。而缓慢上升的潜在需求能否转化为实际卫生费用，则取决于外在的收入、医疗保险和医疗技术进步等因素。因此，与其说是老龄化导致了卫生费用增长，不如说是收入、医疗保险和医疗技术等因素释放了老年人

---

① Strunk B C, Ginsburg P B, Banker M I. The effect of population aging on future hospital demand [J]. Health Affairs, 2006, 25 (3): 141-149.

② Wong A, Wouterse B, Slobbe L C J, et al. Medical innovation and age-specific trends in health care utilization: Findings and implications [J]. Social Science & Medicine, 2012, 74 (2): 263-272.

（以及非老年人）的卫生费用。从而，老年人口增多会导致卫生费用快速增长。因此，我们不能将老年人口卫生费用占卫生总费用的比重较高（当"年龄支出比率"为3时，表3-6中各国老年人口的卫生费用占卫生总费用的20%—50%）与单纯的老龄化导致的卫生费用增长混为一谈。我们必须将卫生费用增长的根本原因的注意力，由老龄化转移到收入提高、医疗保险扩张及医疗技术进步等决定性因素上，消除对老龄化及老龄人口的成见。

未来，随着中国经济高速增长、快速城市化、加速人口老龄化、医疗保险持续扩张以及快速医疗技术进步等，中国卫生费用必将高速增长，从而对医疗保险制度长期可持续性和财政产生巨大压力。因此，当前亟须权衡提高对老年人（及全体人口）的医疗保障水平与医疗保险制度和财政长期可持续性之间的关系。必须从源头上降低老年人发病率，必须适当控制医疗技术的超速发展。同时，还需考虑拓宽卫生经费的筹资来源。

应该指出，本节也存在一定局限性：（1）研究方法上，假定其他因素均不变，仅仅计算单纯的老龄化及老年人发病率变化对卫生费用增长的贡献。在现实中，老龄化、老年人发病率与收入水平、医疗保障水平、医疗技术进步等是交互影响的，本节未能分离出这些交互影响，未来仍可继续深化。（2）研究假设上，使用老年人人均卫生费用作为老年人发病率变化的操作性指标，并以非老年人人均卫生费用为基准，同时假定老年人发病率保持不变或缓慢上升。未来，应该使用各国分年龄性别的老年人口和非老年人口的疾病类型、发病率和人均卫生费用的历史数据深化分析。（3）研究对象上，以1980年—2010年的OECD国家为主，仅土耳其和中国为发展中国家，其余国家均为发达国家。未来，可以分析更多发展中国家，拓展本节结论的适用范围。

3.4 总结

本章研究发现，医疗技术进步和收入提高是中国卫生费用增长的主要决定因素。这与国外相关研究的结论一致。不过，2004年—2009年，中国医疗服务的收入弹性仅为0.517，表明医疗服务为必需品。

医疗保险对卫生费用增长的影响则取决于保险政策的变迁，既可能促进卫生费用增长，亦会阻碍卫生费用增长。改革开放以来，中国医疗保险经历了去福利化和再福利化的过程，因而对卫生费用增长产生了双向的影响。本章的研究结果显示，2004年—2009年，医疗保险扩张对卫生费用增长的影响并不大，反映出中国医疗保险覆盖面和保障水平缓慢扩张的影响。应该指出，中国卫生总费用包括政府卫生支出、社会卫生支出和个人卫生支出三部分，而医疗保险仅仅是社会卫生支出的一部分。由于统计口径的问题，本章采用医疗费用自付水平代替医疗保险水平，存在一定的偏差，从而影响了医疗保险对卫生费用增长的影响。另外，医疗保险对卫生费用增长还存在间接影响，即促进医疗技术进步和人口老龄化提升。

医生诱导需求（以千人医生数为代理变量）对卫生费用增长的影响并不显著。然而，许多研究显示，中国的确存在着严重的诱导需求状况[①]。这反映了医生数量这一指标并不足以反映医生诱导需求的状况。医生面临的激励机制、全科医生和专科医生各自的比重、医生的区域分布情况以及医生在不同层级的医疗机构中的构成也可能影响医生诱导需求的状况，而这些内容均无法在本章的计量模型中反映出来。其中，需要特别说明的是医生面临的激励机制：当对医生采取按服务项目付费时，少量医生也会产生大量诱导需求，这就是中国的现状；当对医生采取按人头付费时，医生会尽可能地降低支出，减少诱导需求。

各种研究方法下，老龄化均不是中国卫生费用增长的决定性因素。这主要是因为人口老龄化是一个非常缓慢的过程，而卫生费用的增长则是一个非常迅速的过程。由于老年人口的卫生费用一般为年轻人的3—5倍，人们倾向于认为，老年人口比重增高必然导致卫生费用快速上涨。这实际上混淆了老年人口的卫生费用与老龄化导致的卫生费用。前者包含了老龄化、医疗保险和医疗技术以及收入等多方面因素对卫生费用的综合影响，后者则仅仅反映了当其他因素不变而仅仅老年人口占比上升对卫生费用增长的影响。因此，我们应当将注意力从老龄化移开，转而关注医疗保险、医疗技术进步等更为重要也更容易提供政策实践空间的因素上。

---

① 刘学，史录文.医疗费用上涨与医德医风下降：组织架构变革角度的解释［J］.管理世界，2005（10）：41-48；73.

应该指出，由于数据限制，本章未能考察临近死亡对卫生费用增长的影响。实际上，老龄化对卫生费用增长的影响很大程度上是通过临近死亡来发挥作用的。研究显示，死亡成本是生存成本的6—13倍[①]。因而，死亡率的上升会导致卫生费用快速上升，尤其在中国这样重视死亡的国家，临近死亡的成本可能是极其高昂的。而老年人的死亡率要远远高于非老年人，因而才有研究者指出，老龄化是"红鲱鱼"（red herring）效应，亦即我们的注意力集中到了其实并不重要的老龄化身上，而忽略了更加重要的临近死亡效应。

尽管本章采用了不同量化研究方法考察中国卫生费用增长的决定性因素，但仍存在一些方法论上的问题。其中，最主要的问题是无法将医疗技术进步、收入提高、保险政策变化、医生诱导需求与人口老龄化等因素的交互效应区分开。实际上，目前的量化分析论文均未能实现这一点。正如 Weisbrod（1991）和 Finkelstein（2007）指出的，新开发的技术推动了照顾的成本和对保险的需求，同时扩展了消费者需要保险去覆盖的服务的范围。同时，扩展的保险的覆盖范围，包括人数的增加和资金投入的上升，都激励了研发部门去开发新的技术，以及刺激那些能从特定的新的技术中获益的较小的消费者群体，去追求拓宽被保险覆盖服务的范围[②]。而 Zweifel，Steinmann & Eugster（2005）则强调卫生费用越高，越长寿，就需要越多的卫生费用，形成了"西绪福斯综合征"（Sisyphus Syndrome）[③]。这表明，医疗技术、保险与老龄化等诸多因素交织在一起，共同推动了卫生费用的快速上升。

交互效应在当前中国是明显存在的。以新农合为例，2003年以来，新农合的实施、农民收入的快速增加大幅提高了农民的医疗服务购买力，大大改善了乡镇卫生院和县级医院的财务状况。许多乡镇卫生院和县级医院竞相新建基础设施和更新医疗设备，导致医院大量负债[④]，医院不得不提高医疗服务价格，

---

① Polder J J, Barendregt J J, Oers H. Health care costs in the last year of life—the Dutch experience [J]. Soc Sci Med, 2006, 63 (7): 1720-1731.

② Finkelstein A. The aggregate effects of health insurance: evidence from the introduction of Medicare [J]. The Quarterly Journal of Economics, 2007, 122 (1): 1-37.

③ Zweifel P, Steinmann L, Eugster P. The Sisyphus syndrome in health revisited [J]. International Journal of Health Care Finance and Economics, 2005, 5 (2): 127-145.

④ 于德志. 医改专题研究 [M]. 人民卫生出版社, 2013.

医疗服务价格提高反过来强化了农民对新农合的需求。因而，农民收入、新农合、农民需求、医疗技术互相促进，共同推动了农村医疗费用的快速上涨。

本章的研究属于国别研究，量化分析的结果与跨国和其他国别研究较为一致。现实问题是，即使我们知道医疗技术进步、收入提高是中国卫生费用增长的主要原因，我们又能采取什么政策呢？毕竟医疗技术进步总是以提高人类福利的面貌呈现出来，更何况医疗技术进步作为技术创新之一种越来越受到国家重视，在全球科技竞争中扮演着举足轻重的角色。而收入提高更是社会政策所无力控制的，甚至是许多发展政策所努力追求的目标之一。

同时，中国的确存在严重的诱导需求现象，是中国卫生费用快速增长的重要原因。然而，量化分析却未能予以揭示。由于制度变革的复杂性，前文的量化研究也未能将其纳入分析。但诡异的是，我们目前却充斥着这种所谓的经济学分析，反而忽视了最重要的制度性因素如政府管制程度、医疗保险支付方式、守门人制度、筹资机制等因素对卫生费用增长的影响。

早在1997年，就有学者对这种现象大声疾呼，认为当时大量研究"崇尚技术机制，忽略制度分析"，缺乏"中国思维方式中最常见的历史观、辩证观和全面发展观"①。十几年过去了，这种现象不但没能改善，反而愈演愈烈。学界、政府、社会该当反思。

① 林义. 社会保险制度分析引论 [M]. 西南财经大学出版社，1997：85.

第4章　中国卫生费用增长的原因：
国际比较的视角

　　1978 年—2013 年，中国人均卫生费用高速增长。许多研究指出了其中的不合理之处，如诱导需求①、医患双重道德风险②、医疗保险按项目付费制度③以及缺乏守门人制度导致就医向上流动④等。也有学者指出，医学技术进步、老龄化、慢性病患病率增长、通货膨胀等是导致中国卫生费用快速增长的合理因素⑤。

　　如何看待中国卫生费用的高速增长？判断卫生费用增长的快慢，需要有参照的标准：是与收入比较，与其他消费性支出比较，还是与其他国家比较？如果缺乏比较就判断其增长过快，显然没有道理。改革开放以来，中国城乡居民的收入和支出均高速增长；其他发展中国家卫生费用也正快速增长，发达国家历史上也曾出现过卫生费用的高速增长。本章第 1 节将比较中国卫生费用增长、收入增长以及其他消费性支出增长的情况以及中国与 OECD 国家卫生费用增长的情况。

　　卫生费用的构成能够帮助理解卫生费用增长失控的原因以及医疗卫生制度的结构性缺陷。卫生费用的构成的独特性也需要在跨国比较中才能发现。本章

---

　　① 刘学，史录文．医疗费用上涨与医德医风下降：组织架构变革角度的解释 [J]．管理世界，2005 (10)：41-48；73．

　　② 王勇，弓宪文，赵鹏．中国医疗费用过度上涨的信息经济学解释 [J]．重庆大学学报（自然科学版），2005 (4)：142-145．

　　③ 高丽敏．医疗费用迅速增长：各国医疗保险的共性问题及改革 [J]．中国初级卫生保健，2008 (1)：24-27．

　　④ 李珍，王平．强力建设首诊制 纠正医疗资源误配置 [J]．中国卫生经济，2011 (12)：24-27．

　　⑤ 李君荣，李孝叶，马方．卫生费用适度合理增长的探讨 [J]．中国卫生经济，2013 (3)：17-19．

第 2 节将比较中国和当前 OECD 国家卫生费用来自不同筹资主体（来源法）、流向不同医疗卫生机构（机构法）以及用到了不同领域（功能法）的异同。

卫生总费用的跨国比较无法反映一国卫生总费用的内部情况。卫生总费用由医疗服务的数量和价格决定。考察不同时期、不同机构医疗服务的数量和价格变化，可以帮助理解诸如所谓的"看病难"、"看病贵"问题以及中国医疗卫生机构的运作机制。本章第 3 节和第 4 节分别讨论中国医疗服务数量和价格的演变情况。

本章第 5 节基于中国到 2020 年的经济增长率、老龄化、城市化、医疗技术进步以及医疗保险的情况，与 1980 年—1990 年的 OECD 国家进行比较，预测了中国未来卫生费用增长的趋势。

4.1 中国卫生费用增长速度的比较

4.1.1 中国卫生费用与城乡居民收入增长速度的比较

图 4-1 比较了改革开放以来，中国人均卫生费用与城镇居民人均可支配收入和农村居民人均纯收入增长率。可见，卫生费用增长速度大大超过了收入增长速度，从而构成了"看病贵"的可能性。

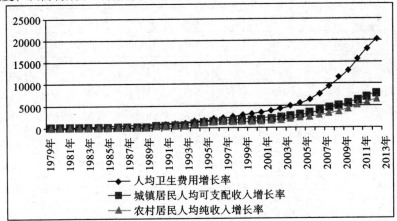

图 4-1　中国卫生费用增长率与人均收入增长率的比较（1978 年为基期）（单位：%）

数据来源：2014 年《中国统计年鉴》。

表 4-1 显示，卫生部门综合医院门诊和住院次均费用增长率也均远远快于

城镇居民人均可支配收入和农村居民人均纯收入增长率。1990年—2011年，卫生部门综合医院门诊次均费用增长了16.1倍，住院费用增长了13.8倍。同期，城镇居民人均可支配收入和农村居民人均纯收入仅分别增长了13.4倍和9.2倍。

表4-1 卫生部门综合医院门诊、住院医疗费用、人均收入及变化情况（单位：元、%）

年份	门诊病人		出院病人		城镇居民家庭		农村居民家庭	
	次均费用	增长率	人均费用	增长率	人均可支配收入	增长率	人均纯收入	增长率
1990	11	—	473	—	1510	—	686	—
1995	40	266.06	1668	252.38	4283	183.60	1578	129.88
1998	69	72.43	2597	55.70	5425	26.67	2162	37.03
1999	79	14.83	2891	11.33	5854	7.91	2210	2.23
2000	86	8.61	3084	6.66	6280	7.28	2253	1.95
2001	94	9.09	3246	5.25	6860	9.23	2366	5.01
2002	100	6.41	3598	10.85	7703	12.29	2476	4.61
2003	108	8.63	3911	8.70	8472	9.99	2622	5.92
2004	118	9.06	4285	9.57	9422	11.21	2936	11.98
2005	127	7.54	4662	8.79	10493	11.37	3255	10.85
2006	129	1.42	4669	0.16	11760	12.07	3587	10.20
2007	136	5.75	4974	6.53	13786	17.23	4140	15.43
2008	147	7.64	5464	9.85	15781	14.47	4761	14.98
2009	160	8.87	5952	8.93	17175	8.83	5153	8.25
2010	174	8.97	6526	9.64	19109	11.27	5919	14.86
2011	186	7.08	7028	7.69	21810	14.13	6977	17.88
1990—2011	—	1607.34	—	1384.83	—	1344.17	—	916.65

资料来源：2005年《中国卫生统计年鉴》；2012年《中国卫生统计年鉴》。

注：①本表系卫生部门数字；②按当年价格计算；③为统一口径，出院病人"检查治疗费"含手术费。

4.1.2 中国卫生费用与其他消费性支出增长速度的比较

表 4-2 显示，1990 年—2010 年，中国城乡居民家庭平均每人消费支出构成发生了巨大的变化。在农村，增长最快的项目为交通通信，增长了 64 倍，其次为其他项目，然后才是医疗保健项目，增长了约 22 倍。在城市，增长最快的项目同样是交通通信，增长了 52 倍，其次为医疗保健项目，增长了约 37 倍。可见，不论城乡，增长最快的均是交通通信费用，且增长率远大于医疗保健项目的增长率。

交通通信支出的大幅增加并未导致类似所谓"看病贵"、"看病难"的通信贵、通信难，也并未引发广泛非议。原因在于，交通通信服务并不具备医疗服务所具有的特殊性：不可或缺和不均衡性。交通通信服务并非如健康、生命一样重要，因此，是否购买以及购买多少全凭个人能力和偏好。交通通信支出类似于均摊性质的固定性支出，即每位用户每个月均有一笔相对固定的支出，且支出水平较低。2011 年，城乡居民交通通信月支出仅分别为 179.1 元和 45.8 元。交通通信服务的获得也因为交通改善、通信基础设施的改善而日益便捷。

而医疗服务关涉个人健康和生命，至为重要，患者最终关心的是其质量而非价格。在缺乏管制时，患者会选择质量最优的机构就医。在中国，表现为大量人群前往三级医院就医，大型医院人满为患，形成看病难。医疗服务具有不均衡性，多数人花费较少，而少数人花费大量费用。调查显示，2006年，中国 3% 的人花费了 92% 的医疗费用[1]。仅从单次价格看，2011 年，中国卫生部门综合医院次均门诊费用和人均住院费用分别为 186 元和 7028 元，次均服务价格远高于全年交通通信支出。

表 4-2　1990 年和 2010 年中国城乡居民家庭平均每人消费支出构成

城市居民	1990 年（元）	2011 年（元）	增长率（%）	农村居民	1990 年（元）	2011 年（元）	增长率（%）
食品	693.77	5506.33	693.68	食品	155.85	1651.94	959.95
衣着	170.90	1674.70	879.93	衣着	44.03	340.80	674.02

---

① 杨燕绥，李海明. 公共服务外包的治理机制研究——医疗保险外包的中美案例比较 [J]. 中国行政管理，2013 (9)：114-118.

城市居民	1990 年（元）	2011 年（元）	增长率（%）	农村居民	1990 年（元）	2011 年（元）	增长率（%）
居住	60.86	1405.01	2208.59	居住	81.15	932.47	1049.07
家庭设备及用品	108.45	1023.17	843.45	家庭设备及用品	30.74	307.67	900.87
交通通信	40.51	2149.69	5206.57	交通通信	8.41	549.07	6428.76
文教娱乐	112.26	1851.74	1549.51	文教娱乐	31.33	397.60	1169.08
医疗保健	25.67	968.98	3674.76	医疗保健	18.98	435.47	2194.35
其他	66.57	581.26	773.16	其他	4.23	123.07	2806.25
合计	1278.89	15160.89	1085.47	合计	374.74	4733.35	1163.10

资料来源：2012 年《中国统计年鉴》。

4.1.3 中国与处于相似经济发展阶段的 OECD 国家的卫生费用增长速度的比较①

发达国家历史上也曾出现过卫生费用高速增长的时期。发展中国家往往缺乏数据，而发达国家数据充分，且其历史能够为中国提供经验教训，故本小节选择与发达国家比较。中国与当前的发达国家不论是经济、人口老龄化、福利水平等均存在巨大差异，本小节选择与 1970 年—1990 年的 OECD 国家比较。这一时期的 OECD 国家的人均 GDP 及其增长率、老龄化及医疗技术进步等，与2000 年—2020 年的中国较为相似，具有较强的可比性。由于本节全文已经公开发表，此处仅简要介绍研究结论，感兴趣的读者可以自行查阅原文。

评价卫生费用增长速度必须消除经济增长的影响。本书使用"卫生消费弹性系数"②，即人均卫生费用增长率与人均 GDP 增长率之比，来衡量卫生费用相对增长速度。张振忠（2008）定义的"卫生消费弹性系数"为总卫生费用增长率与总 GDP 增长率的比值。我们这里改为人均卫生费用增长率与人均 GDP 增长率的比值，虽然会受人口年龄结构变化的影响，但由于口径一致，并不影响

---

① 本节全文见：王超群，李珍.中国未来卫生总费用增长趋势及应对措施——与 1970—1990年 OECD 国家的比较 [J]. 社会保障研究（京），2013 (2)：96-108.

② 张振忠.中国卫生费用核算研究报告 [R].北京：人民卫生出版社，2008.

分析结果。卫生消费弹性系数越高，意味着，在相同经济增长率下，人均卫生费用增长率越高。2001年—2011年，中国人均卫生费用增长了3.57倍，人均GDP增长了3.08倍，卫生消费弹性系数为1.16（表4-3）。

表4-3　主要年份中国人均卫生费用与人均GDP

年份	人均卫生费用（元）	人均GDP（元）	卫生费用占GDP比重（%）	人均卫生费用增长率（%）	人均GDP增长率（%）	卫生消费弹性系数
1980	15	463	3.15	12.40	10.50	1.18
1990	65	1644	4.00	19.78	8.23	2.40
2000	362	7858	4.62	12.46	9.77	1.28
2010	1490	30015	4.98	13.38	17.21	0.78
2011	1807	35198	5.15	20.88	17.21	1.21
2012	2077	38459	5.41	14.94	9.26	1.61
2013	2327	41908	5.57	12.04	8.97	1.34
2001—2011	—	—	—	3.57	3.08	1.16

数据来源：2014年《中国统计年鉴》。

备注：人均卫生费用占人均GDP的比重为《中国统计年鉴》提供的数据。

表4-4提供了有完整数据的21个OECD国家在1970年—1990年的经济增长率、卫生费用增长率和卫生消费弹性系数。可见，卫生费用快速增长是常态。绝大多数国家在绝大多数时期，卫生消费弹性系数均大于1.5，且1970年—1990年，没有一个OECD国家的卫生消费弹性系数低于2001年—2011年的中国。这表明，尽管中国人均卫生费用增长的绝对速度极高，但与1970年—1990年的OECD国家相比，中国过去10年的人均卫生费用增长速度，相对经济增长速度并不快。

从绝对增长速度上看，1970年—1980年，21个OECD国家人均PPP（Purchase Power Parity，购买力平价）由2000年—6500美元增长到5000—14000美元，人均卫生费用增长了132.9%—482.7%。2000年—2010年，根据Penn World Table提供的两个版本的数据，中国人均PPP由2442美元或2772美元增长到8125美元或10027美元。中国人均PPP与OECD国家1970年—1980年的变化速度相类似，而人均卫生费用增长了357.4%，低于葡萄牙（482.7%）和挪威（365.1%），略高于冰岛（340.3%）、爱尔兰（330.3%）和比利时（329.4%）等国家和地区。

表 4-4　OECD 国家人均卫生费用、人均 GDP、卫生费用占 GDP 比重及卫生消费弹性系数

年份	人均卫生费用（$）			人均 PPP（$）			卫生费用占比（%）			卫生消费弹性系数	
	1970	1980	1990	1970	1980	1990	1970	1980	1990	1970—1980	1980—1990
澳大利亚	211	633	1195	4494	10207	17429	4.9	6.1	6.7	2.25	1.80
奥地利	196	785	1639	3795	10516	19436	5.2	7.4	8.4	2.75	2.09
比利时	149	642	1355	3840	10252	18729	3.9	6.3	7.2	2.96	2.02
加拿大	294	777	1735	4285	11066	19570	6.9	7.0	8.9	1.34	2.06
丹麦	333	893	1542	4222	9972	18479	7.9	8.9	8.3	2.31	1.60
芬兰	181	565	1363	3275	8978	17610	5.5	6.3	7.7	1.50	1.81
法国	194	667	1444	3585	9514	17266	5.4	7.0	8.4	2.10	2.03
德国	269	977	1798	3812	9879	18572	6.0	8.4	8.3	3.13	1.81
希腊	160	490	846	2889	8107	12471	5.5	5.9	6.7	2.83	3.36
冰岛	175	753	1664	3697	12005	21324	4.7	6.3	7.8	2.73	2.89
爱尔兰	116	510	788	2323	6283	13168	5.0	8.2	6.0	6.26	1.56
日本	140	541	1115	3156	8512	19195	4.4	6.4	5.8	2.69	1.35
荷兰	241	733	1414	4019	9879	17646	6.0	7.4	8.0	2.20	1.85
新西兰	211	490	985	4044	8474	14519	5.2	5.8	6.8	1.32	1.54
挪威	143	666	1367	3253	9575	17904	4.4	7.0	7.6	3.47	2.23
葡萄牙	48	277	628	1925	5362	11027	2.4	5.1	5.7	3.80	1.69
西班牙	95	363	871	2688	6805	13281	3.5	5.3	6.5	2.02	1.61
瑞典	311	943	1594	4588	10584	19329	6.8	8.9	8.2	2.95	1.58
瑞士	351	1033	2030	6488	14150	25068	5.5	7.4	8.2	2.01	1.53
英国	159	466	960	3562	8360	16336	4.5	5.6	5.9	1.82	1.41
美国	356	1102	2851	4997	12153	23003	7.1	9.0	12.4	1.32	1.60

数据来源：OECD 统计数据库。

备注：澳大利亚、丹麦、荷兰 1970 年人均卫生费用根据 1971 年、1972 年、1973 年数据推算出来的。人均卫生费用占人均 GDP 的比重为 OECD 统计数据库提供的数据。

可见，过去 10 年中国卫生费用的绝对增长速度虽然很快，但也并非 1970 年—1980 年的 21 个 OECD 国家中最快的，而扣除了经济增长率之后的相对增长速度低于同一经济发展阶段的所有 OECD 国家。即，中国卫生费用的高速增长很大程度上乃是经济高速增长导致的。尽管中国卫生费用的相对增长速度并不算快，并不意味着中国卫生费用及其增长过程就不存在问题。事实上，中国卫生费用增长中存在惊人的浪费。

4.2 中国卫生费用的构成

4.2.1 中国卫生总费用的构成：来源法

卫生总费用核算的来源法关注的是卫生资源从何处来。表 4-5 显示了历年中国卫生总费用中政府、社会和个人现金卫生支出各自的构成情况。改革开放以来，中国政府卫生支出与社会卫生支出占比均呈 V 型曲线，总体均有所下降，社会卫生支出降幅尤其明显。个人卫生支出占比则呈倒 V 型曲线，总体上个人负担大幅上升。这从宏观上构成了中国"看病贵"的基础。

表 4-5　主要年份中国卫生总费用及其构成

年份	卫生总费用（亿元）	卫生总费用构成（%）		
		政府卫生支出	社会卫生支出	个人卫生支出
1978	110.2	32.2	47.4	20.4
1980	143.2	36.2	42.6	21.2
1985	279.0	38.6	33.0	28.5
1990	747.4	25.1	39.2	35.7
1995	2155.1	18.0	35.6	46.4
2000	4586.6	15.5	25.6	59.0
2005	8659.9	17.9	29.9	52.2
2010	19921.4	28.6	35.9	35.3
2011	24268.8	30.4	34.7	34.9
2012	28119.0	29.99	35.67	34.34
2013	31669.0	30.14	35.98	33.88

资料来源：2014 年《中国卫生统计年鉴》。

表 4-6 提供了历年来中国卫生总费用筹资来源测算的具体结果。可见，政府医疗保障支出大幅上升，反映了政府用于公费医疗和对城乡居民医疗保险制度的补贴快速上升；社会医疗保障支出先快速下降后快速上升，反映了中国医疗保障制度的快速发展；商业健康保险支出快速上升，反映了商业性健康保险的发展势头迅猛；社会办医支出快速上升，反映了社会对医疗卫生事业的投入快速增加；个人现金卫生支出先快速上升后快速下降，反映了居民医疗负担先快速上升后快速下降。

表 4-6　历年来中国卫生总费用筹资来源测算结果（单位：亿元、%）

指标	1990 年	1995 年	2000 年	2005 年	2008 年	2009 年	2010 年	2011 年
卫生总费用	747.39	2155.13	4586.63	8659.91	14535.4	17541.92	19980.39	24345.91
政府卫生支出	187.28	387.34	709.52	1552.53	3593.94	4816.26	5732.49	7464.18
占卫生总费用百分比	25.06	17.97	15.47	17.93	24.73	27.46	28.69	30.66
医疗卫生服务支出	122.86	230.05	407.21	805.52	1397.23	2081.09	2565.6	3125.16
医疗保障支出	44.34	112.29	211	453.31	1577.1	2001.51	2331.12	3360.78
行政管理事务支出	4.55	13.09	26.81	72.53	194.32	217.88	247.83	283.86
人口与计划生育事务支出	15.53	31.91	64.5	221.18	425.29	515.78	587.94	694.38
社会卫生支出	293.1	767.81	1171.94	2586.4	5065.6	6154.49	7196.61	8416.45
占卫生总费用	39.22	35.63	25.55	29.87	34.85	35.08	36.02	34.57
社会医疗保障支出	248.79	606.33	813.12	1384.75	3270.88	3959.89	4631.21	5742.61

指标	1990 年	1995 年	2000 年	2005 年	2008 年	2009 年	2010 年	2011 年
商业健康保险费	—	—	28	307	585.5	573.9	677.4	691.7
社会办医支出	28.56	102.21	184.75	614.86	813.66	1191.38	1413.65	1594.05
社会捐赠援助					8.9	12.05	8.41	26.44
行政事业性收费收入	15.75	59.26	146.07	279.8	386.66	417.28	465.94	361.65
个人现金卫生支出	267.01	999.98	2705.17	4520.98	5875.86	6571.16	7051.29	8465.28
占卫生总费用	35.73	46.4	58.98	52.21	40.42	37.46	35.29	34.77
城镇居民	79.97	382.78	1372.28	2921.3	4101.56	4521.35	4863.14	5597.42
农村居民	187.04	617.19	1332.89	1599.67	1774.3	2049.82	2188.15	2867.85
卫生总费用占 GDP 比重	4.00	3.54	4.62	4.68	4.63	5.15	4.98	5.15

资料来源：张毓辉，万泉，翟铁民，王从从，郭锋，魏强，柴培培，赵郁馨. 2011年中国卫生总费用核算结果与分析 [J]. 中国卫生经济，2013 (1)：5-9.

表4-5 和表4-6 与 OECD 国家卫生总费用核算统计口径存在较大差异（见表4-7），无法直接比较。本书根据表4-7 中的 OECD 统计口径将表4-6 整理为表4-8 和表4-10。根据表4-7，大多数 OECD 国家广义政府卫生支出占卫生总费用的比重在 70% 以上。只有少数 OECD 国家的广义政府卫生支出低于中国。不过，广义政府卫生支出来自政府税收或社会保障基金的份额在不同国家存在很大差别，即使在欧洲国家之间的差别也极大，反映了广义政府卫生支出筹资来源的多元化。

表 4-7　OECD 国家卫生总费用核算体系的筹资机构分类方法下的 1990 年卫生总费用构成（%）

| | 广义政府 | | | 私人部门 | | | | | | |
| | | | | | | 私人保险 | | | | |
	广义政府	广义政府（社会保障除外）	社会保障基金	私人部门	私人保险	私人社会保险	私人保险（社会保险除外）	私人家庭现金支出等	服务于家庭的非营利机构	公司（健康保险除外）
美国	39.42	8.12	31.3	60.58	32.92	—	—	19.48	4.15	4.03
韩国	39.51	8.61	30.89	60.49	1.2	1.2	—	55.74	0.64	2.91
墨西哥	40.44	7.68	32.76	59.56	1.22	—		58.34		
瑞士	52.38	19.11	33.27	47.62	10.96	—		35.67	0.99	
希腊	53.70	—	—	46.3	—					
土耳其	60.95	—	—	39.05						
葡萄牙	65.53	—	—	34.47	0.79		—	—	—	—
澳大利亚	66.18	66.18	0	33.82	12.41	—		16.12		5.3
荷兰	67.06	4.7	62.36	32.94		—		—		—
爱尔兰	71.74	70.93	0.81	28.29	9.11	—		16.45	—	2.7
奥地利	72.92	—		27.08						
加拿大	74.54	73.48	1.06	25.46	8.1	—		14.44		2.93
德国	76.2	10.81	65.39	23.8	7.22	—		11.13	5.44	—
法国	76.58	2.3	74.29	23.42	10.99			11.4		
日本	77.59	—	—	22.41						
西班牙	78.75	—		21.25	3.7					
意大利	79.51	79.22	0.3	20.49	0.62	—		17.06	2.81	—
芬兰	80.91	70.33	10.59	19.09	2.13	—		15.53	1.43	—
新西兰	82.41	82.41	0	17.59	2.79	—		14.45	0.34	—
丹麦	82.73	82.73	0	17.27	1.28	—		15.99		—
挪威	82.80	83.4	—	17.2	—	—		14.56	—	—

	广义政府			私人部门						
	广义政府	广义政府(社会保障除外)	社会保障基金	私人部门	私人保险	私人保险		私人家庭现金支出等	服务于家庭的非营利机构	公司(健康保险除外)
						私人社会保险	私人保险(社会保险除外)			
英国	83.55	83.55	0	16.45	3.27	—	—	10.61	1.79	—
冰岛	86.62	52.79	33.83	13.38	—	—	—	13.38		
瑞典	89.86	89.86	—	10.14				—		
波兰	91.68	91.68		8.32				8.32		
卢森堡	93.09	20.85	—	6.91				5.5		
捷克	97.45	—		2.55				2.55		

资料来源：OECD 统计数据库。

表4-8 OECD 国家卫生总费用核算体系的筹资机构分类方法下中国主要年份卫生总费用构成之一（%）

年份	卫生总费用	广义政府	广义政府		私人部门	私人部门		
		广义政府	广义政府(社会保障除外)	社会保障基金	私人部门	私人保险	个人现金卫生支出	其他私人支出
1990	747.39	58.35	19.13	39.22	41.66	0	35.73	5.93
1995	2155.13	46.1	12.76	33.34	53.89	0	46.4	7.49
2000	4586.63	33.2	10.87	22.33	66.8	0.61	58.98	7.21
2005	8659.91	33.91	12.69	21.22	66.09	3.55	52.21	10.33
2008	14535.4	47.23	13.88	33.35	52.77	4.03	40.42	8.32
2009	17541.92	50.03	16.05	33.98	49.97	3.27	37.46	9.24
2010	19980.39	51.87	17.02	34.85	48.13	3.39	35.29	9.45
2011	24345.91	54.24	16.85	37.39	45.75	2.84	34.77	8.14

资料来源：张毓辉，万泉，翟铁民，王从从，郭锋，魏强，柴培培，赵郁馨. 2011年中国卫生总费用核算结果与分析 [J]. 中国卫生经济，2013 (1)：5-9.

表4-8中，社会保障基金实际上包含了职工基本医疗保险个人账户基金。但是，个人账户尽管是职工医疗保险的一部分，但是其属于个人产权，支出形态亦属于个人按服务项目向医疗服务供给方付费，实际上应该被统计为个人现金卫生

支出。为此，我们需要将表 4-8 中的社会保障基金中的个人账户支出部分排除。

　　表 4-9 根据历年相关统计数据，计算了个人账户的年度支出。个人账户的年度结余为本年度累计结余与上年度累计结余之差，暂时忽略利息因素。个人账户的年度收入根据 1998 年 12 月 14 日颁布了《国务院关于建立城镇职工基本医疗保险制度的决定》计算，该决定提出，职工个人缴费率 2%，全部纳入个人账户，单位缴费率 6%，其中 30% 纳入个人账户。因此，个人账户划拨比例为 47.5%（3.8%/8%），个人账户收入为基金年度总收入与划拨比例之积[1]。个人账户年度支出即为年度收入减去年度结余。据此，我们计算了表 4-10 中排除了个人账户之后的中国卫生总费用的构成情况。以 2011 年为例，当纳入个人账户支出时，中国广义政府卫生支出占 GDP 比重为 54.24%；当排除个人账户支出时，中国广义政府卫生支出占 GDP 比重仅为 46.36%，低于 50%。这一水平远低于 2008 年全球 60.5% 的平均水平[2]。

表 4-9　历年城镇职工基本医疗保险收支情况

年份	2003	2004	2005	2006	2007	2008	2009	2010	2011
基金总收入（亿）	890	1141	1405	1747	2214	2886	3420	3955	4945
基金总支出（亿）	654	862	1079	1277	1552	2020	2630	3272	4018
当年结余（亿）	236	278	327	470	663	865.8	790	684	927
当年结余率（%）	27	24	23	27	30	30	23	17	19
累计结余（亿） 统筹基金	379	553	750	1077	1558	2162	2661	3007	3518
累计结余（亿） 个人账户	291	405	528	675	883	1142	1394	1734	2165
个人账户年度结余	—	114	123	147	208	259	252	340	431
个人账户年度收入	—	542	667	830	1052	1371	1625	1879	2349
个人账户年度支出	—	428	544	683	844	1112	1373	1539	1918

资料来源：依据历年《人力资源和社会保障事业发展统计公报》和《中国统计年鉴》整理。

备注：缺乏 2000 年—2002 年城镇职工基本医疗保险统筹基金和个人账户的分类数据，因此表中未列出。

---

[1]　注意，这里个人账户占基金总收入的比例严格按照 1998 年的文件规定计算，与实际情况略有出入。

[2]　翟铁民，王从从，郭锋，赵郁馨. 2009 年中国卫生总费用测算结果与分析 [J]. 中国卫生经济，2011（4）：5-9.

在卫生总费用核算过程中，社会医疗保障支出关于社会医疗保险基金部分统计的是社会医疗保险基金总收入。如果按照这一口径统计，我们只需要计算出个人账户的年度收入即可重新得出卫生总费用的构成情况。但是在本书看来，卫生总费用中社会医疗保障支出不应该选择统计社会医疗保险基金总收入，而应该是其总支出。因为，社会医疗保险基金每年大量结余，只有社会医疗保险基金总支出才是实际的支出。因此，46.36％是笔者依据该原则计算卫生总费用的构成而得出的。

表 4-10　OECD 国家卫生总费用核算体系的筹资机构分类方法下
中国主要年份卫生总费用构成之二（社会保障基金中不含个人账户支出）（％）

年份	卫生总费用	一般政府	广义政府		私人部门	私人部门		
			广义政府（社会保障基金除外）	社会保障基金（不含个人账户）	私人部门	私人保险	个人现金卫生支出（含个人账户）	其他私人支出
1990	747.39	58.35	19.13	39.22	41.65	0	35.73	5.93
1995	2155.13	46.1	12.76	33.34	53.89	0	46.40	7.49
2000	4586.63	33.2	10.87	22.33	66.80	0.61	58.98	7.21
2005	8659.91	27.63	12.69	14.94	72.37	3.55	58.49	10.33
2008	14535.4	39.58	13.88	25.70	60.42	4.03	48.07	8.32
2009	17541.92	42.21	16.05	26.16	57.79	3.27	45.28	9.24
2010	19980.39	44.17	17.02	27.15	55.83	3.39	42.99	9.45
2011	24345.91	46.36	16.85	29.51	53.63	2.84	42.65	8.14

资料来源：张毓辉，万泉，翟铁民，王从从，郭锋，魏强，柴培培，赵郁馨. 2011年中国卫生总费用核算结果与分析［J］. 中国卫生经济，2013（1）：5-9. 历年《人力资源和社会保障事业发展统计公报》和《中国统计年鉴》。

备注：由于缺乏 2000 年的个人账户支出数据，所以高估了 2000 年的社会保障基金占卫生总费用的比重。

在私人部门卫生支出方面，OECD 国家 2010 年和 1990 年存在极大的差别（表 4-7 和表 4-11），部分国家私人部门卫生支出大幅增加（如波兰和捷克），部分国家私人部门卫生支出则大幅减少（如韩国、希腊和瑞士等）。这反映了不同国家改革初始条件的差异。个人现金卫生支出的变化也大致相同,基本特点是:1990 年个人现金卫生支出占比较高的国家如韩国、墨西哥和美国等趋向于降低个人负担,而 1990 年个人现金卫生支出占比较低的国家如波兰、捷克和卢森堡等趋向于提高个人负担。

总体上看,2011 年,中国个人现金卫生支出占比(42.65%)远高于1990 年和 2010 年的绝大多数 OECD 国家,即个人和家庭的医疗负担过重。以美国为例,2011 年,虽然美国私人部门卫生费用占比高达 52.43%,略高于中国,但美国个人现金卫生支出占比仅为 11.74%。因此,美国个人和家庭的实际医疗负担并不重。

目前,在中国,社会各界均大力鼓吹发展商业健康保险,以构建多层次医疗保障体系。为此,政府还强制要求各地城乡居民大病保险制度由商业健康保险承接,试图借此发展商业健康保险。最近几年,商业健康保险保费收入也快速增长,由 2000 年的 28 亿元增长到 2011 年的 697.1 亿元,年复合增长率为33.85%,其占卫生总费用的比重也由 2000 年的 0.61% 增长到 2011 年的2.84%。然而,除了美国(33.86%)和墨西哥(16.32%)外,商业健康保险在其余 OECD 国家中占卫生总费用的比重均低于 15%。其中,大多数国家的比重低于 5%。包含美国和墨西哥时,商业健康保险占 OECD 国家占卫生总费用的比重的平均值为 6.36%,不包含美国和墨西哥时,则为 4.98%,低于 5%。这表明,私人健康保险并非是世界发达国家化解医疗费用风险的主要选择。

表 4-11 OECD 国家卫生总费用核算体系的筹资机构分类方法下的 2010 年卫生总费用构成 (%)

国家	广义政府	广义政府		私人部门	私人部门		
		广义政府(社会保障除外)	社会保障基金		私人保险	个人现金卫生支出	其他私人支出
智利	47.22	40.77	6.45	52.78	16.32	36.45	—
墨西哥	47.32	21.97	25.34	52.68	3.68	49.00	—
美国	47.57	6.39	41.18	52.43	33.86	11.74	6.83
韩国	56.46	12.73	43.73	43.55	5.40	34.15	3.99
以色列	60.92	17.27	43.66	37.68	9.97	26.00	1.72
斯洛伐克	64.48	6.28	58.20	35.52	0.00	25.87	9.66

国家	广义政府	广义政府		私人部门	私人部门		
		广义政府（社会保障除外）	社会保障基金		私人保险	个人现金卫生支出	其他私人支出
匈牙利	64.79	10.06	54.73	35.21	2.71	26.27	6.23
瑞士	65.24	18.95	46.29	34.76	8.65	25.12	0.99
葡萄牙	65.94	64.72	1.22	34.06	4.34	25.81	3.91
希腊	66.82	26.67	40.15	31.66	2.54	28.80	0.33
澳大利亚	67.83	67.83	0.00	32.17	7.83	19.28	5.06
爱尔兰	69.56	69.20	0.35	30.44	11.46	18.20	0.77
加拿大	70.76	69.39	1.37	29.24	12.22	14.40	2.61
波兰	71.22	9.82	61.39	28.26	0.66	22.11	5.48
斯洛文尼亚	73.99	4.98	69.00	26.01	12.85	12.20	0.96
西班牙	74.20	69.54	4.66	25.80	5.36	19.78	0.65
芬兰	74.76	60.03	14.73	25.24	2.13	19.24	3.88
比利时	75.09	10.51	64.58	24.91	4.06	20.66	0.19
奥地利	75.82	—	—	24.18	—	—	—
德国	76.74	8.73	68.01	23.26	9.29	13.13	0.84
法国	76.94	3.60	73.34	23.06	13.67	7.42	1.97
意大利	78.52	78.37	0.15	21.48	0.98	17.52	2.98
爱沙尼亚	78.85	10.69	68.16	20.25	0.24	18.57	1.45
冰岛	80.43	51.13	29.29	19.57	—	18.19	1.39
瑞典	81.51	81.51	—	18.49	0.26	16.35	1.88
日本	82.10	10.18	71.92	17.90	2.42	14.43	1.05
新西兰	83.17	74.75	8.43	16.83	4.92	10.53	1.38
英国	83.55	83.55	—	16.45	3.25	9.19	3.72
捷克	83.76	7.84	75.92	16.24	0.15	14.86	1.23
挪威	84.70	—	—	15.25	—	—	—
丹麦	85.13	85.13	0.00	14.87	1.61	13.19	0.07
卢森堡	85.53	14.68	70.86	14.47	3.69	10.01	0.76

资料来源：OECD 统计数据库。

4.2.2 中国卫生总费用的构成：机构法

卫生总费用核算的机构法关注的是卫生资源流向了哪些机构。即中国卫生总费用在不同医疗机构中的分布情况。表 4-12 显示，1992 年—2011 年，医院、公共卫生机构的卫生费用占比略有上升，城市医院（含城市医院、县医院和社区卫生服务中心）、药品零售机构和管理费用占比则大幅上升，而（农村）卫生院和其他机构占比则大幅下滑。2007 年，城市医院占比猛然下降而县医院猛然上升，可能是统计口径变化所致。

表 4-12　中国卫生总费用（机构法）构成情况（%）

项目	1. 医院	城市医院	县医院	社区卫生服务中心	卫生院	其他医院	2. 门诊机构	3. 药品零售机构	4. 公共卫生机构	5. 管理机构	6. 其他
1992	58.74	36.31	10.15	0.00	10.35	1.94	19.39	2.72	6.28	0.36	12.51
1993	58.96	39.56	9.73	0.00	8.58	1.10	16.57	3.83	6.24	0.36	14.04
1994	60.57	40.34	8.64	0.00	10.11	1.49	16.71	4.24	5.83	0.37	12.28
1995	61.94	41.72	8.60	0.00	10.16	1.45	16.65	4.53	5.50	0.37	11.01
1996	61.61	42.17	8.53	0.00	9.62	1.29	15.42	5.36	5.26	0.51	11.84
1997	61.91	43.09	8.44	0.00	9.30	1.08	14.52	5.55	5.45	0.44	12.13
1998	62.40	44.05	8.19	0.00	9.12	1.04	14.14	5.78	5.88	0.45	11.35
1999	63.16	45.33	8.60	0.00	7.87	1.37	13.69	6.92	5.16	0.53	10.54
2000	64.90	47.16	8.74	0.00	7.63	1.37	13.61	6.37	5.07	0.55	9.51
2001	62.50	47.96	6.04	0.00	6.61	1.89	14.52	6.60	5.21	0.63	10.53
2002	68.33	51.00	8.78	0.46	7.33	0.75	13.57	7.92	5.41	0.77	4.01
2003	68.88	52.02	8.33	0.00	7.35	0.71	12.12	7.64	6.14	0.80	4.42
2004	66.56	51.11	7.70	0.61	6.46	0.68	11.78	10.19	5.81	0.77	4.90
2005	66.30	51.02	7.50	0.79	6.38	0.61	12.04	9.61	6.17	0.79	5.10
2006	65.91	50.20	7.43	1.14	6.57	0.56	12.13	9.38	6.27	0.82	5.49
2007	63.15	41.77	12.74	2.04	6.21	0.38	10.53	9.26	8.84	1.70	6.52

项目	1. 医院	城市医院	县医院	社区卫生服务中心	卫生院	其他医院	2. 门诊机构	3. 药品零售机构	4. 公共卫生机构	5. 管理机构	6. 其他
2008	62.71	41.27	12.82	1.96	6.33	0.33	10.56	10.14	8.62	1.69	6.29
2009	62.61	41.04	13.03	2.10	6.15	0.29	9.94	8.98	8.21	2.02	8.25
2010	62.13	40.67	12.57	2.35	6.36	0.18	8.72	9.85	8.11	2.72	8.48
2011	61.98	39.75	13.19	3.21	5.77	0.07	9.76	9.87	8.09	2.37	7.91

资料来源：1992—2007 年数据来源于：张振忠. 中国卫生费用核算研究报告 [R]. 北京：人民卫生出版社，2008；2008—2011 年数据来源于：张毓辉，万泉，翟铁民，王从从，郭锋，魏强，柴培培，赵郁馨. 2011 年中国卫生总费用核算结果与分析 [J]. 中国卫生经济，2013 (1)：5-9.

OECD 国家卫生总费用核算的机构法将医疗卫生机构划分为七大类：医院、护理和康复照护机构、门诊机构、医药产品零售机构、公共卫生机构、管理机构以及其他等。为与国内统计口径相一致，我们考虑了 OECD 国家医院与护理和居家照护机构合并与不合并两种情况，并选取了 1995 年和 2010 年两个时间点。

与 1995 年（表 4-13）和 2010 年（表 4-14）有数据的 OECD 国家相比，中国医院费用和公共卫生机构费用比重较高，门诊机构、药品零售机构和管理机构占比较低。其中，只有 1995 年的丹麦的医院在包含护理和居家照护机构时，医院费用占比才超过中国 2011 年医院占比的水平，其余国家均远小于中国的水平。实际上，2012 年《中国卫生统计年鉴》显示，2011 年，中国护理和康复照护机构总数为 319 所，总收入为 32.85 亿元，占当年医疗卫生机构总数（954389 所）的 0.03% 和总收入（16472.99 亿元）的 0.20%，占当年卫生总费用（24268.78 亿元）的 0.14%。而 1995 年—2010 年，OECD 国家的护理和康复机构卫生费用占比的平均值在 7% 左右[1]。这表明，中国卫生费用过分集中于医院部门，且护理和康复机构占比过低。

---

[1] 数据来源于 OECD 统计数据库。

表 4-13　1995 年 OECD 国家卫生总费用（机构法）构成情况（%）

国家	1. 医院（含护理机构）	1. 医院（不含护理机构）	2. 门诊机构	3. 医药零售机构	4. 公共卫生机构	5. 管理机构	6. 其他
澳大利亚	39.46	39.46	35.66	14.99	1.73	3.42	—
德国	37.78	31.26	27.99	19.82	0.95	5.92	3.36
美国	40.03	33.64	36.23	9.99	3.07	5.72	—
韩国	40.34	40.21	35.59	9.90	1.38	4.98	0.89
法国	41.71	36.97	27.45	18.76	0.57	7.76	0.96
以色列	42.44	41.13	45.72	5.64	0.38	0.97	—
加拿大	44.62	34.85	27.17	16.63	4.21	3.32	0.25
芬兰	45.57	35.56	28.12	16.87	1.24	1.73	2.58
瑞士	51.00	35.27	32.65	9.51	0.00	6.84	—
日本	51.27	50.06	28.72	9.01	2.94	1.88	—
丹麦	68.33	47.76	17.59	11.65	—	0.93	—

资料来源：OECD 统计数据库。

备注：以医院（含护理机构）占比从小到大排序。如无特殊说明，本书所有的排序均采用从小到大的方式。

表 4-14　2010 年 28 个 OECD 国家卫生总费用（机构法）构成情况（%）

国家	1. 医院（含护理机构）	1. 医院（不含护理机构）	2. 门诊机构	3. 医药零售机构	4. 公共卫生机构	5. 管理机构	6. 其他
智利	22.14	22.12	9.75	0.10	0.75	11.17	—
斯洛伐克	24.22	24.22	25.99	34.74	1.87	3.24	4.07
匈牙利	33.71	30.39	21.88	35.16	2.80	1.37	1.97
波兰	34.32	32.82	26.87	24.34	1.40	1.27	4.76
德国	36.10	28.64	29.60	20.77	0.76	5.82	2.93
葡萄牙	37.11	35.76	31.15	22.03	0.06	1.57	1.23
美国	37.59	31.98	34.80	13.24	3.11	7.12	—

国家	1. 医院（含护理机构）	1: 医院（不含护理机构）	2. 门诊机构	3. 医药零售机构	4. 公共卫生机构	5. 管理机构	6. 其他
加拿大	38.76	28.64	27.04	19.20	5.47	3.30	0.17
芬兰	40.13	33.01	32.87	17.22	0.91	1.08	2.96
希腊	40.27	39.59	25.19	30.32	0.35	1.78	0.12
法国	40.29	34.14	27.01	20.98	0.45	6.82	0.88
澳大利亚	40.33	40.33	33.20	17.24	1.68	2.10	0.20
韩国	42.68	39.25	27.29	18.01	1.64	3.65	1.63
瑞典	43.26	43.26	20.45	14.05	1.01	1.69	10.00
卢森堡	43.40	30.56	27.41	10.02	0.28	1.27	2.73
比利时	43.81	31.42	31.43	16.64	2.34	4.90	0.89
捷克	44.52	42.93	25.27	20.97	0.20	3.27	0.53
奥地利	44.98	36.62	22.70	15.77	0.60	3.79	6.35
斯洛文尼亚	45.10	39.63	22.98	22.65	0.68	3.40	1.36
西班牙	46.05	39.00	25.60	20.99	0.79	3.00	1.09
冰岛	47.23	35.63	29.85	18.18	1.48	2.17	—
爱沙尼亚	47.73	44.89	22.43	24.29	2.48	2.13	0.03
新西兰	47.87	38.31	32.04	10.87	3.63	4.14	1.45
日本	49.99	46.19	27.08	17.45	3.01	1.57	0.01
瑞士	53.15	35.92	31.84	8.73	0.00	6.28	—
荷兰	53.99	32.11	17.51	12.87	1.16	4.13	2.03
挪威	54.56	36.60	27.21	10.85	1.70	—	1.81
丹麦	56.27	43.40	27.39	11.07	0.07	1.38	0.07

资料来源：OECD 统计数据库。

备注：以医院（含护理机构）占比排序。

在医院部门，卫生费用集中于三级医院。表 4-15 显示，占公立医院数量仅 1/10 左右的三级医院的收入总和占公立医院收入总和的比重超过了 60%，且处于上升趋势。而占公立医院数量 1/5 以上的一级医院的收入总和占比不足 2%，且处于下降趋势。这表明，尽管中国强调要保基本、强基层、建机制，但高级别的医院已变得越来越庞大，医疗资源的集中程度越来越高。从收入上看，中国一所三级医院的收入相当于 7 所二级医院或 60 所一级医院的收入，三级医院是名副其实的巨无霸。

医疗资源向上集中的一个重要原因是中国越级就医现象十分严重。越级就医则与中国医疗保险制度保大不保小（即保住院为主）、赋予患者就医自由选择权密切相关。当然，扭曲的政府财政补助政策也加剧了医疗资源的集中。从平均补助额度看，三级医院的院均财政补助是二级医院的 5 倍，是一级医院的 30 倍[1]。中国财政补助主要投给了高级别的医院，尤其是三级医院，自然而然地加剧医疗资源的集中。

表 4-15　2010 年和 2011 年不同等级公立医院收入与数量构成情况

年份	公立医院数量（个）	其中：三级医院（%）	二级医院（%）	一级医院（%）
2010	13850	9.08	44.07	22.25
2011	13180	10.16	45.53	21.27
2012	12979	11.90	45.77	20.82
2013	12971	12.98	45.42	20.60
年份	公立医院总收入（亿元）	其中：三级医院（%）	二级医院（%）	一级医院（%）
2010	9699.23	54.54	39.52	2.22
2011	11640.65	56.89	37.53	2.08
2012	14212.01	60.14	34.96	1.93
2013	16430.37	62.45	33.15	1.74

资料来源：2011 年《中国卫生统计年鉴》；2012 年《中国卫生统计年鉴》。

备注：根据《中国卫生统计年鉴》计算的结果，各等级医院总收入占公立医院总收入的比重之和不等于 100%。

门诊机构费用方面，中国门诊机构费用占比远低于除智利外的其余 OECD 国

----

① 数据来源于 2013 年《中国卫生统计年鉴》。

家。门诊机构严重不足，既与中国医院同时提供门诊和住院服务有关，也与中国医疗保险制度保大不保小有关。门诊机构占比较低而医院部门占比较高，意味着过多的人前往医院就医，是对卫生资源的极大浪费，并且大大推高了卫生总费用。

中国公共卫生机构费用占比自 1992 年以来高于 2011 年除加拿大外的其余 OECD 国家。这意味着，中国公共卫生支出并不像有些学者所说的那样，是严重不足的[1]，相比较而言十分充足。至于为何公共卫生绩效在 2003 年前每况愈下[2]，值得进一步探讨。

4.2.3 中国卫生总费用的构成：功能法

功能法关注的是卫生费用用到了哪些地方。中国和 OECD 统计数据均提供了药品支出及其占比情况，下文即讨论药品支出情况。众所周知，以药养医在中国极其严重。表 4-16 显示，1992 年—2011 年，中国药品支出占比从接近50％降低到低于 40％，药品支出占比下降明显。其中，门诊药品费用快速下降（20 年里下降了 30 个百分点），住院和零售药品费用占比正不断上升。门诊药品占比的下降可能是门诊机构萎缩导致的。药品零售机构占比较低可能与中国医院和医疗机构垄断处方药出售权有关[3]。

虽然药占比逐渐下降，但药品总费用仍快速增长，由 1992 年的 545.49 亿元猛增到 2011 年的 9112.93 亿元，在不到 20 年的时间里增长了 15.71 倍。下文将显示，中国药占比的下降不是药品支出控制发挥作用的结果，而是检查、耗材等费用上升的结果。即药占比的下降是以检查、耗材等费用以更快速度增长的结果，以药养医转变为了以药养医和以检养医并存。

表 4-16 中国药品支出占卫生总费用的比重及其构成

年份	药品费用占卫生总费用比重	门诊药品费用占药品费用比重	住院药品费用占药品费用比重	零售药品费用占药品费用比重
1992	49.73	66.96	27.57	5.47
1993	45.94	59.53	32.13	8.35

① 王绍光. 中国公共卫生的危机与转机 [M]. 比较，2003 (7)：52-90.

② 王绍光. 中国公共卫生的危机与转机 [M]. 比较，2003 (7)：52-90.

③ 朱恒鹏. 医疗体制弊端与药品定价扭曲 [J]. 中国社会科学，2007 (4)：89-103；206.

年份	药品费用占卫生总费用比重	门诊药品费用占药品费用比重	住院药品费用占药品费用比重	零售药品费用占药品费用比重
1994	47.56	60.37	30.70	8.92
1995	48.81	59.95	30.77	9.28
1996	47.97	58.64	30.19	11.17
1997	46.88	57.97	30.19	11.84
1998	46.87	57.64	30.02	12.34
1999	45.91	54.07	30.87	15.06
2000	45.40	54.77	31.21	14.02
2001	43.83	54.14	30.79	15.07
2002	46.01	51.23	31.55	17.22
2003	44.80	49.94	33.01	17.05
2004	45.55	45.72	31.91	22.36
2005	45.00	46.11	32.54	21.35
2006	43.51	46.22	32.22	21.56
2007	39.30	40.95	35.41	23.64
2008	41.56	40.86	34.74	24.40
2009	40.35	—	—	—
2010	—	—	—	—
2011	37.55	37.03	36.68	26.29

资料来源：1992 年—2007 年数据来源于：张振忠．中国卫生费用核算研究报告 [R]．北京：人民卫生出版社，2008；2008 年和 2011 年数据来源于：张毓辉，万泉，翟铁民，王从从，郭锋，魏强，柴培培，赵郁馨．2011 年中国卫生总费用核算结果与分析 [J]．中国卫生经济，2013（1）：5-9．2009 年数据来源于：翟铁民，王从从，郭锋，赵郁馨．2009 年中国卫生总费用测算结果与分析 [J]．中国卫生经济，2011（4）：5-9．"—" 为缺乏数据。

对比显示，中国药品支出占卫生总费用的比重远高于 OECD 国家（表 4-17），证实了中国的确存在严重的以药养医现象。医疗机构的业务收入可以分为诊疗服务收入（如挂号费、诊疗费、手术费等）、药品收入和检查、材料收入。与主要依赖诊疗收入相比，医疗机构过于依赖药品利润大大推高了卫生费用：一方面，药品是通过加成方式获得利润的，为获得相同的利润，需要售卖数倍甚至十数倍于诊疗收入的药品；另一方面，滥用药品也会大大推高卫生费用。

表 4-17　OECD 国家 1971 年—2010 年药品支出占卫生总费用比重（%）

国家	1971 年	1981 年	1991 年	2001 年	2006 年	2007 年	2008 年	2009 年	2010 年
挪威	7.3	8.9	7.3	9.3	8.7	8.0	7.5	7.3	7.3
丹麦	—	5.9	8	8.6	8.3	8.5	8	7.3	7.4
卢森堡	19.3	14.4	15	10	8.8	9.1	9.1	—	—
瑞士	—	—	9.8	10.7	10.4	10.3	10.1	10.1	9.7
荷兰	—	8	9.6	11.7	—	10.4	9.9	9.7	9.5
新西兰	11.4	10.8	14.1	—	11.3	10.4	9.7	9.5	9.4
英国	14.8	12.7	13.8	13.9	12.3	12.1	11.8		
智利					13	12.2	12.2	11.1	
美国	11.5	8.5	8.7	11.7	12.4	12.3	12.1	12.2	11.9
奥地利	—	—	9.5	12.3	12.9	13.1	13.1	12.1	12
瑞典	6.9	6.5	8.7	14	13.4	13.1	12.9	12.7	12.6
冰岛	17.3	14.7	12.3	14.1	14.2	13.5	14.6	15.7	15.8
澳大利亚	14.8	9	10.4	15.1	14.3	14.3	14.6	14.7	—
芬兰	13.6	10.3	9.9	15.7	14.7	14.8	14.8	14.2	13.9
德国	15.5	13.5	—	14.1	14.7	15.0	15	14.9	14.8
法国	—	—	17.2	16.9	16.3	16.4	16.4	16.1	16
比利时	28.3	16	15.6	—	16.6	16.5	16.4	16	15.8
加拿大	10.8	9	11.8	16.2	17.4	17.2	17	17	16.7
爱尔兰	—	9.8	11.6	14.3	17.1	17.2	17.2	16.8	18.5
西班牙	—	20.6	—	21.1	19.1	18.6	18.2	18.3	18.4
意大利	—	—	19.8	22.5	19.8	19.3	18.1	17.6	17.2

国家	1971 年	1981 年	1991 年	2001 年	2006 年	2007 年	2008 年	2009 年	2010 年
斯洛文尼亚	—	—	—	—	20.4	19.7	18.5	18.6	19.4
日本			22.9	18.7	19.5	19.9	19.4	20.8	—
葡萄牙	13.4	18.2	24.3	20.6	21.2	21.0	20.3	19.4	18.6
爱沙尼亚				25.2	23.5	21.4	20.7	23.5	21.8
捷克			18.4	24	22.8	21.5	20.4	19.4	19.9
韩国	—	23.6	24.8	24.3	24.5	23.4	23.2	22.5	21.6
希腊			16.3	18	22.7	24.8	—	—	—
波兰	—	—	—	—	27.2	24.8	23	22.9	22.7
斯洛伐克	—	—		34	29.7	27.9	27.6	26.6	26.4
墨西哥				19.5	26.3	28.2	28.3	27.1	
匈牙利	—	—	27.6	28.5	31	30.6	31.1	32.5	33.6

资料来源：OECD 统计数据库。

备注：以 2007 年数据为基础排序。

4.3 中国医疗服务的数量

4.3.1 中国医疗服务总量情况

卫生总费用的一般表现形式为医疗服务的数量（即利用量）与价格之积。我们先看医疗服务利用总量中的门诊情况。2005 年—2013 年，中国医疗机构诊疗人次由 40.97 亿猛增到 73.14 亿。2010 年，中国人均诊疗人次在 1990 年 31 个 OECD 国家中仅排在约第 10 的位置（表 4-19），属于中等偏下水平。这可能是因为，虽然中国 2010 年人均 GDP 与 1980 年的 OECD 国家相似，但个人现金卫生支出高于多数 OECD 国家，且主要保住院而非门诊，从而导致人均诊疗人次较低。

2005—2013 年，中国住院率由 5.49% 猛增到 14.12%（表 4-18）。2013 年，中国住院率虽然与大多数 OECD 国家 1980 年的情况有差距，但也高于 1980 年

31个OECD国家中的至少11个，高于1990年的10个OECD国家，高于2000年的8个OECD国家（表4-20）。而2005—2013年，中国的经济发展水平仅相当于1970—1980年的OECD国家。

表4-18 近年来中国医疗卫生机构诊疗人次及住院情况

年份	总计（亿次）	人均诊疗次数（次）	入院人数（万人）	住院率（%）
2005	40.97	3.13	7184	5.49
2006	44.64	3.40	7906	6.02
2007	47.19	3.57	9827	7.44
2008	49.01	3.69	11483	8.65
2009	54.88	4.11	13256	9.93
2010	58.38	4.35	14174	10.57
2011	62.71	4.65	15298	11.36
2012	68.88	5.09	17857	13.19
2013	73.14	5.37	19215	14.12

资料来源：2014年《中国卫生和计划生育统计年鉴》；2012年《中国卫生统计年鉴》；2012年《中国统计年鉴》。

表4-19 31个OECD国家每人每年西医门诊（Doctors consultations）次数（单位：次）

国家	1970年	1980年	1990年	2000年	2010年	2011年
爱尔兰	—	—	—	—	3.8	—
斯洛文尼亚	—	—	—	—	6.4	6.5
西班牙	—	—	—	—	—	7.4
韩国	—	—	—	—	12.9	13.2
智利	—	—	—	2.4	3.3	—
墨西哥	—	1.3	1.7	2.5	2.9	2.7
瑞典	1.9	2.6	2.8	2.8	3	3
土耳其	0.8	1	1.3	2.8	7.3	8.2
葡萄牙	—	—	3	3.5	4.1	4.2
美国	—	—	—	3.7	—	—

国家	1970 年	1980 年	1990 年	2000 年	2010 年	2011 年
丹麦	—	—	3.7	4.2	4.6	—
芬兰	2.4	3.2	3.9	4.3	4.3	4.2
希腊	6.1	5.6	4.3	4.3	—	—
英国	—	5.2	6.1	5.3	5.0	—
波兰	4.9	6.5	5.8	5.4	6.6	6.8
冰岛	—	—	5.1	5.8	6.1	6.1
荷兰	—	4.9	5.5	5.9	6.6	6.6
意大利	—	—	—	6.1	—	—
爱沙尼亚	—	—	—	6.3	6	6.3
澳大利亚	3.1	4	6.1	6.4	6.6	6.7
卢森堡	—	—	—	6.4	6.4	6.6
奥地利	5.2	5.4	5.9	6.7	6.9	6.9
法国	—	4.2	5.9	6.9	6.7	6.8
以色列	—	—	—	7.1	—	—
比利时	—	—	7.4	7.6	7.4	7.4
德国	—	—	—	7.7	9.9	9.7
加拿大	—	5.6	6.7	7.8	7.4	—
匈牙利	—	10.5	13.2	11.1	11.6	11.8
捷克	9.9	12.4	11.8	12.6	11	11.1
日本	—	—	13.8	14.4	13.1	—
斯洛伐克	—	—	—	14.8	11.6	11

资料来源：OECD 统计数据库。

备注：以 2000 年为基准排序。英国 2010 年为 2009 年数据。

表 4-20　31 个 OECD 国家主要年份的出院率（单位：%）

国家	1970 年	1980 年	1990 年	2000 年	2010 年
墨西哥	—	—	—	4.12	4.90
智利	—	—	—	—	9.50
葡萄牙	—	—	10.12	10.97	11.07

国家	1970 年	1980 年	1990 年	2000 年	2010 年
西班牙	—	9.20	9.76	11.91	11.37
日本	—	—	8.20	10.33	11.53
荷兰	—	—	9.90	9.35	11.65
意大利	15.65	18.15	15.81	16.29	12.87
爱尔兰	—	15.93	14.93	14.76	13.22
冰岛	—	19.36	21.26	18.19	13.51
丹麦	—	18.33	20.72	15.96	13.60
英国	11.23	12.09	14.50	13.38	13.85
韩国	—	—	—	—	14.00
土耳其	—	3.90	5.78	7.90	14.20
波兰	—	12.24	12.09	15.70	15.97
卢森堡	—	—	—	—	16.08
瑞典	—	—	19.57	16.18	16.28
比利时	—	15.19	18.56	16.80	16.62
澳大利亚	—	—	—	—	16.91
瑞士	—	—	—	—	17.00
斯洛文尼亚	—	16.50	15.74	16.71	17.74
芬兰	—	—	22.35	21.44	17.78
爱沙尼亚	—	19.70	18.48	20.41	18.12
斯洛伐克	—	16.02	16.40	19.40	18.69
挪威	—	15.47	14.87	16.69	18.72
希腊	10.49	11.76	12.60	16.08	19.77
以色列	—	—	—	20.49	19.79
匈牙利	—	—	21.76	23.56	20.27
捷克	17.19	19.00	18.11	19.98	20.58
法国	—	18.80	22.60	22.24	20.62
德国	18.30	21.99	24.05	22.54	23.99
奥地利	—	—	22.17	25.93	27.55

资料来源：OECD 统计数据库。

备注：以 2010 年为基准排序。冰岛、挪威 2010 年为 2009 年数据；希腊 2010 年为 2008 年数据。

4.3.2 医院部门门急诊服务情况

OECD 国家对医院的定义是：医院是由执业医生和护士构成的持有营业执照的机构，主要提供针对住院病人的医疗、诊断和治疗服务以及住院病人必需的专业化的食宿服务。医院为住院病人提供的许多医疗服务仅能够通过利用专业化的设施和专业知识以及先进医疗技术和设备而提供。医院的首要活动是提供住院病人医疗照护，但医院也可能把提供日间照护、门诊病人和居家健康照护服务作为次要活动。医院的任务在不同国家差异很大，是由各国立法规定所决定的。在一些国家，医院还有最小规模限制。医院包括三种类型：综合性医院、精神病医院和专科医院（精神病医院除外）[1]。另外，OECD 统计数据库将OECD 国家医疗服务供给者分为医院、护理和康复机构、门诊机构、零售机构、公共卫生机构、管理机构以及其他机构等 7 大类[2]。可见，在 OECD 国家统计中，医院不包括护理和康复机构。

2012 年《中国卫生统计年鉴》"指标解释"显示，中国将医疗卫生机构分为医院、基层医疗卫生机构、专业公共卫生机构和其他医疗卫生机构四类。医院包括综合医院、中医医院、中西医结合医院、民族医院、各类专科医院和护理院，不包括专科疾病防治院、妇幼保健院和疗养院等。基层医疗卫生机构包括社区卫生服务中心（站）、卫生院、村卫生室、门诊部、诊所（医务室）等。国家卫计委卫生发展研究中心卫生费用核算小组将中国医院分成了城市医院、县医院、社区卫生服务中心、卫生院和其他医院几类[3]。

从功能上看，卫生院（含街道卫生院与乡镇卫生院两种）与社区卫生服务中心至少与一级医院在功能上是相同的，甚至服务能力更强，按照 OECD 的统计标准，应该计入"医院"范畴。由于缺乏街道卫生院和妇幼保健院的数据，我们仅以《中国卫生统计年鉴》中的"医院"（不含护理院）、"乡镇卫生院"和"社区卫生服务中心"为基础计算我国医院门急诊服务数量。

表 4-21 显示，中国城市医院诊疗人次中，门急诊占比不断上升，由 1980

---

① OECD Health Data 2013: Definitions, Sources and Methods: Hospitals.

② OECD Health Data 2013: Definitions, Sources and Methods: Health Expenditure And Financing.

③ 张振忠. 中国卫生费用核算研究报告 [R]. 北京：人民卫生出版社，2008.

年的 90.6％上升到 2011 年的 97.77％。根据 2012 年《中国卫生统计年鉴》，2011 年，医疗卫生机构诊疗人次为 62.7 亿人次，医院门急诊为 22.1 亿人次，乡镇卫生院为 8.4 亿人次，城乡医院的门急诊服务人次 30.5 亿次（人均 2.33 次）占诊疗总人次的 48.64％。中国全部医院提供的门急诊服务的比重仅低于表 4-22 中 14 个 OECD 国家中的土耳其，远高于其他国家。

2011 年，中国城乡医院提供的门急诊服务次数人均为 2.33 次，仅低于 2010 年表 4-22 中 14 个 OECD 国家中的捷克、韩国、日本、土耳其等 4 个国家，超过了 2000 年和 2005 年多数 OECD 国家医院提供的人均门诊次数。但人均总诊疗次数上，中国 2004 年—2011 年的平均值，仅高于 2000 年 14 个 OECD 国家中的葡萄牙和土耳其（表 4-22）。而前文表 4-18 显示，中国当前人均诊疗人次较多数 OECD 国家 1980 年和 1990 年时要低。这表明，中国当前医疗服务总诊疗次数较低，但医院诊疗人次过多，中国过多的人前往医院就诊。

表 4-21 城市医院诊疗人次及构成情况

年份	诊疗人次数（亿次）	其中：门急诊（亿次）	门急诊占比（％）	年份	诊疗人次数（亿次）	其中：门急诊（亿次）	门急诊占比（％）
1980	10.53	9.54	90.60	1999	12.31	11.51	93.50
1985	12.55	11.37	90.60	2000	12.86	11.83	91.99
1986	13.02	12.18	93.55	2001	12.5	11.74	93.92
1987	14.8	14	94.59	2002	13.08	12.17	93.04
1988	14.63	13.76	94.05	2003	12.82	12.13	94.62
1989	14.43	13.52	93.69	2004	13.81	13.16	95.29
1990	14.94	14.05	94.04	2005	14.74	14.19	96.27
1991	15.33	14.4	93.93	2006	15.64	15.12	96.68
1992	15.35	14.31	93.22	2007	17.46	16.85	96.51
1993	13.07	12.19	93.27	2008	19.08	18.58	97.38
1994	12.69	11.86	93.46	2009	20.6	20.08	97.48
1995	12.52	11.65	93.05	2010	21.88	21.35	97.58
1996	12.81	11.61	90.63	2011	24.22	23.68	97.77
1997	12.27	11.38	92.75				
1998	12.39	11.51	92.90				

资料来源：2012 年《中国卫生统计年鉴》。

备注：本表中医院的内涵与表 4-3 中有所不同，因此数据略有差异。

表 4-22　14 个 OECD 国家每人每年西医和医院门诊次数

年份	2000			2005			2010		
国家	西医门诊	医院门诊	医院占比	西医门诊	医院门诊	医院占比	西医门诊	医院门诊	医院占比
加拿大	7.8	0.5	6.41	7.8	0.5	6.41	7.4	0.5	6.76
捷克	12.6	—	—	13.2	2.6	19.70	11	2.4	21.82
丹麦	4.2	0.3	7.14	4.5	0.5	11.11	4.6	—	—
爱沙尼亚	6.3	2.7	42.86	6.4	2.3	35.94	6	2.2	36.67
法国	6.9	—	—	7	0.7	10.00	6.7	0.7	10.45
以色列	7.1	0.7	9.86	—	0.8	—		0.9	
日本	14.4	4.6	31.94	13.7	3.8	27.74	13.1	3.3	25.19
韩国	—	—	—	11.8			12.9	2.9	22.48
荷兰	5.9	1.4	23.73	5.4	1.5	27.78	6.6	—	—
挪威	—	0.8	—	—	0.7	—	—	1	—
波兰	5.4	0.1	1.85	6.3	0.1	1.59	6.6	0.1	1.52
葡萄牙	3.5	0.9	25.71	3.9	1.1	28.21	4.1	1.5	36.59
西班牙	—	1.6	—		1.7	—	7.4	2	27.03
土耳其	2.8	1.6	57.14	4.7	2.7	57.45	7.3	4.1	56.16

资料来源：OECD 统计数据库。

备注：西班牙 2010 年为 2011 年的数据。

4.3.3　中国医院住院服务的运行效率

1981 年—2011 年，城市医院和乡镇卫生院病床使用率分别以 1999 年和 2001 年为分界点，呈现 V 型曲线变化（表 4-23）。最近几年，城市医院病床使用率快速上升，已经接近 90%，远高于多数 OECD 国家在 1980 年—2010 年病床使用率（表 4-25）。城市医院超负荷运转自然就引发了所谓"看病难"问题。之所以说是所谓"看病难"问题，是因为乡镇卫生院、街道卫生院、社区卫生服务中心和一级医院等大量基层医院医疗资源处于闲置状态。2011 年，这些机构的病床使用率均不到 60%。但总体上看，2011 年，中国城乡医院病床使用率约为80%（最近几年，社区卫生服务中心大量建立，其病床使用率在2012年也不到60%），与OECD国家的平均水平（75%）相当。

表4-23 1981年—2011年乡镇卫生院医疗服务情况

年份	病床使用率		出院者平均住院日		年份	病床使用率		出院者平均住院日	
	城市医院	乡镇卫生院	城市医院	乡镇卫生院		城市医院	乡镇卫生院	城市医院	乡镇卫生院
1981	83.3	53.5	14.3	6.3	1997	61.5	34.5	13.8	4.5
1982	84.0	54.2	14.4	6	1998	60.0	33.3	13.1	4.6
1983	84.8	56.6	14.2	5.9	1999	59.6	32.8	12.7	4.6
1984	82.8	49.1	15.3	6	2000	60.6	33.2	12.2	4.6
1985	82.7	46.0	15.8	5.9	2001	61.1	31.3	11.8	4.5
1986	82.7	46.0	15.9	5.9	2002	64.6	34.7	10.9	4
1987	84.3	47.4	16	5.6	2003	65.3	36.2	11	4.2
1988	84.4	47.3	15.8	5.6	2004	68.4	37.1	10.8	4.4
1989	81.5	44.6	15.8	5.4	2005	70.3	37.7	10.9	4.6
1990	80.7	43.4	15.9	5.2	2006	72.4	39.4	10.9	4.6
1991	81.2	43.5	16	5.1	2007	78.2	48.4	10.8	4.8
1992	78.4	42.9	16.2	5.1	2008	81.5	55.8	10.7	4.4
1993	70.9	38.4	15.6	4.6	2009	84.7	60.7	10.5	4.8
1994	68.8	40.5	15	4.6	2010	86.7	59.0	10.5	5.2
1995	66.9	40.2	14.8	4.6	2011	88.5	58.1	10.3	5.6
1996	64.4	37.0	14.3	4.4	2012	90.1	62.1	10.0	5.7

资料来源：2004年《中国卫生统计年鉴》；2012年《中国卫生统计年鉴》。2012年数据来自2012年《中国卫生和计划生育事业发展统计公报》。

表4-24 2005年—2011年医疗机构床位数及构成

年份	2005	2006	2007	2008	2009	2010	2011
医疗机构（万张）	336.75	351.18	370.11	403.87	441.66	478.68	515.99
医院（万张）	244.50	256.04	267.51	288.29	312.08	338.74	370.51
乡镇卫生院（万张）	67.82	69.62	74.72	84.69	93.34	99.43	102.63
医院占医疗机构（%）	72.61	72.91	72.28	71.38	70.66	70.77	71.81
乡镇卫生院占医院（%）	27.74	27.19	27.93	29.38	29.91	29.35	27.70

资料来源：历年《中国卫生统计年鉴》。

表 4-25　OECD 国家医院急性病床使用率（acute care bed occupancy rates）

	1980 年	1990 年	2000 年	2010 年
土耳其	45	57.2	59.3	63.2
卢森堡	—	—	63.9	71.3
美国	75.4	66.8	63.9	64.6
荷兰	83.5	73.3	65.7	52.8
爱沙尼亚	—	74.2	66.1	70.8
韩国		83.9	67.2	—
希腊	66	63.2	70.2	73.4
斯洛伐克	—	—	70.6	66.5
斯洛文尼亚	88.2	81.5	70.6	69.7
智利	—	—	71	78.6
匈牙利	83.3	74.9	73.2	71.6
捷克	81.8	69.6	73.9	73.8
芬兰	—	74.2	74	—
法国	79	77.3	75	75
葡萄牙	—	—	75.2	75.9
意大利	69	69.3	75.5	78.7
西班牙	—	73.5	77.1	76.5
瑞典	72.1	72.2	77.5	—
比利时	77.7	81.9	78.8	78.2
德国	—	—	81.1	79
日本	—	—	81.8	76.5
英国	—	—	82.3	84.3
奥地利	—	91.7	82.6	86.2
爱尔兰	82.2	84.5	84.5	91.4
瑞士	77.9	79	84.8	89.1

	1980 年	1990 年	2000 年	2010 年
丹麦	75.3	78.5	85	—
挪威	79.3	77	85.2	93.1
加拿大	80.4	78.6	91.2	90
以色列	—	—	93	99

资料来源：OECD 统计数据库。以 2010 年为基准排序。

备注：2000 年，芬兰为 1995 年数据，卢森堡为 2004 年数据，瑞典为 1996 年数据；2010 年，希腊为 2008 年数据。OECD 国家医院病床分为急性照护、精神病照护、长期照护以及其他等四类。此处仅显示急性照护病床的使用率，是因为中国城乡医院病床非急性照护病床占比微乎其微。

住院日方面，OECD 和中国的趋势均是住院日缩短。不过，中国城市医院平均住院日 1981 年—1993 年不降反升，1993 年之后才逐渐下降，但下降幅度并不大。1981 年—2011 年，城市医院平均住院日由 14.3 天下降到 10.3 天，30 年的时间里仅下降了 27.97%。1981 年—2003 年，乡镇卫生院的平均住院日不断下降，2003 年后反而快速上升。中国医院平均住院日的变化，既反映了疾病难易程度在城市医院和乡镇卫生院之间的分布的改变，更反映了医生诱导需求的存在。目前，还不清楚各自的效应有多大。

1980 年以来，OECD 国家住院病人平均住院日多数下降了 50% 以上，瑞典甚至下降了 75%。2011 年中国城市的 10.3 天低于 1980 年代的多数 OECD 国家，反映了中国当前医疗技术水平超过了 1980 年的 OECD 国家。但是，目前城乡医院住院病人平均住院日（9.3 日）（根据表 4-23 和表 4-24 计算得出）要远高于大多数 OECD 国家（表 4-26）。

表 4-26　OECD 国家全部医院住院病人平均住院日

	1960 年	1970 年	1980 年	1990 年	2000 年	2010 年
墨西哥	—	—	—	—	4.2	3.9
土耳其	11	9	9	6.9	5.9	4.1

	1960 年	1970 年	1980 年	1990 年	2000 年	2010 年
丹麦	—	18.1	12.7	8.2	6.2	4.6
瑞典	31.8	27.2	23.2	18	6.7	5.7
澳大利亚	—	—	—	—	6.3	5.8
以色列	—	—	—	—	8.9	5.8
智利	—	—	—	—	—	5.9
冰岛	—	—	—	16.2	6.1	6.1
美国	20.5	14.9	10	9.1	6.8	6.2
爱尔兰	—	—	9.8	7.9	7.4	6.5
希腊	—	15	13.3	9.9	8.4	6.6
斯洛文尼亚	—	—	13.5	11.4	8.6	6.7
挪威	—	21	14.3	—	8.9	6.8
爱沙尼亚	—	—	—	17.4	9.2	7.6
波兰	—	—	—	—	—	7.6
英国	—	—	—	—	10.7	7.7
奥地利	—	—	—	12.5	9.8	7.9
意大利	27	19.1	13.5	11.7	7.7	7.9
西班牙	—	—	14.8	12.2	9	7.9
比利时	—	—	—	—	8.4	8.1
斯洛伐克	—	—	—	—	10.4	8.2
葡萄牙	—	—	—	10.6	9.4	8.7
新西兰	18.9	15.8	12.5	9.4	9.4	8.8
法国	—	—	17.1	12.3	10.7	9.2
卢森堡	—	—	—	—	—	9.3
德国	—	24.6	19.6	16.7	11.9	9.5
瑞士	31.7	26	24.7	—	12.8	9.5
匈牙利	16.4	15.4	14.2	12.7	8.9	9.6

	1960 年	1970 年	1980 年	1990 年	2000 年	2010 年
捷克	—	—	16.4	15.4	11.4	9.9
荷兰	—	—	—	16	12.9	10.8
芬兰	27.3	24.4	21.6	18.2	12.6	11.8
韩国	—	—	—	—	—	15.8
日本	57.3	55.3	55.9	50.5	39.1	32.5

资料来源：OECD 统计数据库。

备注：以 2010 年为基准排序。荷兰、冰岛和希腊 2010 年分别为各自 2006 年、2008 年和 2009 年数据。

可见，如果提高当前乡镇卫生院（和社区卫生服务中心）的病床利用率（2012 年均低于 60%），改善就医流向，让患者前往基层医疗机构住院，并提高管理水平以降低中国过高的住院日，中国未来可能不存在供给能力不足的问题。

4.4 中国医疗服务的价格

4.4.1 不同级别医疗机构门诊和住院医疗服务次均费用的比较

中国卫生部门综合医院门诊、住院医疗费用与人均收入及变化情况见表 4-1。本小节讨论城乡不同级别医院次均医疗费用差距。表 4-27 显示，中国城乡不同层级医疗机构的门诊和住院次均费用差距巨大。三级医院次均门诊费用是乡镇卫生院的 4.87 倍，住院费用差距为 9.25 倍。由于城市次均医疗费用远高于农村，高级别医疗机构次均费用远高于低级别医疗机构，而中国城乡居民大量涌入城市高级别医疗机构，自然会大大推高卫生费用（见本书第 5 章第 6 节）。

表 4-27 2013 年城乡医院和门诊次均医疗费用差距

医疗机构级别	次均费用（元）		以乡镇卫生院为基准	
	门诊	住院	门诊费用差距	住院费用差距
三级医院	256.7	11722.4	4.87	9.25
二级医院	166.2	4968.3	3.15	3.92

医疗机构级别	次均费用（元）		以乡镇卫生院为基准	
	门诊	住院	门诊费用差距	住院费用差距
一级医院	119.8	3561.9	2.27	2.81
社区卫生服务中心	86.5	2482.7	1.64	1.96
乡镇卫生院	52.7	1267.0	1.00	1.00

资料来源：2014 年《中国卫生和计划生育统计年鉴》。其中，一、二、三级医院均为公立医院。

4.4.2 医疗机构门诊和住院医疗服务次均费用的构成情况

从次均费用构成上看，卫生部门综合医院门诊和出院病人人均医药费用中，药费和检查费占总医药费的比例维持在 80% 以上，总体趋势略有下降（表 4-28）。其中，药费占比快速下降，检查费占比快速上升，药费下降的份额大部分被检查费所替代。这表明，仅仅控制药费占比并不能够有效降低卫生费用增长，医疗服务供给方能够将药费转移到检查治疗费上。即由以药养医为主转变为以药养医和以检养医并存。不过，目前药费仍然是医药费用的主要部分，其次才是检查治疗费。与依赖于人工费用（如手术费、挂号费、诊疗费）的医疗机构相比，为获得相同利润，依赖药品和材料的机构需要销售数倍乃至数十倍于人工费用的药品和材料，因此会大大推高卫生费用。罗力对公立医院补偿机制的论述非常清晰地说明了这一点[1]。

表 4-28 卫生部门综合医院门诊和出院病人人均医药费用（单位：元、%）

年份	门诊病人次均医药费					出院病人人均医药费				
	次均	其中：药费	占比	检查治疗费	占比	人均	其中：药费	占比	检查治疗费	占比
1990	10.9	7.4	67.9	2.1	19.3	473.3	260.6	55.1	121.5	25.7
1995	39.9	25.6	64.2	9.1	22.8	1667.8	880.3	52.8	507.3	30.4
1998	68.8	42.7	62.1	11.3	16.4	2596.8	1278.8	49.2	730.3	28.1

---

[1] 罗力，中国公立医院改革：关注运行机制和制度环境 [M]. 复旦大学出版社，2010.

年份	门诊病人次均医药费					出院病人人均医药费				
	次均	其中：药费	占比	检查治疗费	占比	人均	其中：药费	占比	检查治疗费	占比
1999	79	47.4	60.0	14.4	18.2	2891.1	1363.6	47.2	859.5	29.7
2000	85.8	50.3	58.6	16.8	19.6	3083.7	1421.9	46.1	978.5	31.7
2001	93.6	54	57.7	18.8	20.1	3245.5	1475.9	45.5	1024.2	31.6
2002	99.6	55.2	55.4	27.9	28.0	3597.7	1598.4	44.4	1320.7	36.7
2003	108.2	59.2	54.7	30.8	28.5	3910.7	1748.3	44.7	1411.6	36.1
2004	118	62	52.5	35.1	29.7	4284.8	1872.9	43.7	1566.3	36.6
2005	126.9	66	52.0	37.8	29.8	4661.5	2045.6	43.9	1230.6	26.4
2006	128.7	65	50.5	39.9	31.0	4668.9	1992	42.7	1211.8	26.0
2007	136.1	68	50.0	42.4	31.2	4973.8	2148.9	43.2	1231.7	24.8
2008	146.5	74	50.5	45.3	30.9	5463.8	2400.4	43.9	1361.1	24.9
2009	159.5	81.2	50.9	48.6	30.5	5951.8	2619.8	44.0	1502.1	25.2
2010	173.8	88.1	50.7	53.7	30.9	6525.6	2834.4	43.4	1691.5	25.9
2011	186.1	92.4	49.7	58	31.2	7027.7	2939.7	41.8	1879.2	26.7
1990—2010增长率	1494.5	1090.5	−25.3	2457.1	60.1	1278.7	987.6	−21.2	1752.6	34.2

资料来源：2005 年《中国卫生统计年鉴》；2012 年《中国卫生统计年鉴》。

注：①本表系卫生部门数字；②按当年价格计算；③为统一口径，出院病人"检查治疗费"含手术费。

在统计中，检查治疗费包含了手术费、检查费和材料耗费。其中，材料耗费占主要部分。根据某军队三级甲等医院 2008 年 9 月—2009 年 8 月全部住院患者共计 36545 例电子病历的计算，住院患者药品和材料耗费占医疗总费用的56.92%，手术费只占 7.32%，而超过 5 万元的住院患者的上述比例则分别为66.32%和 7.62%[①]。对另一家三级甲等医院 2006 年共 16162 例 60 岁及以上老

---

① 曾艳彩，何涛，李雪华，李建群，肖飞．超高消费住院病例医疗费用研究［J］．医学与哲学（人文社会医学版），2010（5）：50-52.

人人均费用的分析表明，药费、材料费、治疗费、化验费及检查费及占比分别为 46.12%、16.92%、9.25%、6.68% 及 6.2%。药费、材料费和化验费高达总医疗费用的 69.72%[1]，人工费用过低。

4.5 中国卫生费用未来增长趋势[2]

在分析完中国卫生费用的构成、数量和价格之后，下面将对中国未来卫生总费用的增长趋势做一预测。本节的目的并不在于计算出具体的增长率，而在于指出其增长的趋势，为中国医疗卫生政策的制定提供基本事实。由于本节全文已经公开发表，此处仅简要介绍研究结论，感兴趣的读者可以自行查阅原文。

结论是，到 2020 年，中国的经济增长率、老龄化、城市化及医疗技术进步等远快（高）于 1980 年之后的 OECD 国家，医疗费用自付比重也将继续下降，中国卫生费用绝对增长速度必将继续保持高速增长趋势。不过，未来 5 年的绝对增长速度是否快于过去 10 年，则取决于未来经济增长率、老龄化、城市化、医疗技术进步及医疗费用自付比重变化程度的综合效应。

4.6 本章小结

4.6.1 本章发现

表 4-29 对全章做了总结。本章发现，中国卫生费用惊人的绝对增长速度源于高速的经济增长；与处于相似经济发展阶段的 OECD 国家相比，中国卫生费用相对增长速度并不快。但是，中国卫生总费用的来源、流向、数量分布与价格构成是畸形的，表现在卫生总费用中：公共的卫生支出占比过低，医院费用占比过高，住院服务费用偏高，医疗机构人满为患与资源闲置两极分化以及药品和检查支出占比过高等。具体而言：

中国卫生费用的来源构成推高了卫生费用：公共卫生支出占比过低不利于

---

① 鲍萍，胡志. 16162 例老年人住院医疗费用分析 [J]. 中国卫生统计，2008 (1)：97-98.

② 本节全文见：王超群，李珍. 中国未来卫生总费用增长趋势及应对措施——与 1970—1990 年 OECD 国家的比较 [J]. 社会保障研究 (京)，2013 (2)：96-108.

医疗保险基金实施支付方式改革，而按服务项目付费必定导致诱导需求；个人现金支出占比过高，增加了个人和家庭医疗费用风险，同时，这还意味着个人亦对医疗服务供方采取按服务项目付费的方式，不利于费用控制。

中国卫生费用的流向显示，中国卫生费用浪费严重：卫生费用集中于医院，尤其是二三级医院，小病大治现象严重；医院收入主要来自住院服务，是医疗保险保大不保小的结果，并且存在门诊转住院的现象；护理和康复机构数量和费用占比极低，导致长期照护患者占用急性照护病床；药品支出占比过高，且药占比的下降是以材料、检查费快速上升为代价，以药养医转变为以药养医和以检养医并存。而药品和材料均是有成本的，为获得同等利润，往往需要数十倍于诊疗服务或财政补贴的药品和材料支出，大大推高了卫生费用。

医疗服务数量的情况显示，中国卫生费用浪费严重：患者小病大治，越级就医现象十分严重；门诊小病受到抑制，可能导致小病拖大问题；三级医疗机构人满为患、价格昂贵，而低级别医疗机构（乡镇和街道卫生院、社区卫生服务中心和一级医院）医疗资源大量闲置。

医疗服务价格显示，中国次均服务价格上涨速度远超过居民收入上涨速度。中国高级别医疗机构与低级别医疗机构的门诊和住院次均费用差距巨大。次均费用构成以药品和检查为主，以药养医和以检养医问题严重。中国住院病人平均住院日（9.3 日）远高于大多数 OECD 国家，医院运行效率低下。

表 4-29　本章主要发现一览

对中国卫生费用增长的认识	
发现 1	交通通信费增长最快，但未出现通信难、通信贵问题
发现 2	中国卫生费用高增长率是因为高经济增长率，扣除经济增长率后的相对增长速度远低于与中国处于相似经济发展阶段的 OECD 国家
卫生费用的构成（来源法）	
发现 1	中国广义政府支出占卫生费用比重较低，约 50%，多数 OECD 国家在 70% 以上
发现 2	OECD 国家广义政府卫生支出筹资渠道多元化
发现 3	中国个人现金卫生支出占比过高（42.65%），大多数 OECD 国家低于 25%
发现 4	私人健康保险在绝大多数 OECD 国家低于 5%，不能称之为一个层次

卫生费用的构成（机构法）	
发现 1	卫生费用集中于医院（>60%），绝大多数 OECD 国家低于 50%
发现 2	医院中费用集中于二、三级医院（>90%），医院收入主要来自住院服务（>60%）
发现 3	护理和康复机构数量和费用占比极低（<0.2%），OECD 国家平均值为 7%
发现 4	药品支出占比过高（37.55%），是 OECD 国家（<17%）的两倍以上
发现 5	药占比下降是以材料、检查费快速上升为代价，以药养医转变为以药养医和以检养医并存
医疗服务数量	
发现 1	患者小病大治，越级就医现象十分严重
发现 2	门诊小病需求严重受到压抑，人均就诊次数远低于 OECD 国家
发现 3	三级医院人满为患，病床利用率连续多年超过 100%，低级别医疗机构医疗资源大量闲置
发现 4	医疗资源向高级别医疗机构集中趋势明显，三级医院庞大无比
发现 5	住院病人平均住院日（9.3 日）远高于大多数 OECD 国家，管理效率低
医疗服务价格	
发现 1	次均服务价格上涨速度远超过居民收入和其他消费性支出，但低于交通和通信支出
发现 2	不同级别医疗机构次均费用差距巨大
发现 3	以药养医逐渐转变为以药养医和以检养医并存
未来卫生费用增长趋势	
发现 1	与 OECD 国家相比，到 2020 年前，中国卫生费用仍将保持高速增长，增长速度取决于国家未来城市化、医疗保险、人口老龄化等情况

4.6.2 政策意涵

基于上述分析，中国医疗卫生机构改革的方向似乎包括：提高公共的卫生费用占比，降低个人现金自付；提高财政对医疗机构补贴，并加强对低级别医疗机构的补贴；提高护理和康复机构数量；提高诊疗服务价格、降低药品和检查占比；提高医院运行效率；控制越级就医，提高低层次医疗机构的资源利用率；控制医疗机构高端医疗设备购置等。

近年来，中国的确朝着上述所提出的改革方向在努力。但是，效果不彰。2010 年和 2013 年，中国个人现金卫生支出占卫生总费用的比重分别为 35.3% 和 33.88%，个人现金卫生支出占卫生总费用的比重的下降遭遇瓶颈。政府最近几年大力补贴乡镇卫生院、社区卫生服务中心和村卫生室等基层医疗机构，但医院尤其是二、三级医院所占份额不减反增。最近几年，中国政府至少出台了 14 道药品管制措施①，但医药费却越管越贵，以药养医、以检养医已成为中国医疗卫生体制的顽疾。而首诊、转诊和分级医疗制度始终浮于水面，越级就医现象始终得不到控制。

在本书看来，中国卫生总费用的来源、流向、数量分布与价格构成畸形（增长）反映了中国卫生费用存在严重的浪费问题：其一是卫生费用集中于大型医院，其二是药品和检查费用过高。中国的医疗卫生体制改革若不能从解决这二者入手，改革必然是顾此失彼，效果不彰。要解决这两大问题，必须从制度和机制上着手。

而制度与机制均有其历史背景，若能从其源头探寻，将事半功倍。同时，若能加以理论上的说明，对历史和现状作出科学解释，方能提出改革的可行方案。为此，我们下文先从中国医疗卫生体制的大转型来探寻上述诸多迷象的根源（第 5 章），再从理论上去解释为何会出现这种现象以及如何解决（第 6、7、8 章）。

---

① 朱恒鹏. 14 道管制下 医药费为什么越"管"越贵？[J]. 中国经济周刊，2011 (25)：19-21.

第5章 中国卫生费用增长的
原因：制度变迁的视角

本书第 3 章采用量化分析方法计算了中国卫生费用增长的宏观影响因素的贡献，结论是中国卫生费用增长的原因与国际相关研究无差异。第 4 章的国际比较显示，中国卫生费用的结构、数量分布及价格构成是畸形的。第 3 章的研究结论和第 4 章相关发现的抵牾之处需要解释。本书认为，要理解中国卫生费用畸形增长的原因，必得从制度性原因入手。

本章的目的即在于说明，中国当前的医疗卫生体制是如何导致严重的医疗卫生资源浪费的。不过，任何制度必有其历史的根源，也必有其产生的合理性，绝不是凭空产生的，也绝不是由一二人的私心所决定的[①]。若不顾历史背景，而妄发议论，对改革的先辈有失公允，也无助于理解现实。其原因就在于，制度必得顺势而变，方得长久。虽然一项制度最初的设立可能是顺势而为，但随时间推移，制度初建时的环境已大为改观，而制度并不适时变化的话，就会酿成大问题[②]。因此，必须基于历史和制度变迁的视角，去发现中国当前卫生费用增长的动力机制。

本章第 1 节提出本章分析的框架，指出应该从社会整体环境（第 2 节）、医疗服务需方（第 3 节）、医疗服务供方（第 4 节）和医疗保险制度（第 5 节）

---

① 钱穆．中国历代政治得失 [M]．生活·读书·新知三联书店，2011：1-5.
② 王超群．城镇职工基本医疗保险个人账户制度的起源、效能与变迁 [J]．中州学刊，2013(8)：80-86.

四个层面考察改革开放前后中国医疗卫生体制的巨大变革。本章最后一节总结全文，指出中国医疗卫生体制大转型的实质性意涵：政府医疗卫生管制下降与管制不当，并简单测算了其导致的惊人的卫生资源浪费。

5.1 医疗卫生体系变迁的分析框架

应从哪些方面来分析医疗卫生体系的变迁呢？在一般市场中，仅仅考察供需两方即可。而医疗服务市场中还需要考虑医疗保险制度。根据图 5.1，社会整体环境作用于医疗服务供需双方以及医疗保险制度。比如，社会整体环境可能导致疾病谱的改变，导致医疗服务供需双方市场力量的改变以及医疗保险治理机制的改变，从而影响卫生费用增长。

医疗服务需方的发病率、就医观念及支付能力等会影响卫生费用的增长。理想的医疗卫生体制要做到加强预防，让医疗服务需方少生病，要为其提供适当的保障水平，防止其因病致贫和因病返贫，同时为其提供"合适"的治疗。但现实中，医疗服务需方重治轻防、小病大治、小病拖大以及发生灾难性卫生支出的现象却十分普遍。

医疗服务供方的数量、质量、结构以及医务人员的收入水平等均直接决定了卫生费用的增长。理想的医疗卫生体制要做到医疗资源分布均衡、医疗机构各司其职、专科医生与全科医生比例协调、医疗技术适宜且安全、以病人为中心以及医务人员保持较高水平的收入等，否则就会降低医疗服务可及性、诱导需求或医疗费用高昂等问题。

医疗保险制度的覆盖对象、保障范围、保障水平和支付方式会影响医疗服务供需双方行为。医疗保险保障过于全面，医疗服务需方会过度利用；若保障不足，医疗服务需方则容易因病致贫、因病返贫；若不限制就医选择权，医疗服务需方会大量越级就医。医疗保险采用不同的支付方式，会严重影响供方的行为：按服务项目付费，一般会导致供方诱导需求；按人头付费，又会导致供方降低医疗服务的数量和质量。理想的医疗保险制度必须根据国情做出权衡，提供适度保障，限制就医选择权，利用混合支付制度达致政策目标。

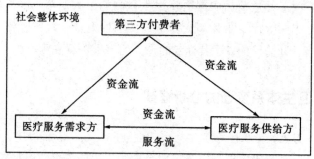

图 5.1　医疗卫生体系变迁的一个分析框架

5.2　社会整体环境的变迁

5.2.1　由青年社会转向老年社会，慢性病负担沉重

1982 年，中国 65 岁以上人口比重仅 4.91%。2001 年，中国老龄化水平达到 7.1%，步入老龄社会。2013 年，中国老龄化水平已高达 9.7%。老龄社会的到来，也推动了中国疾病谱的转变。表 5-1 显示，老年人慢性病患病率是影响中国慢性病患病率的主要因素。慢性病已经成为中国卫生费用的主要支出种类。2003 年，仅高血压、糖尿病、冠心病和脑卒中四种疾病的直接疾病经济负担就高达 828.1 亿元，占当年 GDP 的 0.71%，占当年卫生总费用的 12.6%[①]。目前，中国每年 70% 的死亡人口源于慢性病。1998 年—2008 年，天津市医药费用增长 4 倍，其中 95.5% 的费用来自慢性病，慢病费用占比从 80.28% 猛增到 92.36%[②]。2010 年，中国卫生总费用中用于慢性病的费用高达 12910.77 亿元，占卫生总费用的 69.98%，而传染病等其他疾病、伤害的卫生费用仅占 30.02%。在慢性病卫生费用中，心脑血管疾病费用所占比重最高，高达 34.08%[③]。

---

① 赵文华，翟屹，胡建平，王建生，杨正雄，孔灵芝，陈春明.中国超重和肥胖造成相关慢性疾病的经济负担研究［J］.中华流行病学杂志，2006（7）：555-559.

② 张毓辉，郭峰，万泉，翟铁民，赵郁馨.2010 年中国卫生总费用测算结果与分析［J］.中国卫生经济，2012（4）：5-11.

③ 张毓辉，万泉，翟铁民，王从从，郭锋，魏强，柴培培，赵郁馨.2011 年中国卫生总费用核算结果与分析［J］.中国卫生经济，2013（1）：5-9.

表 5-1　历年国家卫生服务调查所调查地区居民慢性病患病率（‰）

年龄别慢性病	1993 年	1998 年	2003 年	2008 年
患病率（按例数）	169.8	157.5	151.1	199.9
年龄别慢性病患病率				
0—4 岁	19.2	13.4	6.3	6.4
5—14 岁	19.2	18.6	9.6	8.7
15—24 岁	26	25.8	18	20.2
25—34 岁	66.4	72.5	58.3	51.3
35—44 岁	162	142.2	117.1	121.7
45—54 岁	263.4	232	219.5	259.5
55—64 岁	430.5	386.5	362.1	419.9
65 岁及以上	540.3	517.9	538.8	645.4

资料来源：2011 年《中国卫生统计年鉴》。

5.2.2　由农业社会转向工业社会，生态恶化，交通事故频发

1950 年，中国城市化率仅 11.18％。到 1980 年，中国 80％以上的人口仍居住在农村地区。改革开放以后，中国城市化率快速提升，大量农村居民涌入城市。2013 年，中国城镇常住人口占总人口的比重已经达到 53.73％。

伴随着城市化和经济发展，中国生态环境恶化现象日益突出。以空气污染为例，2013 年全国平均雾霾日数为 4.7 天，较常年同期 2.4 天超出近一倍，已经达到 52 年以来的极值；华北、长江中下游和华南地区呈增加趋势。中东部大部地区年雾霾日数为 25—100 天，局部地区超 100 天[1]。中国医生协会和北京市健康保障协会在调查了全国 20 个城市 68 万人的体检结果后发现，相比 3 年前，北京、上海、广州呼吸系统和心血管系统体检异常率上升明显。主要原因就是空气污染[2]。

---

[1]　央广新闻网，网址：http://china.cnr.cn/xwwgf/201312/t20131214_514401653.shtml，访问日期：2013 年 12 月 15 日。

[2]　央广新闻网，网址：http://china.cnr.cn/xwwgf/201312/t20131214_514401653.shtml，访问日期：2013 年 12 月 15 日。

随着收入提高、交通便捷以及汽车工业发展，中国交通事故数量大幅上升。《中国社会统计年鉴》显示，2001 年，中国交通事故伤亡人数高达 652415 人，导致了大量医疗费用。此后，由于统计口径改变，中国交通事故伤亡人数不断下降，2013 年为 272263 人。

5.2.3 由贫乏社会转向充裕社会，收入提高，恩格尔系数下降，营养过剩

5.2.3.1 人均 PPP 和人均 GDP 高速增长

表 5-2 显示，改革开放前，中国人均 PPP 和人均 GDP 情况。其中，人均 PPP 来自宾尼法尼亚大学世界统计（Penn World Table，PWT）的 7.1 版本。PWT 7.1 版提供了四个版本的中国人均 PPP 的数据，本书选择了人均 PPP 统计最大和最小的两个版本。可见，改革开放后，中国人均财富的增长速度才大大提升。

表 5-2　中国主要年份人均财富值

年份	人均购买力平价（PPP），现价，美元		人均 GDP（美元）
	人均 PPP1	人均 PPP2	
1952	34	95	—
1955	40	108	—
1960	61	150	—
1965	63	164	—
1970	87	216	—
1975	145	343	—
1980	277	544	423
1985	595	936	654
1990	864	1304	760
1995	1633	2210	1271
2000	2442	2772	1811
2005	4335	5091	3057
2010	8125	10027	5599

资料来源：Penn World Table，PWT 7.1 版。

5.2.3.2 恩格尔系数快速下降

恩格尔系数（Engel's Coefficient）用以衡量居民家庭中食物支出占总消费支出的比重。1978年，中国城镇居民恩格尔系数高达57.5%，农村居民则更高，为67.7%。2013年，中国城乡居民恩格尔系数则分别快速下降为35.0%和37.7%（表5-3）。恩格尔系数的大幅下降，表明了中国城乡居民消费的多元化和丰富化。

表 5-3 中国主要年份恩格尔系数

年份	人均可支配（纯）收入（元）		恩格尔系数（%）	
	城镇居民家庭	农村居民家庭	城镇居民家庭	农村居民家庭
1978	343.4	133.6	57.5	67.7
1980	477.6	191.3	56.9	61.8
1985	739.1	397.6	53.3	57.8
1990	1510.2	686.3	54.2	58.8
1995	4283.0	1577.7	50.1	58.6
2000	6280.0	2253.4	39.4	49.1
2005	10493.0	3254.9	36.7	45.5
2010	19109.4	5919.0	35.7	41.1
2012	26955.1	8895.9	35.0	37.7

资料来源：2014年《中国统计年鉴》。

5.2.3.3 饮食变化与肥胖、超重

由于营养快速改善、体力劳动量减少以及运动减少，中国居民肥胖和超重比例快速上升。1992年第三次全国营养调查和2002年中国居民营养与健康状况调查的资料显示，10年间中国居民的超重率和肥胖率分别上升了38.6%和80.6%，估计超重和肥胖的人数分别增加了7000多万和3000多万[1]。中国居民营养与健康状况调查的资料则显示，中国居民超重率为17.6%，肥胖率为5.6%，二者之和为23.2%[2]。对中国1981年—1985年、1992年—1994年和

---

[1] 马冠生，李艳平，武阳丰，翟凤英，崔朝辉，胡小琪，栾德春，胡永华，杨晓光.1992至2002年间中国居民超重率和肥胖率的变化 [J]. 中华预防医学杂志，2005（5）：17-21.

[2] 武阳丰，马冠生，胡永华，李艳平，李贤，崔朝辉，陈春明，孔灵芝.中国居民的超重和肥胖流行现状 [J]. 中华预防医学杂志，2005（5）：22-26.

1998年三个时期中年人群的超重率和肥胖率的对比研究①以及对1985年和2000年的7—22岁的学生体质对比研究②均得出了同样的结论。

肥胖和超重会引起一系列疾病。中国14省市的调查资料显示，控制体重对高血压等慢性病的防治具有重要意义③。目前，中国超重和肥胖所造成的高血压、糖尿病、冠心病、脑卒中的直接经济负担高达211.1亿元，分别占2003年中国卫生总费用和医疗总费用的3.2%和3.7%④。

5.2.4 由计划经济走向市场经济，诚信缺失，政府管制不力

改革开放后，中国逐步由计划经济向市场经济过渡，"效率优先、兼顾公平"成为主流思想，信仰和奉献精神逐渐弱化，经济利益成为民众主要追求，不少人唯利是图、诚信丧失。由于医生的信仰教育缺位，同时，改革开放后，之前强大的政治约束力以及信仰约束已消失殆尽，医生更倾向于遵从利益最大化规则行事。此外，由于政府管制缺失，环境污染、食品、药品安全问题严重，严重影响了中国民众的身心健康，推高了卫生费用。

在医疗卫生领域，政府对患者的管制下降，放任患者自由就医，加剧了医疗资源向上集中，推高了卫生费用。政府对医疗服务供方的管制既存在不足，比如质量管制、信息披露管制等；也存在管制过严，比如医疗服务和药品价格管制，医疗服务准入管制；还存在管制错位，比如大力出资举办基层医疗机构，严格限制医生薪酬等。政府对医疗保险的管制也出现了下降，比如医疗保险的覆盖面、保障范围和保障水平一度快速下降，引起了所谓的"看病难、看病贵"问题。

在管制手段上，改革开放前，政府通过行政力量全面管制医疗机构，经济激励并不构成主要的控制手段。改革开放后，市场成为医疗服务供方各项资源的主要来源，政府行政力量控制的资源逐渐缩小，行政管制的局限性日渐突出，

---

① 武阳丰，周北凡，陶寿淇，吴锡桂，杨军，李莹，赵连成，谢高强．我国人群心血管病发病趋势预测及21世纪预防策略研究协作组．我国中年人群超重率和肥胖率的现状及发展趋势 [J]．中华流行病学杂志，2002 (1)：16-20；3．

② 季成叶，孙军玲．中国学生超重、肥胖流行现状与15年流行趋势 [J]．北京大学学报（医学版），2004 (2)：194-197．

③ 陈捷，赵秀丽，武峰，崔艳丽，胡大一．我国14省市中老年人肥胖超重流行现状及其与高血压患病率的关系 [J]．中华医学杂志，2005 (40)：28-32．

④ 赵文华，翟屹，胡建平，王建生，杨正雄，孔灵芝，陈春明．中国超重和肥胖造成相关慢性疾病的经济负担研究 [J]．中华流行病学杂志，2006 (7)：555-559．

医疗保险经济激励正逐渐取代行政命令成为影响医疗机构行为的重要力量。社会医疗保险制度通过支付方式影响医疗服务供方的行为，成为社会医疗保险的一项重要功能。

5.3 医疗服务需方的转变

5.3.1 由单位人转向社会人，就医行为自主化、自由化，趋上就医严重

改革开放以前，城市居民隶属于各个机关事业单位，农村居民隶属于各人民公社、生产大队，属于单位人或集体人，身份固定，不允许自由流动。改革开放后，随着就业制度、户籍制度的放开，城市居民从原有的单位中释放出来，可以自由就业、签订劳动合同；农村居民可以往来城乡，形成大规模的流动群体，许多农村人落户为城里人。中国民众从严格受到约束逐步走向自主化、自由化。由于强制首诊、转诊和分级医疗制度运作环境的丧失，加之医疗保险经办机构甚至希望通过民众自由选择就医场所来提高医疗服务供方的竞争，民众就医行为快速自主化、自由化，导致民众趋上就医现象日益严重。

5.3.2 初级医疗保健的医患关系由固定转变为流动，短期化取代长期化

住院为小概率事件，住院服务的医患关系通常是短期化的。门诊服务主要为初级医疗保健服务，属于小病小伤，发生概率极高，可通过制度建设塑造出长期化的医患关系。长期医患关系下，患者更信任医生。这不但能减少重复就医、检查，还有助于加速恢复健康。

改革开放前，中国城乡居民初级医疗保健就医均有固定的医疗机构，如本单位或本村/公社的诊所或医院。城乡居民初级医疗保健的医患关系是长期化的，医患之间相互熟知，患者对医生的信任程度极高。只有当定点初级医疗保健服务机构无法满足需求时，才会通过逐级转诊方式获得更高水平医疗机构的治疗。不过，在实际运作中，转诊制度在农村的执行更加严格。在一些城市，则存在严重的越级就医和拖欠医药费的情况[1]。

---

① 乐章. 制度、组织与组织化制度：长阳合作医疗个案研究 [M]. 中国社会科学出版社，2010：185-189.

改革开放后，医疗保险保障项目不断缩小，最终转为保大不保小的保障策略，同时，大量民众逐渐被排除在医疗保障制度覆盖范围之外，医疗保险经办机构也希望赋予民众自由选择权来提高医疗服务供方的竞争（见下文）。在一系列措施下，中国民众就医行为逐步自主化、自由化。加之民众对医疗技术的期望值快速提高，对医疗质量关注度大幅提升，而初级医疗服务质量远小于大型医疗机构，民众初级医疗服务就诊机构逐步上移。从而，过去初级医疗保健中的长期医患关系被打破，变得短期化。短期化类似于一次博弈，大大减轻了医疗服务供给方诱导需求的压力，加剧了诱导需求。对于民众而言，医患关系的短期化使得其对医生的信任下降，导致大量重复就诊、检查，极大浪费了医疗卫生资源。

5.3.3 收入水平快速提高，日益关注医疗服务质量

改革开放后，随着中国教育水平的提升、收入水平的提高，城乡居民越来越重视医疗服务的质量。许多调查显示，中国城乡居民就医选择的首要因素是医疗服务质量，不论是对于社区医疗机构而言，还是对于医院而言[1]。随着医疗保险保障水平进一步提高，患者实际支付的医疗服务成本远低于医疗服务的全部成本，患者将更加重视医疗服务质量。

人们对待事物的态度和观念决定了人们的行为。改革开放前，中国城乡居民，尤其是农村居民的医疗期望值较低。在当时农村合作医疗制度下，盛行"三土四自"。"三土"即土医、土药、土药房，"四自"即自采、自种、自制、自用。许多自制、自用药剂、土方缺乏严格的生产标准，疗效和后遗症也有待验证，甚至还出了许多闹剧[2]。随着人们对医疗技术期望的提高，"三土四自"已经完全被摒弃，患者竭尽全力前往能够提供最高医疗技术的医疗机构就诊，从而加快了医疗机构对医疗技术的更新速度，反过来又诱发了人们对更高端技术的需求，形成高期望—高技术—更高期望—更高技术的循环。而这一循环的结果就是高医疗费用。

---

① 龙玲莉，梁国华，钟碧贤. 患者社区就医意向与社区卫生服务的调查研究 [J]. 中国医院管理，2009（12）：85-86

② 乐章. 制度、组织与组织化制度：长阳合作医疗个案研究 [M]. 中国社会科学出版社，2010：127-140.

5.3.4 个人现金卫生支出占比过高，实质为按服务项目付费

改革开放前，中国城镇居民受劳保和公费医疗制度保护，到 1986 年，86％的城市居民仍拥有医疗保障。之后，随着城镇医疗保险制度改革，大量城镇居民被排除在医疗保险制度之外。直到 2007 年城镇居民医疗保险制度建立后，城镇绝大部分人口才再次被纳入医疗保险保护网中。在农村，改革开放之前，传统农村合作医疗覆盖的行政村曾超过 90％[①]。改革开放之后，一直到 2003 年新农合建立，中国绝大部分农村居民均通过自费方式购买医疗服务（表 5-4）。

表 5-4　中国主要年份城乡居民医疗保障方式统计（单位：％）

城市居民	1986 年	1993 年	1998 年	2003 年	2008 年	2011 年
医疗保障制度	86.1	69.2	52.1	49.6	71.9	89.1
自费	13.9	27.3	44.1	44.8	28.1	10.9
其他	0.0	3.6	3.7	5.6	0.0	0.0
农村居民	1986 年	1993 年	1998 年	2003 年	2008 年	2011 年
医疗保障制度	18.4	13.7	9.9	12.7	92.5	96.9
自费	80.6	84.1	87.3	79.0	7.5	3.1
其他	1.1	2.2	2.8	8.3	0.0	0.0

资料来源：1986 年数据来源于 1987 年《中国卫生年鉴》；1993 年数据来源于 2005 年《中国卫生年鉴》；1998 年、2003 年和 2008 年数据来源于 2009 年《中国卫生统计年鉴》；2011 年数据来自 2012 年《中国卫生统计提要》。

备注：医疗保障制度包括城镇职工基本医疗保险、城镇居民基本医疗保险、公费医疗、劳保医疗、农村合作医疗和新型农村合作医疗等。

从保障水平上看，2001 年，中国城乡居民现金卫生支出占卫生总费用的60.0％，此后快速下降，2013 年为 33.88％。不过，根据第 4 章的分析，当考虑个人账户时，2011 年，中国私人部门卫生支出占卫生总费用的比重仍然高达53.63％，其中，个人现金卫生支出占比高达 42.65％（表 4-10）。这一方面使得医疗保险基金缺乏对个人就医行为的制约，无法控制越级就医；另一方面，个

---

① 王绍光，何焕荣，乐园. 政策导向、汲取能力与卫生公平 [J]. 中国社会科学，2005 (6)：101-120；207-208.

人现金支出的实质是按服务项目付费，加剧了医疗服务供方诱导需求。这二者均导致难以有效控制卫生费用上涨。

5.4 医疗服务供方的转变

5.4.1 由计划管制转向自主经营

改革开放前，中国城镇机关事业单位、企业单位等全部纳入计划管制，农村以人民公社、生产大队、生产队等为单位亦实行严格管制。在城镇，医疗机构分为政府办与企事业单位办两大类，不论何种性质，均有相应的主管机关。医疗机构在人员配置、药品和设备供应、财务自主性等方面严格受到控制。在农村，县乡村三级医疗网中的乡村医疗机构受到管制的程度较低，但医疗机构主要依托于集体产生，只有极少数为个人开办。依托于集体的医疗机构在人员配置、药品设备供应、财务自主性等方面受到集体经济、宏观政策等多方面因素的影响，缺乏自主经营权。

改革开放初期，为提高医疗服务供给能力，政府放开了医疗卫生服务领域，允许个体开业，门诊机构、村卫生室等逐步被私有化。部分公立医院也逐渐转变为民营医院，新准入的民营医院也大量涌现。对于公立医院，由于财政吃紧，政府的财力支持不断下降，于是通过放开公立医院经营自主权，实行医院院长负责制，允许公立医院自筹资金，并于 1985 年推出的《医院财务管理办法》中推出了院科两级核算分配制度[①]。公立医院虽然仍受到政府的许多管制限制，但是获得了相当程度的基础设施建设、药品和日常用品等采购、人事安排、利润分配等方面的自主权，走向了自主经营。

5.4.2 由财政拨款和集体供款走向自负盈亏

改革开放前，中国城镇政府办医疗机构主要依靠财政拨款，企事业单位办医疗机构主要依靠单位福利基金，乡村医疗机构主要依靠农村合作医疗。除财政拨款、集体供款外，城乡医疗机构还有少部分资金来源于个人（1978 年，中国现金卫生支出占卫生总费用的比重仅为 20.0%）。由于实行收支两条线，且医疗机构缺乏财务

---

① 罗力. 中国公立医院改革：关注运行机制和制度环境 [M]. 复旦大学出版社，2010：38.

自主权和利润分配权，使得医疗机构缺乏动力扩大医疗服务供给质量与能力。

改革开放后，尤其是 20 世纪 80 年代末 90 年代初期政府财政紧张，中国各类医疗机构经历了几次改革，都致力于实现医疗机构财务独立、自负盈亏。2014 年《中国卫生和计划生育统计年鉴》显示，2013 年，公立医院收入中，政府财政补贴占比不到 8%。医疗机构在财务上自负盈亏以及医疗市场的激烈竞争推动了医疗机构更新医疗设备与技术、提高基础设施建设与加强医疗科研，从而快速提高了中国医疗服务供给的能力与质量。但是，由于医院发展需要大量资金，因此也推动了医疗费用快速上涨。

5.4.3 药品、医疗设备、基础设施建设由管制供给转向市场主导供给

改革开放前，中国药品、医疗设备供给和基础设施建设严格采用计划体制，需层层审批。这导致即使当时采用药品加成制度，医疗机构也难以通过扩大药品销售来获得相应的利润。当然，医疗机构尤其是医生也缺乏开大处方的动力。

改革开放后，中国药品生产和销售市场快速市场化，且程度非常高。截至 2015 年 6 月，中国药品生产企业高达 7161 家，药品经营企业更是高达 141809 家[①]。医疗设备生产市场也高度市场化了。比如，2014 年《中国统计年鉴》显示，2012 年和 2013 年，中国进口的医疗仪器及器械分别高达 70.87 亿美元和 78.93 亿美元。同期，中国出口的医疗仪器及器械也分别高达 72.93 亿美元和 81.80 亿美元。由于政府实施较为严格的医疗卫生规划，（公立）医院的兴建、高端医疗设备的购置和基础设施建设受到政府管制，并不完全由医疗机构自主决定。虽然如此，调查显示，2009 年，仅河北省和湖南省各级医疗机构 CT 设备未获得正式配置许可证的数量就达到 399 台，占总装机量的比重为 39.82%[②]。这表明，当前中国药品、医疗设备、基础设施建设基本由市场主导。

5.4.4 由分级医疗、分工协作转向自由竞争

改革开放前，城乡医疗机构均实行首诊、转诊和分级医疗，医疗机构之间属于分工合作而非竞争关系。分级医疗方面，各级医疗机构有明确的功能划分，

---

① 国家食品药品监督管理局数据库，网址：http://app1.sfda.gov.cn/datasearch/face3/dir.html，访问时间：2015 年 6 月 5 日。

② 刘晓征. 县级医疗机构 CT 设备配置与使用的探讨 [J]. 中国医学装备，2010 (5)：1-4.

功能划分较为合理，各级医疗机构之间分工合作。定点机构和转诊制度方面，民众需先至本单位所举办的诊所、医院，或者签约诊所、医院（即本单位的定点医疗机构）就医，定点机构确认需要转诊的，再转诊至上一级医疗机构。实际上，转诊制度在农村执行得要更加严格。在一些城市，则存在严重的越级就医和拖欠医药费的情况①。

改革开放后，医疗机构的准入逐步放开。其中，基层医疗机构开放程度较大，医院的准入仍受到一定限制。不过，最近几年，政府大力提倡引入社会资本，放开医院准入。社会医疗保险基金为促进医疗机构竞争，允许民众在定点医疗机构之间自由选择，而非继续实施转诊制度，加剧了民众就医的自由化和医疗机构之间的竞争。尽管当前政府大力推进首诊、转诊和分级医疗制度，但效果不彰，制度形同虚设。各级医疗机构之间争夺患者的结果，是医疗机构的功能趋于同质化，分级医疗功能基本消失；各级医疗机构由分工协作走向利益冲突，使得转诊制度难以建立；医疗机构两极分化加剧，城市医院日趋大型化，而基层医疗机构日渐萎缩。

5.4.5 由低成本适宜技术走向高成本先进技术

改革开放前，由于经济发展水平低，为保障医疗的高绩效，中国特别强调推广低成本适宜技术，主要体现在以下 3 个方面：（1）注重预防。由于预防具有很高的成本效益，改革开放前，中国非常重视预防。新中国卫生工作的四大方针之一即为预防为主。1958 年全国大部分地区消灭黑死病，80 年代初全国基本消灭了血吸虫病②。1960 年，中国就已经消灭了天花，并且有效控制了血吸虫病、淋病、梅毒等传染性疾病。（2）医生的培养机制上降低要求。中央要求缩短医学生的培养时间，以增加医生的供给量，提高基层医疗服务的可及性。比如，毛泽东在"六·二六"指示中说，"医学教育用不着收什么高中生初中生，高小毕业学三年就够了。主要在实践中学习提高"。"城市的医院，应该只留下一些毕业一两年的医生，本事不大的医生，其余的都到农村去"③。在传统

---

① 乐章. 制度、组织与组织化制度：长阳合作医疗个案研究 [M]. 中国社会科学出版社，2010：185-189.

② 邓力群等. 当代中国的卫生事业（上）[M]. 中国社会科学出版社，1987：223.

③ 张自宽. "六·二六指示"相关历史情况的回顾与评价 [J]. 中国农村卫生事业管理，2006（9）：9-12.

农村合作医疗时代,许多选上来的农村学员经过几个月的培训就回到当地行医,成为赤脚医生[①]。通过这种培养形式,1970年,中国乡村医生和卫生员的数量高达4779280人,每千农村人口为6.97人。1978年,中国乡村医生和卫生员的数量仍高达4777469人。1984年,卫生部改革赤脚医生制度前,乡村医生和卫生员已经降低了约50%,仅剩2409327人。1985年,乡村医生制度实施当年,乡村医生和卫生员数量仅剩下1293094人。其中将近一半的赤脚医生未能通过乡村医生考试,这间接表明了当时农村医生的准入门槛极低。(3)医疗技术上的低成本。在传统合作医疗时期,"一根针"、"一把草"就可以解决许多农村的常见病。许多地区利用地理优势,大力发展中草药及其制剂,搜集大量土方、土药,实行"三土四自",大大降低了医疗服务的成本。

改革开放后,随着医疗机构竞争性环境的形成,医疗机构逐步偏向高成本先进技术,大量引进国外医疗设备和诊疗技术。这些设备既体现为医疗技术进步,同时也导致医院大量负债。仅2011年,中国县级中医院设备购置负债就增加了两倍多[②],短期内必然产生诱导需求,推动医疗费用快速上涨。

5.4.6 由预防为主、面向基层走向治疗为主、面向高端

改革开放前,中国医疗卫生的四大方针为"面向工农兵、预防为主、中西医结合、卫生工作与群众运动相结合",四大方针的核心是预防为主与面向基层。在预防方面,既是由于中央政策动员,同时也是由于各级医疗机构面临的财力约束,使得预防为主得到了很好的落实。在面向基层方面,改革开放前,强调要城市支援农村,大医院支持小医院,大量城市医生进入基层和农村,大大提高了基层的医疗技术水平。一些材料显示,当时大量城市医生在农村开展巡回医疗,并顺带培养了大量赤脚医生。根据中共中央批转卫生部党委《关于把卫生工作重点放到农村的报告》(一九六五年九月二十一日),"今年(指1965年)上半年城市共组织了巡回医疗队12000多人到农村,县医院下去17000多人巡回医疗。今后要经常保持三分之一的城市医药卫生技术人员和行政人员在农村"。另外,城市医生巡回医疗的简略介绍参

---

① 乐章. 制度、组织与组织化制度:长阳合作医疗个案研究 [M]. 中国社会科学出版社,2010:142-155.

② 于德志. 医改专题研究 [M]. 人民卫生出版社,2013:294-300.

见乐章（2010）①。张自宽指出，1965年到2月到4月初，全国各地有1500多个医疗队，近2万名城市医务人员下到农村。到1965年末，全国有15万城市医务人员下乡为农民服务，形成了卫生支农的空前壮举②。

改革开放后，随着政府强制力下降，群众动员能力弱化，政府对预防财力投入严重不足，加之各级医疗机构面临的竞争性环境和按服务项目付费的支付方式，预防并不能够为医疗机构带来相应的收益，使得"预防为主"的方针逐渐流于形式，以至于公共卫生机构都需要通过创收来维持生存。在面向基层方面，改革开放后，由于医疗保险覆盖面、保障项目和保障水平均大幅下降，个人自付比重不断上升，个人就医自由化，使得趋上就医现象突出，基层医疗机构难以为继，日益萎缩。在这种背景下，医疗机构与其他市场一样，追随市场的步伐，导致医疗资源的集中化、重治轻防、面向高购买力的人群。

5.4.7　医务人员流动性下降，由固定工资制转向绩效工资制

改革开放前，由于政府大力推动把卫生工作放到农村去，中国城镇医生具有一定程度的流动性，许多城市医院的医生被下派支援乡村医疗卫生体系。改革开放后，由于缺乏动员能力，医生逐步固定为医院医生，成为单位人，流动性反而下降。由于中国的住院医生培养由各个医院自行决定，导致毕业医学生首选高级别医院，低级别医疗机构很难招到优秀人才。同时，医生不能多点执业，导致小医院和基层医疗机构不但缺乏优秀医生，也缺乏与优秀医生的联动机制，加剧了医疗机构的两极分化。2013年9月28日，《国务院关于促进健康服务业发展的若干意见》提出要"加快推进规范的医生多点执业。深化公立医院人事制度改革，推动医务人员保障社会化管理，逐步变身份管理为岗位管理"。

改革开放前，各级医疗机构缺乏财务自主权，城镇医生采用薪水制，工资由政府确定，根据医生级别而不是医生工作效率来定；农村医生则采用工分制（一些地方的赤脚医生也可以分得合作医疗的结余资金），收入取决于工分值。

---

①　乐章. 制度、组织与组织化制度：长阳合作医疗个案研究［M］. 中国社会科学出版社，2010：142-155.

②　张自宽. "六·二六指示"相关历史情况的回顾与评价［J］. 中国农村卫生事业管理，2006（9）：9-12.

这种激励机制下，医生缺乏提高效率的动力，也缺乏诱导需求的动力。改革开放后，医院财务自主权和利润分配权不断提升，为在竞争中取胜，医院一般采用院科两级核算制度，对医生采用工资加奖金的激励机制，极大激发了医生的工作积极性，也就导致了诱导需求。刘学、史录文（2005）论证了医院激励机制改变对医生行为和诊疗质量的影响极大①。

不过，改革开放后，中国医疗服务供给体制仍继承了相当部分的旧体制，表现在：（1）医疗机构（尤其是医院）以公立为主，民营化程度较低。2014年《中国卫生和计划生育统计年鉴》显示，2013年，城市医院中非公立医院占比45.78％，非公立基层医疗卫生机构占比也仅达到46.71％。（2）政事不分、管办不分、医药不分、医院住院与门诊不分。2009年的新医改提出，中国要实现"政事分开、管办分开、医药分开、营利非营利分开"。目前，只有营利非营利分开实现，其余三个分开效果不彰。另外，中国医院同时提供门诊与住院服务，使得接受初级医疗保健服务的患者也前往医院就医，浪费了大量医疗资源。

5.5 医疗保障制度的转变

5.5.1 由单位内部封闭运行走向社会化

改革开放前，中国城乡医疗保障制度的基本特色是单位内部封闭运行，城乡间略有差异。建国之初，中国城镇医疗保障制度由全国总工会负责，各单位缴费的70％由单位负责，其余30％上交全国总工会，具有相当程度的医疗保险互助共济的功能。1969年后，财政部发布《关于国营企业财务工作中的几项制度的改革意见（草案）》，规定停止提取劳动保险金，实行所需费用由企业实报实销的国家负责、单位包办和封闭运行的"企业保险"模式②。在农村，传统农村合作医疗以人民公社或生产大队、生产队为统筹单位，筹资和待遇水平由统筹单位决定，实行集体负责、封闭运行，政府给予少量补助。

改革开放后，中国城乡医疗保障制度改革方向是社会化，基本实现了以县

---

① 刘学，史录文．医疗费用上涨与医德医风下降：组织架构变革角度的解释 [J]．管理世界，2005（10）：41-48；73.

② 郑功成等．中国社会保障制度变迁与评估 [M]．中国人民大学出版社，2002：6.

市为统筹单位。1978 年—1993 年，各地对中国医疗保障体系开展了多种形式的改革，可以概括为三个方面：加强对医疗服务提供方的管理，引入个人共付机制和引入社会统筹机制。但上述改革的统筹范围以行业公司统筹为主，资金筹集并未社会化[①]。此外，除列入大病统筹的大病外，其余疾病的资金筹集和管理仍由各单位自行负责。1994 年，城镇职工基本医疗保险制度"两江试点"后，才以统筹地区全部劳动者为对象，实现了资金筹集和管理的社会化，解决了不同单位医疗保险负担畸轻畸重的问题，形成了稳定的经费来源。除医疗保险的社会化外，中国还基本实现了医疗服务提供的社会化，解决了"企业办社会"[②] 问题。不过，目前，仍有部分企业、事业单位的职工医院尚未社会化。

5.5.2 由大小病统包、保小病为主到保大病为主

改革开放前，中国城镇医疗保障制度大小病统包，保障项目和范围及其广泛，保障水平很高。由于当时医疗技术水平较低，筹资水平有限，大小病统包的结果自然是以保小病为主。尤其是农村，传统农村合作医疗主要依赖中医技术解决农民常见病、多发病，无力保障大病。即使如此，各地的传统农村合作医疗均存在严重的资金赤字问题[③]。

改革开放后，中国医疗保障制度的定位是保大不保小。1998 年建立的城镇职工医疗保险以保大病为主，通过个人账户保小病。2003 年，《关于建立新型农村合作医疗制度的意见》提出新农合是"以大病统筹为主的农民医疗互助共济制度"。2007 年，《关于开展城镇居民基本医疗保险试点的指导意见》提出，城镇居民基本医疗保险"以大病统筹为主"。此外，2003 年和 2005 年先后建立了农村和城市医疗救助制度，2010 年和 2012 年先后建立了基于病种的大病保障制度和基于医疗费用的大病医疗保险制度。

医疗保险制度保大不保小，使得门诊医疗服务主要为个人自付项目，导致首诊、转诊失去依托，越级就诊严重；医疗机构和民众更加重大病轻小病，小病拖大现象普遍；导致"看病贵—看病次数减少—看病更贵—看病更少"的恶

---

① 郑功成等. 中国社会保障制度变迁与评估 [M]. 中国人民大学出版社，2002：135-138.

② 宋晓梧. 建国 60 年我国医疗保障体系的回顾与展望 [J]. 中国卫生政策研究，2009（10）：6-14.

③ 朱玲. 政府与农村基本医疗保健保障制度选择 [J]. 中国社会科学，2000（4）：89-99；206.

性循环，导致了看病贵；导致基层医疗机构萎缩，医疗资源向上集中，初级医疗服务可及性下降；医疗保险基金支出占医疗机构总收入的比重不高，无力约束医疗机构；导致个人就医负担加重，费用难以控制；导致医疗机构重治轻防等。而上述弊端均造成卫生总费用增加。

近年来，政府大力推动门诊统筹，但是，门诊支出占医疗保险基金支出的比重仍然极低。《2013 年湖北省卫生计生事业发展情况简报》显示，2013 年，湖北省新农合总补偿金额为 142.8 亿元，其中，门诊补偿 17.9 亿元，仅占 12.54%。

5.5.3　保障水平大幅下降

改革开放前，中国劳保和公费医疗个人无需缴费，医疗保障水平较高，同时还提供疾病治疗期间的工资补助。劳保医疗以家庭为单位参保，家属保障水平为职工的一半。公费医疗不保家属，但机关事业单位可以为职工子女提供单位医疗互助。在农村，传统农村合作医疗虽然难以保障大病，但小病的保障水平非常高，个人仅支付挂号费和部分药费。

改革开放后，在城市，劳保医疗逐步为城镇职工基本医疗保险制度所取代，公费医疗曾长期变化不大，但近几年来已几乎全部并入职工医疗保险。由于改革初期财力不足，职工家属的医疗保障问题被甩包袱，工资补助政策也被取消。1998 年，城镇职工医疗保险制度建立时，中国城镇社会医疗保险的覆盖面、保障范围和水平要远低于改革开放之前。2007 年，政府才建立起城镇居民医疗保险。在农村，1985 年，农村合作医疗制度的覆盖面就已经低于 5%[①]。此后，农村因病致贫、因病返贫现象日益突出。20 世纪 90 年代，卫生部门多次提出要恢复农村合作医疗，但始终未能实现。2003 年，新农合建立后，农村医疗保障的覆盖面和保障水平才快速提高。2013 年，中国个人现金卫生支出占卫生总费用的比重为 33.88%，远高于 1978 年的 20.0%。

5.5.4　由推行首诊、转诊制度走向鼓励患者自由就医，以促进医疗机构竞争

改革开放前，劳保医疗、公费医疗和合作医疗均实行首诊和转诊制度，以

---

① 王绍光，何焕荣，乐园. 政策导向、汲取能力与卫生公平 [J]. 中国社会科学，2005 (6)：101-120，207-208.

限制患者自由就医，降低卫生费用。医疗机构之间功能划分明确，相互之间缺乏竞争。改革开放后，医疗机构也与许多领域一样引入了竞争机制。不但卫生部门鼓励多方办医，增加供给，推行病人选择医生促进医疗机构内部改革等措施①，城镇职工医疗保险基金也试图通过引入患者自由就医以促进医疗服务机构竞争。1994年，《关于职工医疗保险制度改革试点意见的通知》（以下简称《试点意见》）规定"职工可以到定点的几个医院就医，促使医疗单位通过合理竞争，提高医疗质量，改善服务态度，合理用药、合理检查，降低医疗费用"。这一规定直接导致了参保职工就诊的自由化、随意化。1998年，《关于建立城镇职工基本医疗保险制度的决定》（以下简称《决定》）再次强调，"在确定定点医疗机构和定点药店时，要引进竞争机制，职工可选择若干定点医疗机构就医、购药，也可持处方在若干定点药店购药"。2002年9月16日，劳动和社会保障部《关于妥善解决医疗保险制度改革有关问题的指导意见》重申了竞争的重要性，强调"要按照方便职工就医购药、促进充分竞争的原则，打破垄断，取消各种不合理的限制，将符合条件的不同规模、不同所有制的各类医疗机构和零售药店纳入定点范围，特别是要逐步扩大社区卫生服务组织等基层医疗机构的定点范围"。

在"基层首诊、分级医疗、双向转诊"问题上，1994年的《试点意见》和1998年的《决定》这两份职工医疗保险的决定性文件均未提及要予以实行，亦未制定具体的诱导措施。虽然"两江试点"也提出"制订医疗保险费用开支范围以及就诊转诊转院等制度"，但却对"上述各项标准、具体办法另定"，结果不了了之。1998年的《决定》也提出，要"积极发展社区卫生服务，将社区卫生服务中的基本医疗服务项目纳入基本医疗保险范围"。由于缺乏具体规定和有效诱导以及该问题本身就涉及多个部门的联动，最终导致"基层首诊、分级医疗、双向转诊"服务模式至今未能构建起来。

5.5.5　初级医疗保健由筹资和服务一体化走向分离

改革开放前，在城镇，劳保医疗的筹资主体为企业，相当部分定点医疗机构由企业举办。这些定点医疗机构的核心特点在于初级医疗保健的筹资和服

---

① 关于病人选择医生详见卫生部和国家中医药管理局于2000年发布的《关于实行病人选择医生促进医疗机构内部改革的意见》。

务供给是一体化的。机关、事业单位不论是自办的医疗机构还是卫生部门举办的医疗机构，其资金主要来自财政，因此，其初级医疗保健的筹资和服务供给亦是一体化的。在农村，合作医疗制度的筹资主体为人民公社或生产大队、生产队，服务的供给主要为县乡村三级医疗网，其中乡村医疗服务供给体系由人民公社或生产大队、生产队构成。因此，农村初级医疗保健的筹资与医疗服务供给亦是一体化的。初级医疗保健的筹资、服务一体化有效约束了医疗服务供给机构诱导需求的动机。不过，城乡居民的住院服务则并非集筹资、服务于一体。

改革开放后，劳保医疗和公费医疗逐步转变为社会医疗保险，传统农村合作医疗迅速瓦解。单位不再举办医疗机构，医疗机构逐步走向社会化，向公众开放，由社会医疗保险基金向医疗机构购买服务，实现了医疗保障筹资和医疗服务供给的分离。由于多种原因，医疗保险机构未能致力于控制费用增长，而医疗机构因竞争而大量诱导需求，导致浪费严重。

5.5.6 对医生的支付方式由预付制转向后付制

新中国成立以来，中国医疗保障制度对医疗机构的付费方式主要是按服务项目付费。但是，医生收入的确定方式却经历了巨大变革。可见，医疗保险对医疗机构的付费方式不是最重要的，最重要的是医生收入的确定方式。因为，医生而非医院才是影响医疗支出的终端。不过，在医院能够决定本院医生收入时，医疗保险对医疗机构的付费方式会影响医疗机构对医生的付费方式。

改革开放前，中国劳保医疗和公费医疗对医疗机构均采用按服务项目付费，但城镇各级医疗机构医生采用薪水制，所有医生的收入根据其级别决定。农村合作医疗制度对赤脚医生实行工分制，等同于薪水制。也有些地区实行按人头付费。薪水制和按人头付费均为预付费制度，导致医生缺乏提高工作效率和诱导需求的动力，往往医疗技术低下，服务供不应求。

改革开放后，医药卫生体制的主要矛盾为供不应求、政府财政困难，为此在政策上选择了鼓励供方发展限制需方过度需求（改革开放之初，劳保、公费医疗保障水平过高，导致浪费严重）的方式，赋予医院一定的财务自主权，鼓励医疗机构自负盈亏，采取多种分配方式。医院很快实行院科两级核算制度，对医生采用工资加奖金的方式，将创收指标下放到科室和医生个人，医生收入由预付制变为后付制，大大刺激了医生诱导需求。私人医疗机构则按服务项目取得全部剩余索取权，亦为后付制。

此外，中国医疗保障制度还发生了一些制度变革：（1）新建立的职工医疗保险制度实行社会统筹和个人账户相结合。个人账户曾发挥了重要功能，但目前存在大量问题①，正不断被淡化。新农合最初亦设立了个人账户制度，但目前已基本改为门诊统筹制度。（2）目前，职工和家属被分别纳入两个制度，二者的经费来源、待遇水平等均相差甚远。而劳保医疗下，职工和家属被纳入同一制度，家属待遇为职工的一半。（3）改革过程中，由于过于强调社会化，企业福利被完全剥离出来（少数单位除外），单位基本不再承担任何社会功能。

5.6 医疗卫生体系的制度变迁与中国卫生费用的增长

表5-5总结了前述改革开放前后，中国医疗卫生体系的特征。下文先基于这些制度特征阐述改革开放前后中国医疗卫生体系的运作机制，接下来考察中国医疗卫生体系的制度变迁与卫生费用（畸形）增长之间的关系。

表5-5 改革开放前后中国医疗卫生体系的制度特征

	改革开放前	改革开放后
社会整体环境	青年社会，流行病、急性病为主	老年社会，慢性病负担沉重
	农业社会，环境良好	工业社会，生态恶化、交通事故频发
	贫乏社会，亟待解决温饱问题	充裕社会，营养过剩，肥胖、超重严重
	计划经济，全面管制，信仰至上，奉献精神	市场经济，诚信缺失、政府管制不力
医疗服务需方	单位人，低流动性	社会人，自由流动，趋上就医
	初级医疗保健医患关系密切	医患关系松弛，患者不信任医生
	满足于低成本、低技术	追求高技术、高质量服务
	个人自付水平低	个人自付水平高，越级就医严重

---

① 王超群．城镇职工基本医疗保险个人账户制度的起源、效能与变迁 [J]．中州学刊，2013（8）：80-86．

	改革开放前	改革开放后
医疗服务供方	人财物的全面计划管制	极大程度的自主经营
	财政拨款/集体供款，无利润分配权，缺乏营利动机	财政拨款猛降，自负盈亏，相当程度的自主权
	药品、医疗设备、基础设施建设管制供给	市场主导的供给
	分级医疗，分工协作	各级医疗机构自由竞争，功能趋同
	追求低成本适宜技术	追求高成本先进技术
	预防为主、面向基层	治疗为主、面向高端
	医生低流动性，固定工资	医生固定为单位人，绩效工资
医疗保障制度	单位内部封闭运行	社会医疗保险制度，以县市为统筹单位
	大小病统包，保小病为主	保大病为主
	高保障水平	低保障水平
	推行首诊、转诊	鼓励自由就医
	初级医疗保健筹资和服务一体化	初级医疗保健筹资与服务相分离
	对医生采用工资、工分等预付方式	对医生采用绩效工资等后付费方式

5.6.1　改革开放前后，中国城乡医疗卫生体系的运作机制

5.6.1.1　改革开放前，中国城乡医疗卫生体系的运作机制

基于图5.1和表5-5，我们运用图5.2描述改革开放前中国城乡医疗卫生体系的运作机制。由于相关文献数量较少，图5.2的总结可能不完全符合计划经济时期的城乡医疗卫生体系的运行机制。至少，在逐级转诊制度方面，计划经济时期并不是严格执行的。当然，这一点也并不影响后文和改革开放以来的相关分析。

图5.2显示，单位的职工及其家属（或农村人民公社/生产（大）队）、单位福利基金（或农村合作医疗基金）及本单位定点机构（或乡/村诊所、卫生院）三者在初级医疗保健领域是一体化而非分离的，三方之间互为长期关系，互为利益共同体。城镇单位或农村社区均有定点机构，实行强制首诊、转诊制

度，患者并无自由选择权。城乡居民大小病统包，以保小病为主。政府通过政策号召和诱导以及群众动员强力推动预防事业。医疗机构由政府规划区域分布和功能分级，医疗机构之间是非竞争关系，相互分工协作。医疗机构实行软预算约束，由财政负担，缺乏利润分配权，无盈利动机。医疗机构的医生根据自身级别领取国家规定的工资，城市医疗机构的医生具有一定的流动性，被动员起来以支援小城镇和农村地区。

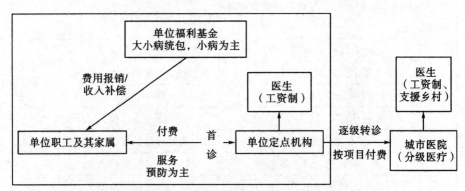

图 5.2（A）　改革开放前中国城市医疗卫生体系的运作机制

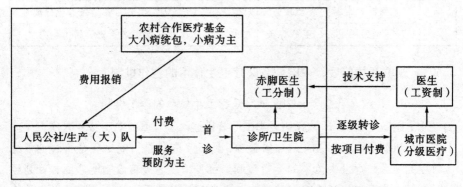

图 5.2（B）　改革开放前中国农村医疗卫生体系的运作机制

5.6.1.2　改革开放后，中国城乡医疗卫生体系的运作机制

基于图 5.1 和表 5-5，我们运用图 5.3 描述改革开放后中国城乡医疗卫生体系的运作机制。改革开放后，中国城乡居民、社会医疗保险基金与定点医疗机构各自利益分别为健康、费用控制和收入最大化，三方呈利益对立状态。

社会医疗保险以保大病为主，按服务项目向定点医疗机构购买服务。居民可以在多个定点机构中自由选择。各级医疗机构之间相互竞争，利益相互冲突，同质化程度相当高。政府逐步丧失了动员医疗机构，尤其是动员群众开展预防的能力。政府的财力支持逐年下降，医疗机构自负盈亏，自行分配利润，实行院科两级核算制度。医生的收入取决于科室和个人绩效，激励了医生提高服务能力、效率，导致严重的诱导需求。优秀医生固定在高级别医疗机构，极少支援基层。

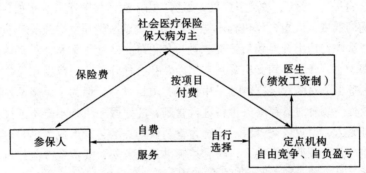

图5.3 改革开放后中国城乡医疗卫生体系的运作机制

5.6.2 中国城乡医疗卫生体系的根本性变革

表5-5和图5.2、图5.3显示，改革开放以来，中国医疗服务体系三大主体均发生了根本性的变革，反映了政府管制在医疗卫生领域中出现下降：医疗服务需方就医选择的自由化；医疗服务供方的自主化（包括三个重大变化：医疗机构自负盈亏、走向自由竞争及对医生实行收入与绩效挂钩）；医疗保险的保大不保小及按服务项目付费等。

这三大变革是如何导致了中国卫生费用畸形增长呢？需方就医的自由化导致了越级就医。而医疗保险制度保大不保小以及希望通过患者自由就医来促进医疗服务供方竞争，加剧了越级就医，导致首诊、转诊制度无法建立。大量患者越级就医以及医疗保险保大不保小，导致医疗资源不断向上集中，基层医疗机构日渐萎缩，陷入恶性循环。

医疗机构的自主化以及财政补贴的下降，使得医疗机构要在市场竞争中获胜，就必须创收，要创收就必须改变对医生的激励机制。城市医生工资制改变为绩效工资制，农村医生工分制改为个体经营利润，加上医疗保险制度实行按服务项目付费，导致了诱导需求极其严重。患者自由就医，医疗保险采取高标准而非最低标准核定定点机构，财政补贴倾向于公立大型医院导致医疗资源的倒金字塔结构和医疗机构的大型化。由于重治轻防最符合医疗机构利益，预防服务逐渐萎缩，血吸虫病、肺结核病等曾被很好控制住的传染病重新在中国肆虐①。

医疗保险保大不保小，导致患者大量前往大型医疗机构就医（引致所谓看病难和看病贵），导致了基层医疗机构萎缩。由于医疗保险保障水平低，抑制了患者看病的数量，大型医疗机构不得不提高次均就医费用（导致看病贵）来弥补收入，次均费用上升导致就诊次数进一步下降，从而陷入恶性循环。医疗保险保大病为主，导致小病支出受到抑制以及社会性住院，医疗费用集中于住院部门。医疗保险对医疗服务供方采用按服务项目付费，但为了保障基本医疗服务的可及性，政府对诊疗服务价格进行管制，医疗服务机构不得不通过药品加成来弥补收入，引致以药养医。政府为管制以药养医，又形成了以检养医。医疗保险机构基金长期大量结余，缺乏控制供方的意愿，其资金占医疗机构总收入的比重过低，缺乏控制医疗机构的能力。

5.6.3　越级就医和诱导需求与中国卫生费用的畸形增长

基于前述分析，卫生费用的增长原因可以从供需两方进行分析。对作为需方的患者而言，老龄化上升，收入提高，教育水平提高，从而导致发病率上升以及对健康投资更加重视，这些因素必然发生，是不可控的。由于工伤、意外事故、职业病、环境污染以及不健康的生活习惯（如烟酒嗜好、缺乏体育锻炼）等，也导致了患者的医疗需求上升。这些因素属于医疗卫生体制之外的问题，需要全社会采取多方面的措施共同解决。

但是，对于患者的越级就医，小病拖大、社会性住院以及不合理用药导致的疾病等，这些因素是就医观念、医疗保险制度及医疗服务市场结构等因素导致的，属于可控因素。比如，越级就医是因为医疗保险保大不保小，门诊费用主要依靠患者个人支付，因而无法建立起分级医疗和转诊制度。改革开放后，越级就诊还与医疗保险经办机构力图通过放开患者就医选择权（也可以被认为

---

① 　王绍光. 中国公共卫生的危机与转机 [M]. 比较，2003（7）：52-90.

是医疗保险经办机构赋予患者的一项福利）来促进医疗机构竞争的观念有关。小病拖大是因为不保小病，抑制了居民看小病的需求，从而导致了小病拖大。社会性住院是因为缺乏护理保险支持，医疗保险保大不保小导致患者以住院代替门诊。

对作为供方的医疗机构及医生而言，尽管医生执业标准提升、医疗技术上升、医疗设备更新、服务质量上升、服务水平提高、医疗安全性提高等因素，导致了卫生费用增长，但恰是为了更好地保护需方利益。但是，供方的诱导需求现象也十分严重，如大处方、大手术、大检查等[1]，从而导致了卫生费用快速上升。

比如，大处方方面，2009 年中国医疗输液 104 亿瓶，相当于 13 亿人口每人输了 8 瓶液，远远高于国际上 2.5 至 3.3 瓶的水平[2]。在大手术方面，根据WHO 调查，2007 年—2008 年，中国的剖腹产率高达 46.2%[3]，是 WHO 推荐上限（15%）的 3 倍以上。基于更大规模样本的调查显示，中国的剖腹产率虽然低于 40%，但仍然是世界卫生组织推荐上限的 2 倍[4]。而剖腹产率高居不下的原因，主要是诱导需求。WHO 的调查发现，60% 的被调查医院对实施剖腹产手术提供经济奖励[5]。在大检查方面，世界银行的一份报告认为，中国 16%的 CT 扫描没有必要，在阑尾炎和肺炎的治疗费用中，18%—20% 是不必要的开支[6]。周良荣通过专家审查法，发现按项目付费导致的诱导需求，剖腹产为11.3%，阑尾炎切除术为 20.9%，胆囊摘除为 11.8%[7]。上海 82% 的出院病人

---

① 葛延风，贡森. 中国医改 问题·根源·出路 [M]. 中国发展出版社，2007.

② 朱恒鹏. 管制的内生性及其后果：以医药价格管制为例 [J]. 世界经济，2011 (7)：64-90.

③ Lumbiganon P, Laopaiboon M, Gülmezoglu A M, et al. Method of delivery and pregnancy outcomes in Asia: the WHO global survey on maternal and perinatal health 2007-08 [J]. The Lancet, 2010, 375 (9713)：490-499.

④ Meng Q, Xu L, Zhang Y, et al. Trends in access to health services and financial protection in China between 2003 and 2011: a cross-sectional study [J]. The Lancet, 2012, 379：805-814.

⑤ Lumbiganon P, Laopaiboon M, Gülmezoglu A M, et al. Method of delivery and pregnancy outcomes in Asia: the WHO global survey on maternal and perinatal health 2007-08 [J]. The Lancet, 2010, 375 (9713)：490-499.

⑥ 转引自：佟珺，石磊. 价格规制、激励扭曲与医疗费用上涨 [J]. 南方经济，2010 (1)：38-46.

⑦ 周良荣. 诊疗"看病贵"——医生行为及其干预机制 [M]. 光明日报出版社，2010：48.

做了 CT 检查，北京 66％，而英国只有 31％[①]。

根据上述分析，我们可以将供需两方导致的卫生费用增长归结为两种类型的因素：合理因素与不合理因素（或者正常因素与非正常因素，或者不可控因素与可控因素）。在本书看来，对于需方老龄化上升、收入提高、教育水平提高以及供方医疗技术上升、医疗设备更新、服务质量上升、服务水平提高等因素导致的卫生费用合理增长，是无法通过社会政策予以改变，也无需改变的。而卫生费用增长的不合理因素对于需方而言主要是预防不足和越级就医，对于供方而言主要是诱导需求和卫生资源配置结构失衡，则是应该采取措施严加管制的。因为，越级就医和诱导需求导致了卫生费用浪费惊人。

5.6.3.1 越级就医浪费的卫生费用及其占比

在中国，存在严重的越级就医现象，浪费了大量资金。目前，在大医院就诊的慢性病人中，有 64.8％ 的门诊病人和 61.6％ 的住院病人可以分流到二级或一级医院，由此可以分别节省 40％ 和 60％ 的医疗费用[②]。据调查，2003 年，湖南省直单位参保职工中住院人次中只有 16.8％ 的人在一级医院住院，花费占总医疗费的 5.1％，而在三级医院住院的患者占 62.5％，花费占 79％。若 50％ 的患者在一级医院就医，将节约 926.8 万元。作者以任何级别医院都能完成的急性阑尾炎切除术为例发现，如果所有人都在一级医院只需花费 26 万元，而实际花费了 44.36 万元，多花了 18.4 万元，多花的资金占实际花费的 40％ 以上[③]。有研究人员发现，若以 1990 年卫生部门主管各层级医疗机构（大学医院、城市医院、县医院、基层医疗卫生机构）门急诊就诊量分布为基础，2010 年，大学医院、城市医院、县医院的门急诊就诊人次分流将节省资金 443.6 亿元；若以 WHO 提出的 70％—80％ 的门急诊在社区为基础，则将节省资金 843.8 亿元，分别占当年卫生总费用的 2.22％ 和 4.22％[④]。不过，这一研究严重低估了中国门急诊越级就医浪费的医疗费用。因为，该文仅仅计算了卫生部门主管的医疗

---

① 应向华，陈洁．上海市医用 CT 配置和使用情况研究 [J]．中国卫生资源，2008 (5)：210-211.
② 万谊娜．基于齿轮机理的医保、医疗与医药改革联动机制 [J]．改革，2009 (9)：126-132.
③ 周鹏翔，孙兆泉，石珊．小病大养导致医疗费用攀升 [J]．中国社会保障，2004 (11)：46-47.
④ 于德志．医改专题研究 [M]．人民卫生出版社，2013：294-300.

机构，而不是全部医疗机构。2012年《中国卫生统计年鉴》显示，2011年，中国医院数量为21919所，其中，卫生部门主管8605所，占39.26%；基层医疗机构918003个，其中，卫生部门主管114996个，仅占12.53%。

本书采用与该文类似的计算方法：以2005年医院住院和门急诊在一、二、三级医院的分布为基准，假定2011年的医院住院和门急诊在一、二、三级医院的分布与2005年相同，计算2011年本应该花费的医疗费用，再与2011年实际医疗费用相比。计算发现（表5-6），若2011年以2005年为基准，则住院能够节省677.9亿元，门诊节省368.7亿元，总计节省1046.7亿元，占2011年卫生总费用的4.3%。

不过，2005年时，中国越级就医现象已经非常严重。因此，以2005年为基准显然会大幅低估越级就医导致的医疗浪费。为此，我们做了以下几种假定，计算越级就医可能导致的浪费：（1）住院方面，假定2011年三级医院、二级医院和一级医院住院人数占总住院人数的比重分别为10%、20%和70%时，住院费用将节省2557.4亿元；假定2011年三级医院、二级医院和一级医院住院人数占总住院人数的比重分别为15%、25%和60%时，住院费用将节省2059.6亿元；假定2011年三级医院、二级医院和一级医院住院人数占总住院人数的比重分别为20%、30%和50%时，住院费用将节省1561.8亿元。（2）门诊方面，假定2011年三级医院、二级医院和一级医院门急诊诊疗人次占比分别为10%、20%和70%时，门诊费用将节省1095.8亿元；假定2011年三级医院、二级医院和一级医院门急诊诊疗人次占比分别为15%、25%和60%时，门诊费用将节省902亿元；假定2011年三级医院、二级医院和一级医院门急诊诊疗人次占比分别为20%、30%和50%时，门诊费用将节省708.2亿元。在上述三种假定下，住院和门诊合计节省的金额将分别高达3653.2亿元、2961.6亿元和2270.0亿元，分别占2011年卫生总费用（24268.78亿元）的15.1%、12.2%和9.4%。

实际上，上文的假设仍然严重低估了门诊越级就医浪费的医疗支出。因为，按照WHO提出的70%—80%的门急诊在社区为基础，那么绝大部分门诊根本无需在医院就医。事实上，在很多国家，医院仅仅提供住院服务和急诊服务，并不提供门诊服务。

表 5-6 以 2005 年为基础的就诊流向对 2011 年门诊和住院总费用的影响

医院住院人次数	2005 年 (万人)	2011 年 (万人)	2011 年出院 病人人均医药费 (元)	2011 年 实际费用 (亿元)	假定 2011 年就诊流向 等同 2005 年时的费用 (亿元)
总计	5108.07	10754.70		7065.11	6387.22
其中：三级医院	27.75%	34.56%	10935.90	4065.20	3263.91
二级医院	44.98%	51.77%	4564.20	2541.07	2208.00
一级医院	27.27%	13.67%	3121.30	458.83	915.31
医院诊疗人次数	2005 年 (万人)	2011 年 (万人)	2011 年门诊 病人人均医药费 (元)	2011 年 实际费用 (亿元)	假定 2011 年就诊流向 等同 2005 年时的费用 (亿元)
总计	13.87	22.59		3929.07	3560.29
其中：三级医院	28.64%	39.76%	231.80	2081.74	1499.74
二级医院	39.09%	43.92%	147.60	1464.17	1303.23
一级医院	32.27%	16.33%	103.90	383.16	757.32

资料来源：2012 年《中国卫生统计年鉴》。

不过，上述估计是比较粗略的，因为越级就医存在从二级越往三级以及从一级越往二级和从一级直接越往三级三种情况，而不同越级方式的费用是不一样的，上述计算并没有考虑这一点。不过，这对计算结果影响不会很大。同时，上述估计仅考虑了一、二、三级医院，而未考虑城市社区卫生服务中心，也未考虑大量农村居民从农村卫生室、诊所、乡镇卫生院涌向城市一、二、三级医院越级就医的情况。而社区卫生服务中心、农村医疗机构次均医疗费用要远远低于一、二、三级医院。因此，上述估计大大低估了越级就医浪费的卫生费用。

5.6.3.2 诱导需求浪费的卫生费用及其占比

下面考察诱导需求导致的卫生费用浪费，限于数据，下文仅以药品浪费为例。根据汪丁丁的计算，将药价降到目前水平的 30%，同时提高医疗服务收费使主治医生年薪维持在 25 万元的水平，患者的医疗费用至少节约 20%[①]。孟庆

---

① 汪丁丁. 医生、医院、医疗体制改革 [J]，财经，2005 (21)：102-108.

跃等根据四个省市调研数据进行的计算也支持这一结论①。江苏省江阴市对 10 个病种进行单病种定额付费后，其平均住院费用为 2453.6 元，较同期下降了 30%②。吕军等人认为，采用"总额预算＋按服务单元付费"组合支付方式，能够促进机构追求购买价廉质优药、同类药中低价药替代高价药、尽可能以常规项目替代高精尖项目。作者利用全国卫生财务年报资料进行量化模拟测算，以 2008 年为例，医疗机构至少净收益（即能够节省）4235.0 亿元—4547.4 亿元，占其业务总收入的 51.8%—55.6%（约占 2008 年卫生总费用 14535.4 亿元的 29.14%—31.29%）③。三明市最近的综合改革也证实中国药品支出存在严重浪费。2011 年，三明市 22 家公立医院药品耗材收入 10.15 亿元，占比 60.06%。如果不实行改革，2013 年，不含加成的药品耗材收入应为 14.91 亿元，实际仅为 7.69 亿元④。改革后较改革前，药品绝对支出下降了约 1/2，药占比下降了约 1/5。

　　2012 年，中国药品费用总额为 11351.64 亿元，占卫生总费用的 40.37%⑤。而 2010 年，33 个 OECD 国家药品支出占比的平均值为 16.61%（表 4-17）。假定 2012 年中国药品支出占卫生费用的比重为 16.61%，则药品支出为 4670.56 亿元，降低了 6681.07 亿元。但是，药品支出是医疗机构利润的主要来源。2012 年，中国 12979 所公立医院平均每所医院药品收入为 4388 万元，药品支出为 3715 万元，药品盈余 673 万，利润率为 18.12%⑥，高于中国规定的药品加成率（15%）。药品支出下降的部分，假定是通过提高诊疗费等方式来弥补的，那么，根据 18.12% 的盈余率，降低的 6681.07 亿元需要再扣除 18.12%。因

---

　　① 孟庆跃，卞鹰，孙强，葛人炜，郑振玉，贾莉英. 理顺医疗服务价格体系：问题、成因和调整方案（上）[J]. 中国卫生经济，2002（5）：31-34.

　　② 胡大洋，冷明祥. 江苏省三种基本医疗保险支付方式改革与探索 [J]. 中国医院管理，2011，31（2）：48-51.

　　③ 吕军，王颖，孙梅，励晓红，苌凤水，高解春，汤善健，郝模. 彻底扭转医疗机构扭曲的补偿机制："总额预算＋按服务单元付费"组合支付方式预期效果之二 [J]. 中国卫生资源，2011（1）：23-24.

　　④ 三明市医改领导小组办公室. 坚持政府主导　三医联动改革——福建省三明市公立医院综合改革情况汇报，网址：http://www.sm.gov.cn/ztzl/shyywstzgg/，访问日期：2015 年 5 月 3 日。

　　⑤ 张毓辉，万泉，翟铁民，王从从，郭锋，魏强，柴培培，王秀峰，赵郁馨. 2012 年中国卫生总费用核算结果与分析 [J]. 中国卫生经济，2014（2）：5-9.

　　⑥ 注意，药店竞争激烈，其利润率应低于医院。由于缺少药店利润率数据，这里以医院为基准。这会低估药品支出浪费。

此，如果中国的药品支出占卫生总费用的比重相当于 33 个 OECD 国家 2010 年的平均水平，中国卫生总费用将降低 5470.75 亿元，占 2012 年卫生总费用的 19.46%。

根据同样的方法，我们可以计算降低检查治疗费对中国卫生总费用的影响。2011 年，中国检查治疗费高达次均门诊费用的 31.2% 和次均住院费用的 26.7%。由于缺乏 OECD 国家检查治疗费占卫生总费用的比重以及中国检查治疗费的收支情况，无法进行估计。但可以肯定，检查治疗费占卫生总费用比重的下降，亦能够大大降低中国卫生总费用。

降低药费和检查治疗费能够大幅降低卫生总费用，是因为它们是有成本的。比如，2012 年，公立医院所均药品盈余仅为 673 万元，而患者却要支付高达 4388 万元的成本，从而大大推高了卫生总费用。很明显，通过药品加成来弥补医疗机构诊疗服务和手术等人力支出亏损的政策实在是一项高成本低收益的"问题"政策。

基于上述分析，仅仅控制中国一、二、三级医院的越级就医问题，住院和门诊合计节省的资金将高达卫生总费用的 9%—15%。如果将药品支出占卫生总费用的比重降低至发达国家的平均水平，节省的资金将接近卫生总费用的 20%。仅此两项就将节省卫生总费用的 30% 以上，节省的医疗费用占医疗机构业务收入的 50% 左右。这一结果与其他研究者的结论和三明市的改革结果相吻合。此外，中国的检查治疗费也有相当高的下降空间。这意味着，我们假定控制越级就医、降低药占比和检查治疗费用占比等三者合计至少能够节省卫生总费用的 30% 以上。

5.6.4 中国卫生费用增长的原因总结

第 3 章的量化分析发现，中国卫生费用增长的主要原因是医疗技术进步、收入提高、医疗保险扩张、千人床位数提高等，人口老龄化并非中国卫生费用增长的原因，这与国际相关研究结论一致。第 4 章的国际比较发现，与处于相似经济发展阶段的 OECD 国家相比，中国卫生费用相对增长速度并不快。但是，中国卫生总费用的结构、数量分布与价格构成是畸形的，表现在卫生总费用中：公共的卫生支出占比过低，医院费用占比过高，住院费用偏高，医疗机构人满为患与资源闲置两极分化以及药品和检查支出占比过高等。

本章梳理了中国医疗卫生体系的社会整体环境、医疗服务需方、医疗服务供方和医疗保险制度的变迁，发现政府管制下降是中国卫生费用增长的主要原因，表现在三个方面：医疗服务需方就医选择的自由化；医疗服务供方的自主化（包括三大变化：医疗机构自负盈亏、走向自由竞争及对医生实行收入与绩效挂钩）；医疗保险制度的保大不保小及按服务项目付费等。其结果是，中国越级就医和诱导需求现象等导致的卫生资源浪费极其严重。仅仅控制越级就医和诱导需求，中国每年卫生总费用就能节省30％以上。

我们也可以将中国卫生费用增长的原因分为合理与不合理（或者正常因素与非正常因素，或者不可控因素与可控因素）。对于需方老龄化上升、收入提高、教育水平提高以及供方医疗技术进步、医疗设备更新、服务质量上升、服务水平提高等因素导致的卫生费用的合理增长，无法通过社会政策予以改变，也无须改变。而卫生费用增长的不合理因素对于需方而言主要是预防不足和越级就医，对于供方而言主要是诱导需求和卫生资源配置结构失衡，则是应该采取措施严加管制的。

卫生费用的合理性增长无法控制，那么，如何控制卫生费用的不合理增长呢？如何控制越级就医、降低药占比和检查治疗费用占比呢？本书接下来3章先从政府管制理论出发阐述政府管制与需方就医的自由化、医疗机构的自主化、医疗保险保大不保小及按服务项目付费等问题的关系，分析政府管制与卫生费用控制的关系以及政府管制的目标、工具及其利弊等。接下来则分别基于医疗保险制度管制重构、医疗服务需方管制重构以及医疗服务供方管制重构，对中国卫生费用控制提出改革建议。

本书接下来的3章侧重于医疗费用的控制。2014年《中国卫生和计划统计年鉴》显示，2013年，中国医疗卫生机构总收入与业务收入分别占卫生总费用的73.09％和60.46％。原因是《中国卫生统计年鉴》上统计的医疗卫生机构的总收入是大大低估的，尤其是许多民营医疗机构往往低报收入数据。零售药店医药用品支出能够通过对医疗机构医疗费用的控制来加以控制。而医疗卫生机构和零售药店以外的费用则比较刚性，比如管理支出、研发支出等是很难控制和压缩的。

第6章　政府管制理论与医疗
保险制度管制重构

　　从本章开始，本书从医疗保险制度（第6章）、医疗服务需方（第7章）和医疗服务供方（第8章）三个角度入手，讨论中国卫生费用主要是医疗费用的控制问题。虽然医疗服务供需双方中，医疗服务供方是矛盾的主要方面。但在本书看来，医疗保险制度而非医疗服务供方才是三方关系的核心。医疗保险的制度设计，既会影响医疗服务需方的就医行为，也是医疗服务供方诊疗决策的风向标。医疗保险制度在三方关系中起着统领全局的作用。

　　在讨论三方之前，需要先简要介绍政府管制理论（本章第1节），然后分析医疗卫生体系与政府管制理论的关系，指出政府管制理论与卫生费用控制的关系：必要性（即作用机制）、管制目标、管制工具与管制利弊等（本章第2节）。最后，讨论医疗保险制度管制重构策略（本章第3节）。

6.1　政府管制理论概述

　　管制（regulation）通常也被翻译为监管、规制、规管等。刘鹏（2011）指出了不同译法的区别所在，并指出了经济性管制和社会性管制的演变史以及不同国家管制的发展趋势等[①]，限于篇幅，本书不再赘述。

　　管制经济学的核心观点是，政府管制的根源在于市场失灵。因为，市场体

---

　　① 刘鹏．转型中的监管型国家建设——给予对中国药品管理体制变迁（1949—2008）的案例研究［M］．中国社会科学出版社，2011：22.

系得以建构起来的理论基础——诸如个人主义、效用最大化行为、充分信息、不存在外部性以及竞争性市场等——在现实生活中存在诸多局限，导致了普遍的市场失灵，使得政府管制具备了公益正当性①。政府管制的范围分为经济性管制和社会性管制两类，前者解决垄断和自然垄断、公共产品、其他外部性问题、信息赤字与有限理性、协调一致问题以及市场例外条件与宏观经济考量等，后者则包括分配正义、家长主义以及共同体的价值等②。布雷耶则认为，管制的经济理由在于控制垄断权力、控制过度利润、补偿外部性、解决不充分信息和防止过度竞争，非经济理由在于不平等的讨价还价能力、合理化、道德风险、父爱主义以及稀缺等③。布雷耶最关键的论点是：规制失灵主要是规制工具与市场失灵的不匹配也就是规制手段与规制目标的不一致导致的，而不是由利益集团导致的。史普博④指出了政府管制的目的在于解决三类市场失灵：进入壁垒，即规模经济与沉没成本；外部性，主要是负的外部性，尤其是环境污染问题；内部性，由三类主要的交易成本造成，分别是昂贵的意外事件、道德风险和信息不对称。

6.2 医疗卫生体系中的政府管制

6.2.1 医疗卫生体系的特殊性

在医疗服务市场中，市场失灵是广泛存在的。许多学者尤其是 Arrow (1963)⑤、Grossman (1972)⑥、Stiglitz (1988)⑦、Besley, Gouveia & Drèze

① 安东尼·奥格斯. 规制：法律形式与经济学理论 [M]. 中国人民大学出版社，2008：24.
② 安东尼·奥格斯. 规制：法律形式与经济学理论 [M]. 中国人民大学出版社，2008：30-55.
③ 布雷耶. 规制及其改革 [M]. 北京大学出版社，2008：1-25.
④ 丹尼尔·F. 史普博. 管制与市场 [M]. 上海三联书店，2008：50-130.
⑤ Arrow K J. Uncertainty and the welfare economics of medical care [J]. The American Economic Review, 1963：941-973. 中文版参见：肯尼斯·阿罗. 不确定性和医疗保健的福利经济学 [M]. 比较，2006 (24)：73-117.
⑥ Grossman M. On the concept of health capital and the demand for health [J]. The Journal of Political Economy, 1972, 80 (2)：223.
⑦ Stiglitz J E, Brown E P. Economics of the public sector [M]. WW Norton, 1988.

(1994)①、Hurley（2000）② 等人对健康、医疗服务及医疗服务市场的特征做了经典的说明。

科尔奈和翁笙和（2003）③ 对此做了一个非常完整的总结，他们指出了卫生部门在所有国家、所有社会经济制度下都适应的九个普遍特征，分别是：（1）健康的价值无可比拟；（2）人人平等享有基本的健康（和教育）服务的权利；（3）医疗服务需求不确定性产生了保险需求；（4）保险购买和诊疗服务中的信息不对称；（5）保险购买的逆向选择和风险选择行为；（6）医患双方的道德风险；（7）医疗服务供方权力和垄断（自然垄断、行政垄断、准入垄断）；（8）病人的无助以及（9）不断增加的费用等。

由于医疗卫生体系的上述特殊性，一个理想的医疗卫生体系（见图6.1）的核心特征是实现公平与效率的结合，在公平方面：实现医疗资源均衡分布，全民医保，待遇均等，人人享受平等的健康权；在效率方面：加强预防，保障医疗的连续性，实现首诊、转诊和分级竞争，加强初级医疗机构竞争，通过混合支付方式严控供方道德风险，医疗保险机构建立良好治理结构。具体包括：保障医疗资源的均衡分布，以保证可及性；实现全民医疗保险，全民待遇均等，以保证公平性；为最大化成本收益，应该加强预防；建立首诊制度，并促进初级医疗服务提供者的竞争，对二、三级医院应该建立起转诊的分级-竞争制度；要保障医疗的连续性，如促进长期医患关系建立、加强电子病历建设；全民医疗保险要具有良好的治理结构，保障财务可持续性；防范医患双方道德风险，其中主要是供方的道德风险；建立混合型的支付方式，发挥对供方和需方的激励约束功能。如果缺少政府管制，上述理想体制是不可能实现的。

6.2.2 政府管制医疗卫生体系的必要性

本书认为，政府必须管制医疗卫生体系，其中：（1）政府管制医疗服务需方的理由至少包括：因追求医疗服务质量而越级就医；医疗保险制度下的道德

---

① Besley T, Gouveia M. Alternative systems of health care provision [J]. Economic Policy, 1994: 199-199.

② Hurley J. An overview of the normative economics of the health sector [J]. Handbook of Health Economics, 2000 (1): 55-118.

③ 科尔奈，翁笙和. 转轨中的福利选择与一致性 东欧国家卫生部门改革 [M]. 中信出版社, 2003: 39-52.

风险；预防和健康教育的重要性等。(2) 政府管制医疗服务供方的理由至少包括：医疗服务信息不对称的内生性；医疗服务竞争的核心是质量而非价格；医疗服务供方竞争的不充分性；医疗服务供方利己动机下导致的医疗服务可及性差距；医疗服务市场区分初级和二、三级医疗市场两类等。(3) 政府管制医疗保险制度的理由至少包括商业性医疗保险供给不足、再分配、家长主义、共同体的价值、干预医疗资源配置等。此外，政府管制还有利于形成连续性医疗和长期医患关系，控制卫生费用增长，塑造良好社会风气等。

鉴于政府医疗管制相关研究不足，下文将进一步分析政府管制医疗服务需方、供方和医疗保险制度的必要性。

6.2.2.1　政府管制医疗服务需方的必要性

管制理论研究一般只涉及对供给者的管制，很少涉及对消费者的管制。当然，我们也能发现一些对需方进行管制的政策，比如义务教育年限的规定、需持驾驶证方能驾车、需持证购买枪支、需持深水证方能进入深水区游泳、需达到一定年龄方能购买烟酒及观看成人电影等。在社会福利领域，对于需方的管制更多，比如领取失业金的等待期、最低缴费年限及最长年限、退休年龄等等。

医疗服务消费者的管制必要性在于，健康和生命的价值无与伦比，患者面对疾病常常失去理性。在医疗服务存在严重的信息不对称的情况下，患者会盲目追求医疗服务质量。医疗服务机构的级别越高，医疗服务质量通常越高。在患者自由选择就诊机构时，自然会选择越级就医，从而增加社会成本，恶化医疗资源分布。因此，必须管制医疗服务需方的行为，减少越级就医。

政府可以通过医疗保险基金在不同层级医疗机构就诊的报销比例差距来诱导患者优先选择较低层次的医疗机构就医。随着医疗保险水平的提高，不同层级医疗机构报销比例的差距将逐渐失去吸引力，患者仍优先前往高级别医疗机构就医。目前，中国普遍存在这一现象。同时，较高级别医疗机构的医疗费用更高，而报销比例更低，很容易发生医疗费用风险，导致因病致贫和因病返贫。因此，许多国家采取强制措施，要求患者必须经过转诊方能获得较高级别的医疗服务，否则不予报销。

在医疗保险制度下，患者支付的医疗服务价格低于实际的医疗服务价格，容易引发滥用医疗服务（如多开药、以住院代替护理、以住院代替门诊以及医患合谋等）或冒名顶替的道德风险，从而增加医疗基金的支出。这些道德风险属于管理问题，可由医疗保险经办机构通过改进管理缓解。

预防对于健康和生命而言十分必要，且具有很高的成本效应。根据2002年《世界卫生报告》，世界十大风险因素（体重过轻、不安全的性行为、高血压、吸烟、喝酒、不安全的水、不安全的卫生设置和卫生习惯、缺铁、固体燃料释放的室内烟雾、高胆固醇以及肥胖）导致的死亡占全球死亡总数的1/3以上。作为全球最大死亡原因的心血管疾病（目前也是中国的首要死亡原因）有3/4以上归因于吸烟、高血压或胆固醇。其中，烟草造成将近500万人早亡，高血压造成700万人早亡，胆固醇造成400万以上人早亡[1]。而吸烟、高血压和胆固醇等都可以通过如加强患者的健康教育、体育锻炼、遵医嘱服药等预防措施降低。

预防具有非常明显的成本效益。WHO估计，每年发生的跌伤为42.2万次，是仅次于道路交通伤害的第二大非故意伤害死亡的原因。与跌倒有关的伤害所造成的财政开支数额巨大。比如，在芬兰和澳大利亚，对于每一例65岁以上的老年人跌伤，卫生系统的平均支出费用分别为3611美元和1049美元。来自加拿大的证据表明，实施有效的预防策略，可使10岁以下儿童的跌伤发生率下降20%，从而每年可节省资金1.2亿美元以上[2]。预防对于公共卫生、传染病的效果更加明显。研究显示，初级预防及健康教育可能预防高达70%的疾病负担[3]。在许多低收入国家，多达20%的癌症死亡由乙肝病毒和人乳头瘤病毒感染造成，而通过针对乙型肝炎病毒和人乳头瘤病毒接种疫苗可以有效降低癌症发病率[4]。根据《人民日报》报道，1992年—2005年间，中国直接和间接地用于新生儿乙肝疫苗接种总投入约为53.48亿元，而获得的总效益达2728.25亿元，成本效益比高达51∶1[5]。

预防在中国医疗卫生历史上发挥了重要作用。新中国成立后，中国第一届

---

① WHO. 2008年世界卫生报告 减少风险，延长健康寿命. 网址：http://whqlibdoc. who. int/hq/2002/WHO＿WHR＿02.1＿chi. pdf.

② 世界卫生组织：网址：http://www. who. int/mediacentre/factsheets/fs344/zh/index. html，访问日期：2014年1月20日。

③ WHO. 2008年世界卫生报告初级卫生保健 过去重要 现在更重要 [M]. 人民卫生出版社，2008：16.

④ 世界卫生组织：网址：http://www. who. int/mediacentre/factsheets/fs297/zh/index. html，访问日期：2014年1月20日。

⑤ 白剑锋：疫苗，筑起全民健康的"长城"——我国实施国家免疫规划成效显著 [N]. 人民日报，2014-02-25：8.

全国卫生会议上提出"面向工农兵"、"预防为主"、"团结中西医"为新中国卫生工作的三大方针，后来又将"卫生工作与群众运动相结合"纳入进去。由于坚持预防为主方针，加上劳保、公费医疗和农村合作医疗，低成本适宜医疗技术的使用，中国仅用了GDP的3%就取得了巨大的成就，被世界卫生组织誉为发展中国家的典范。

6.2.2.2 政府管制医疗服务供方的必要性

信息不对称并不是医疗卫生体系独有的，在市场交易中广泛存在。但健康与生命的极端重要性使得医疗机构和医生利用信息不对称以谋取自身利益变得极为容易。医疗服务信息不对称具有内生性，这是由医疗服务本身的技术特点决定的，无法消除。只要医疗服务供方具有利己动机（这是普遍存在的），不论何种制度设计下，医疗服务供方都会利用信息不对称加以应对，从而产生不同的道德风险行为[①]。政府必须管制医疗服务供方，设计激励机制，诱导医疗服务供方朝着政府所希望达致目标的方向行动，并对其做出的违背社会公益目标或社会政策目标的行为予以惩罚。不考虑医疗服务供方道德风险的管制措施，往往导致管制失灵，恶化问题。

市场经济下，价格竞争被认为是提高资源配置效率的最重要的机制，也是市场经济运行的基础条件。但医疗服务供方的核心竞争力是医疗服务的质量而非价格，价格不是调节医患双方行为的核心因素。对于患者而言，尤其是当患者遭遇严重疾病时，医疗服务质量而非价格才是最终关心的问题。加之现代社会，医疗保险的广泛保障，就医时仅需承担部分成本，患者缺乏动机去关注费用问题，主要关注医疗服务质量。一般认为，对于常见病，医疗服务供方的价格竞争能够部分地发挥作用。但是，由于常见病花费不高，出于质量和排除不确定性考虑，医疗服务的质量仍然是患者考虑的主要问题。本书第4章指出，对于患者就医选择的许多调查均证实了这一点。对于医疗机构而言，往往通过产品差异策略来细分市场以形成垄断。同时，医疗机构通过提供更好的工作环境和医疗设备来吸引最优秀的医生加入（目的是提高医疗服务质量），并不展开价格竞争。虽然按人头付费或按DRGs付费会让医疗服务供方在医疗服务价格（确切地说是医疗服务成本）方面展开竞争（但医疗服务质量竞争始终存在），医疗服务价格/成本低的供方能够获得更大的发展空间。但此价格/成本竞争却

---

① 汪德华，白重恩. 政府为什么要干预医疗部门 [M]. 比较，2008 (36)：190-202.

不是针对患者展开的，而是针对医疗保险经办机构而言的，患者关心的仍然是质量而不是价格。

政府管制供方的另一个重要原因是可能存在垄断。医疗服务供方竞争通常是不充分的，尤其是二、三级医院，其原因包括自然垄断、行政垄断、医药利益集团导致的垄断等。即使排除行政垄断和利益集团垄断，自然垄断也是存在的。比如，2014年《中国统计年鉴》显示，2013年，中国人口总数为13.61亿人，而三级医院1787所，二级医院6709所，平均76万人才有一所三级医院，20万人才有一所二级医院。其中，二、三级医院增长速度非常快。2005年，中国三级医院946所，二级医院5156所，8年时间分别增长了88.90%和30.12%。就区划分布而言，2013年，中国地级区划（如地级市）为333个，县级区划（如市辖区、县级市、县和自治县等）为2853个，平均每个地级区划三级医院5.36所（三级医院主要建立在地级区划，平均每个地级区划将近400万人），每个地级和县级区划二级医院2.35所，三级医院0.63所。除非一个地区人口密度特别大，否则就难以形成有效竞争。比如，2013年，三级医院的数量最低的三个地区为西藏（2所）、宁夏（5所）和海南（11所），最高的三个地区为广东（117所）、浙江（114所）和辽宁（109所）。而北京、上海、天津和重庆四个直辖市则分别高达62所、44所、38所和22所。

由于医疗服务供方（尤其是二、三级医疗服务）不可能实现充分竞争，因此，即使放开医疗服务供方准入，也不可能打破二、三级医疗服务供方的垄断地位，反而可能造成医疗资源的重复配置，推高卫生总费用。同时，前文指出，质量竞争而非价格竞争是医疗服务供方竞争的核心，即使医疗服务供方主体增加，也并不必然导致价格下降。诱导需求理论则表明，供给主体越多，医疗服务利用越多，医疗费用越高。关于诱导需求理论的介绍，详见何平平（2012）[1]以及廖进球（2011）[2] 的相关论述。

医疗服务供给具有一般市场供给主体的一些特点，如利润最大化导向、以购买力为导向（追逐市场并创造市场，如"医疗化社会"）以及集中化、大型化趋势。这些特点反映在医疗服务的资源配置布局、诊疗行为和体系结构中。虽然医疗机构（尤其是医院）并不总是营利性的，但市场竞争下，仍需要遵循利

---

① 何平平. 医疗费用增长因素研究 [M]. 湖南大学出版社，2012：141-150.

② 廖进球主编. 规制与竞争前沿问题（第四辑）[M]. 中国社会科学出版社，2011：79-96.

润最大化原则。而在按服务项目付费方式下，利润最大化与预防为主的方针是矛盾的。因而，任由医疗服务市场自由发展，必然出现重治轻防。在购买力导向下，医疗机构会向高购买力地区集中，自然产生医疗资源的地区不均衡和医疗资源的向上流动。早在19世纪，自由放任主义下的市场经济就证明了企业内生地具有集中化和大型化的趋势，也就是垄断的趋势。在缺乏管制时，医疗服务机构自然也将走向大型化、集中化，从而导致基层医疗机构的萎缩，降低医疗服务可及性。

医疗服务供方还具有一些不同于一般市场供给主体的特点，如不完全竞争，资本、技术和劳动力密集型产业，外部性，第三方支付以及区分为初级医疗保健和二、三级医疗保健。其中，第三方支付和医疗卫生服务的层次性需要格外加以关注。第三方支付涉及医疗保险，在下文单独分析。

将医疗服务供给区分为初级医疗保健和二、三级医疗保健有三个原因：第一，初级医疗保健的成本效益更高，应该加强初级医疗保健。因此，医疗保险制度应该大小病统包。然而，2008年《世界卫生报告》指出，当前在发展中国家普遍存在着对初级医疗保健的误区：仅包含少数几种重要疾病；仅仅治疗；将初级医疗保健削弱为独立的卫生站或单独的社区卫生工作者；仅限于对优先健康问题进行干预的单向服务模式；仅为农村贫困人口提供低技术和非专业的保健服务；错误地认为初级保健廉价，因而穷人有能力支付，致使初级保健必须由个人现金支付[①]。对于发展中国家而言，普遍面临财力不足的困境，出于化解大病医疗费用风险和维护社会稳定的需要，医疗保险制度保障高额医疗费用存在政治上的优先性。不过，财力不足并不是十分充足的理由，发达国家在二战后以及实行计划经济的国家最初也都面临严重的财力不足问题，但并没有妨碍这些国家的医疗保险制度大小病统包。同时，初级医疗保健通过加强预防、健康教育、防止小病拖大和消除社会性住院，有利于降低卫生费用，减少医疗保险基金的财务风险。加强初级医疗保健主要是观念问题，而非财力问题。

第二，二、三级医疗保健关涉医疗技术进步。从长远看，医疗技术进步会提高医疗服务的质量和效率，并降低许多疾病的治疗成本。从国家发展战略看，医疗技术进步与精密仪器制造业、生物制药业密切相关，而这些产业多为战略

---

① WHO. 2008年世界卫生报告初级卫生保健 过去重要 现在更重要 [M]. 人民卫生出版社，2008：19.

性新兴产业。然而，（1）二、三级医疗服务并非在所有情况下均能促进医疗技术进步，需要密切关注医疗保险的付费方式。比如，按服务项目付费有利于医疗技术进步，而 DRGs 和总额预算制度则不利于医疗技术进步。（2）医疗技术进步并非仅仅由二、三级医疗服务决定，而是与基础研究、跨部门科研合作等密切相关。（3）对于大国而言，出于国家战略考虑，应该扶持医疗技术进步以参与国际竞争，但并不意味着应该任由二、三级医疗服务机构发展，而是要有所管制。

第三，初级医疗保健和二、三级医疗保健之于患者的价值大小、信息不对称程度和供方竞争程度差别明显。初级医疗保健服务对象为小病，而二、三级医疗保健服务对象主要为住院（即大病）。对患者而言，小病的重要性和紧迫性要远小于大病，信息不对称程度也低得多，提供主体的竞争程度也更高。比如，2013 年，中国全部医疗卫生机构为 974398 所，以初级医疗服务机构为主，平均1400 人即有一所医疗卫生机构。初级医疗保健服务更加类似于一般市场服务，强化初级医疗保健服务竞争可以提高效率。世界上几乎所有市场经济国家的初级医疗保健服务的提供者都是私人[①]，只有少数国家由政府斥巨资举办初级医疗保健服务机构（公共卫生除外）。而二、三级医疗保健服务则很难通过市场竞争来提高效率，允许患者在二、三级医疗机构中自由选择并非明智的选择。

6.2.2.3　政府管制医疗保险制度的必要性

政府对医疗保险的管制要比供方管制重要，而供方管制要比需方管制重要。这是因为，由于信息不对称，商业性医疗保险无法覆盖最需要保险保护的人群，政府不得不建立社会医疗保险。社会医疗保险的建立，迫使政府不得不制定更多的政策来管制医疗服务供需双方。出于再分配、家长主义以及共同体的价值等多方面的原因，社会医疗保险这一管制措施不但不能取消，而且其趋势是不断强化自身。

发达国家和中国医疗保险制度变化的历史表明，政府可以通过医疗保险制度管制来达致多重目的，如风险分散、再分配、医疗费用控制、医疗资源配置以及其他功能等。比如，医疗保险可以降低民众大病就医的财务风险，减少因病致贫和因病返贫，维护社会稳定。又比如，医疗保险对不同科别、地区、人

---

① 顾昕，高梦滔，姚洋. 诊断与处方 直面中国医疗体制改革 [M]. 社会科学文献出版社，2006：31.

群医疗服务的支付标准设定，直接决定着医疗资源的流向。

社会医疗保险的制度设计还改变了医疗服务供需双方的行为。在缺乏医疗保险制度时，医疗服务供方的支付方式是按服务项目付费，导致了供方差别定价[①]，诱导需求严重，缺乏成本意识，医疗卫生机构普遍存在财务不清、管理混乱、信息系统滞后等问题。医疗保险按人头付费、按 DRGs 付费以及按绩效付费等支付方式的引入，增加了医疗服务供方的财务风险，改变了其诊疗行为，加强了其成本意识，促进了医疗机构的财务体系、管理制度和信息系统的现代化。

社会医疗保险的制度设计也改变了医疗服务需方的行为。医疗保险大大降低了医疗服务需方在购买时实际支付的价格，容易导致医疗服务需方浪费。当被医疗保险覆盖时，患者更加重视医疗服务的质量。如果缺乏管制，大量患者会涌入大型医疗机构，导致基层医疗机构萎缩和卫生费用快速上涨。因此，许多国家通过医疗保险制度的强制首诊和转诊制度，来约束医疗服务需方的行为，以形成分级医疗制度。

6.2.3 政府管制医疗卫生体系的目标

本书认为，理想的政府管制应该致力于实现民众少生病、看得上病、看得起病和看得好病的目标（见图 6.1）。少生病首先涉及宏观的社会经济生活环境，在医疗卫生领域内，则主要与预防和公共卫生相关，具体到政府管制上则主要与需方管制相关。"看得上病"涉及医疗服务的可及性，需要关注医疗资源的分布、结构，与供方管制密切相关。"看得起病"涉及医疗服务的价格和购买力，前者属于医疗服务供方价格管制的范畴，后者则主要属于医疗保险制度管制范畴。"看得好病"部分地涉及医疗服务质量问题，也涉及民众医疗观念问题，与医疗服务供方和需方管制密切相关。本部分仅在此简要指出要实现上述目标所需做出的努力，后文会结合医疗保险管制和医疗服务供需双方管制的内容具体阐述。

6.2.3.1 民众少生病

民众少生病不但提高了民众的生活品质，基于卫生费用控制的角度则更具成本效益。不过，健康的决定因素包括生活习惯、社会环境、遗传和医疗卫生

[①] 朱恒鹏. 管制的内生性及其后果：以医药价格管制为例 [J]. 世界经济，2011 (7)：64-90.

制度等多种因素，其中，生活习惯是主要原因①。陈竺指出，健康寓于万策，为提高民众身心健康，应该加强对环境污染、交通运输、食品药品安全、营养与饮食、社会心态等多个方面的管制②。从医疗卫生体系的角度出发，要让民众少生病，则应通过制度设计加强预防、注重健康教育，加强公共卫生体系建设等。本书第7章将着重阐述这一问题。

6.2.3.2　民众看得上病

要让民众看得上病，就是做到医疗资源均衡分布，结构布局合理，分级医疗和转诊制度健全。在缺乏政府管制时，医疗服务供给会出现过度集中现象：过度集中于大中型城市、二、三级医疗和专科治疗，从而降低了农村地区、偏远地区和初级医疗卫生服务的可及性。市场体系下，不同科别医疗服务的供应亦不相同，从而影响了不同科别医疗服务的可及性。为此，需要通过医疗资源规划布局、医疗保险制度设计和公共卫生体系建设，向农村地区、偏远地区、基层地区和初级医疗保健部门提供更多的医疗资源，实现医疗资源的均衡分布，提高医疗服务的可及性。本书第6章和第8章将着重阐述这一问题。

6.2.3.3　民众看得起病

要让民众看得起病就要降低医疗服务的价格，或者提高民众的支付能力。不过，降低医疗服务的价格常常扭曲市场价格体系，反而容易恶化问题。中国诊疗服务和药品价格管制失灵就是典型案例。提高民众的支付能力，可以通过提高民众的收入水平和提高医疗保险制度保障水平实现。前者效果有限，因为民众收入水平提高的同时，医疗服务价格会以更快的速度上涨。现代国家一般通过全民医疗保险、医疗保险大小病统包等措施来提高民众的支付能力。本章第2节将着重阐述这一问题。

6.2.3.4　民众看得好病

民众对医疗服务最为关注的是其质量，医疗服务机构的核心竞争力亦为医疗服务质量。因此，要管制医疗服务机构高端医疗设备购置，诱导其推行低成本适宜技术。不过，也要权衡医疗技术进步和医疗成本，防止过分重视费用控制而影响医疗技术进步。政府还要推动医疗质量资讯公开，降低信息不对称的

---

① 李玲．我国医疗体制改革趋势［J］．红旗文稿，2006（10）：19-21.

② 陈竺：研究和实施将健康融入所有政策，新浪网，网址：http://health. sina. com. cn/news/y/2013-08-19/103199704. shtml，访问日期：2014年3月7日。

程度，减少医疗服务需方盲目就医。在医疗保险覆盖的情况下，患者支付的医疗价格会低于实际医疗价格，导致患者更倾向于高质量的服务，进而导致过度医疗，浪费严重。因此，要加强管理，防范医疗服务需方道德风险。

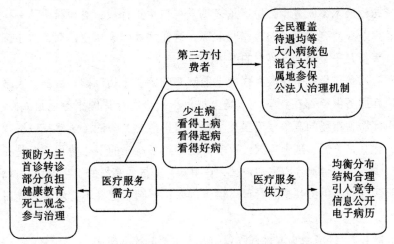

图 6.1　理想医疗卫生体系的形态/政府管制的目标

6.2.4　政府管制医疗卫生体系的工具

政府管制对卫生费用至关重要。问题的关键在于，应该选择何种管制体制和工具。由于以下两个方面的原因，我们无法回到过去以行政命令为主导的管制体制。

6.2.4.1　医疗服务市场上竞争的不可替代

科尔奈、翁笙和（2003）[①] 对经典社会主义下医疗部门的分析表明，卫生费用占 GDP 的比重固然不高，并且具有有限的安全性、一致性和平等性，但也存在严重的问题：医疗卫生部门属于最低优先权的部门，垄断和中央集权的官僚体制以及伴随的短缺经济，使病人完全没有自主权、服务质量低下以及科技进步滞后，还存在排队等候时间长、以低水平的医生和药物替代真正需要的医生和药物以及严重的特权主义等。

---

① 科尔奈，翁笙和 . 转轨中的福利选择与一致性 东欧国家卫生部门改革［M］. 中信出版社，2003：108.

第 6 章　政府管制理论与医疗保险制度管制重构 **149**

随着收入、教育水平、权利意识的提高，上述问题正变得不可接受：人人享有健康权已成为基本的人权，医疗卫生服务日益具有优先权；人人均等享有健康权，特权现象日益难以被容忍；高质量的服务比低廉的价格更加重要，这就要求医疗技术不断进步；患者越来越重视自主选择权，必须赋予其一定的自由度；以及仅能容忍有限的等候时间等，这在欧美国家普遍存在，对中国患者而言，等待几乎是最难以容忍的事情。

医疗服务市场竞争在很大程度上能够有效解决上述问题。目前，大多数国家的医疗服务供给都在竞争性市场上提供，初级医疗保健服务更是如此。二、三级医疗服务市场的竞争程度虽然更低，但仍然是竞争的。虽然在一些国家和地区，尤其是美国、瑞士等国，竞争市场导致了高昂的卫生费用，但是在新加坡、日本和中国台湾等国家和地区，竞争却并未导致高昂的卫生费用。这表明，竞争是医疗服务供给甚至医疗保险供给的基础平台，但并不必然带来高昂的卫生费用。

6.2.4.2 经济激励取代行政管制成为主流的控制机制

如果医疗服务甚至医疗保险通过竞争的方式供给，那么，遵循竞争市场的规律能够更好地适应市场、影响市场。前文指出，医疗卫生体系的信息不对称是内生性的，无法消解。因此，只能通过经济政策激励医生，诱导其行为符合政策目标。简单通过行政命令强制医生遵从政策目标，而不考虑供方的经济诉求，必然导致管制失灵。有研究者指出，目前中国主要通过行政命令方式直接规范医疗服务机构行为，而行政管制失灵恰恰是导致医疗服务机构行为失范的重要原因[1]。中国药品的行政管制失灵为此提供了鲜明的例子。在对处于市场竞争环境下的医院和医生采用按项目付费的情况下，以收入最大化为目标的医院和医生有强烈的动机诱导需求。因此，医疗保险不改变按服务项目付费的支付方式，即使行政部门出台再多的行政措施，也无法管住大处方行为。朱恒鹏指出，目前至少有14道行政管制措施，但药品支出依然飞速增长[2]。事实上，

① 赵斌. 基于国际经验的社会医疗保障购买服务机制研究 [D]. 中国人民大学, 2013.
② 朱恒鹏. 14 道管制下 医药费为什么越"管"越贵? [J]. 中国经济周刊, 2011 (25): 19-21.

管住了大处方，反而会带来更严重的大检查、大住院问题①。

随着医疗保险基金占卫生总费用的比重不断上升，医疗保险基金逐渐成为医疗服务供方收入的主要来源。这使得医疗保险基金管制医疗服务供方行为具有了正当性，同时也使得行政命令逐步丧失了对医疗服务供方的管制能力，因为行政机构已经不再掌握医疗服务供方的主要资源。许多国家已经逐步放弃行政干预，转由医疗保险基金支付制度改革来激励约束医疗服务供方行为，实际上即是走向"有管理的竞争"②。

这意味着，如今我们需要改变过去行政命令管制为主的管制体制，代之以以医疗保险制度管制为主、行政命令管制为辅的管制体制，才可能有效地管制医疗服务市场。下文我们将从医疗保险管制、医疗服务需方管制以及医疗服务供方管制三个维度去论证如何构建这一新的管制体制。不过，如果以这种思路构建一种新的管制体系，以加强医疗保险作用、控制患者越级就医和医疗服务供方诱导需求的行为，我们将会发现，这实际上将意味着需要重构整个医疗卫生体系。不过，本书的主要观点即是卫生费用的增长与控制实质上蕴含于卫生服务体系之中，要探讨卫生费用增长的原因及控制的办法，实际上就是对卫生服务体系的一个重新解构。

6.2.5 政府管制医疗卫生体系的利弊

第 5 章的分析表明，改革开放前，政府实行的严格的计划管制，不但控制了卫生费用的增长，还实现了较高的医疗产出。比如，政府强力推动预防和低成本适宜技术，实现了绝大部分城乡居民拥有医疗保障，医疗保障制度大小病统包，强制患者首诊、转诊，医疗机构缺乏自主性和盈利动机，以分级合作替代竞争，医务人员采取工资制等。但是，在费用控制总体良好的计划经济时期却存在医疗技术进步缓慢、医疗服务质量差、等候时间长、特权泛滥等严重问题③。

---

① 刘小鲁. 我国劝诱性医疗的成因：管制、市场结构还是信息不对称？[J]. 经济评论，2012 (2)：88-96.

② 顾昕，高梦滔，姚洋. 诊断与处方 直面中国医疗体制改革 [M]. 社会科学文献出版社，2006：31.

③ 科尔奈，翁笙和. 转轨中的福利选择与一致性 东欧国家卫生部门改革 [M]. 中信出版社，2003.

改革开放后，民众收入水平、教育水平、对健康的重视程度和医疗技术进步、医疗服务质量、医疗服务态度的提升均导致了卫生费用上涨。这些因素导致的卫生费用的增长是合理的，没有必要控制，也很难控制，属于不可逆转的趋势。而由于政府管制下降，比如政府对预防和低成本适宜技术的动员能力大幅下降，医疗保险覆盖面大幅下降，保大不保小，患者自由就医，医疗机构以营利为导向，医务人员采取工资加奖金的激励方式等，导致了卫生费用快速上涨，属于不合理增长，是应该而且可以通过改造制度体系加以控制的。当然，在卫生费用快速上涨的同时，中国患者的就医选择权、医疗技术进步、医疗服务质量、医疗服务供给能力也大幅提高。

为此，政策制定者需要权衡政府管制的利弊。高管制会降低卫生费用，但会带来医疗服务配给问题；低管制会改善医疗服务供给，但会带来费用快速上涨问题。在一些方面，政府管制是利大于弊的。比如，医疗保险短期内会导致医疗费用快速上涨，并且引致患者的道德风险，但能够实现人人有健康的目标，降低医疗费用风险，维护社会稳定，维护家长主义，因而政府有足够动力推动医疗保险制度不断扩张。但是，政府管制又常常会出现管制失灵。管制失灵实际上是当前中国卫生费用快速上涨的重要原因，尽管管制失灵主要是由于政府管制下降导致的。有研究者认为，政府管制还具有内生性[①]，会在错误的方向上越走越远，不可自拔。不过，如果能够设计出合理的制度、选择恰当的政策工具，我们还是有可能既实现政府管制的目标，又最大程度地降低政府管制的负面影响。

6.3 中国医疗保险制度管制重构

社会医疗保险制度是中国多层次医疗保障制度的核心。因此，下文主要考察社会医疗保险制度管制现状，而对中国医疗救助制度等医疗保障制度的管制及其改革建议仅作简略介绍。

6.3.1 医疗保险制度的功能

在 OECD 国家，社会医疗保险或 NHS 支出占卫生总费用的比重一般在

---

① 朱恒鹏. 管制的内生性及其后果：以医药价格管制为例 [J]. 世界经济，2011 (7)：64-90.

70%以上（见本书第4章），是医生和医疗机构收入的主要来源。而所有的NHS国家和社会医疗保险制度实行单一保险人的国家的购买者均为垄断性组织，具备垄断性的购买能力，购买者的政策变动能够极大影响医生和医疗机构收入。在一些采取多元保险人制度的国家，虽然保险组织不是垄断性的，但是在支付医疗费用时，却是以保险协会的方式支付整体报酬的，比如在德国和日本即是如此。因此，即使是多元保险人体制，仍然可能是垄断性的支付机制。因此，通过医疗保险制度设计，来诱导医生和医疗机构朝向政策制定者期待的目标努力，就变得十分重要。由于行政机关（如不掌管社会医疗保险的卫生部门、物价部门）已不再掌握主要资源，行政命令对医生和医疗机构的强制力下降。由于没有认识到这一点，行政部门依然延续传统的治理方式，通过行政命令而非医疗保险政策的经济诱导来实现管制目标，往往导致管制失灵。为避免行政管制失灵，必须将行政命令与医疗保险政策结合起来。

尽管许多文献都讨论医疗保险，但少有人论及医疗保险的功能。顾昕曾专门撰文提及医疗保险的三个功能：风险分散、再分配以及第三方购买，但是不够全面，解释也不够详细①。杨燕绥提及，医疗保险有三个功能：分担参保患者经济风险、抑制医患道德风险和促进资源合理配置②。由于没能认识到医疗保险的诸多功能及其运作的条件，当前中国医疗保险政策不但未能解决许多现实问题，恰恰还是诸多问题的根源。

医疗卫生体系是一系列异常复杂的制度安排。在一般市场中，仅仅分析供需双方即可，而医疗服务市场中还需要考虑医疗保险制度。目前，世界各国医疗卫生体系三大主体之间的关系均可以用图6.2表示。其中，医疗服务需方向第三方付费者③缴纳保险税/费，当参保人就医时，可以获得医疗服务供方提供的医疗服务，个人仅需支付自费/付部分的医疗费用（即医疗费用补偿），并获得第三方付费者提供的因病误工的收入损失补偿（图6.2中的"现金补偿"），医疗服务供方则获得患者的自费/付部分的医疗费用以及第三方付费者通过支付

① 顾昕，高梦滔，姚洋. 诊断与处方 直面中国医疗体制改革［M］. 社会科学文献出版社，2006：31.
② 杨燕绥. "控费"与"服务"并重［J］. 中国社会保障，2014（5）：27.
③ 第三方付费者通常为（社会）医疗保险机构或国家卫生服务制度。结合本书分析语境，为统一分析，下文用医疗保险机构代指第三方付费者。

方式支付的资金。

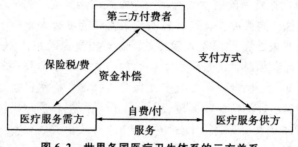

图6.2　世界各国医疗卫生体系的三方关系

　　从图 6.2 可以看出，在医疗保险制度向患者提供现金补偿环节，就具备了收入损失风险分散的功能；在医疗费用补偿环节，医疗保险制度具备了医疗费用风险分散的功能。随着医疗费用快速上涨，医疗保险制度已由最初的以分散收入损失风险为主转变为以分散医疗费用风险为主。

　　国民缴纳保险费/税和医疗保险补偿患者现金收入损失及医疗费用支出引致了医疗保险制度的收入再分配功能。通过医疗保险制度筹资和补偿，参保人之间就形成了收入的再分配。医疗保险对收入损失和医疗费用风险的分散程度以及收入再分配程度取决于具体的制度设计。按收入的一定百分比筹资还是按人头定额筹资会影响筹资的公平性，但不会直接影响医疗费用负担的公平性。即使按收入的一定百分比筹资时，收入的界定、筹资上下限的确定、税收优惠政策等均会影响筹资的公平性。医疗费用的分担方式、保障项目、保障水平、封顶线高低均会对不同人群产生不同的影响，从而影响医疗费用负担的公平性。因此，医疗保险是否具有再分配功能是非常复杂的问题。总的来说，如果医疗保险制度保障水平很低，其化解风险的能力将十分微弱；如果制度设计不当，还可能出现逆向再分配。

　　在支付方式环节，医疗保险制度最初采用 FFS，结果导致医疗费用快速上涨（比如 OECD 国家 1980 年前即是如此），还容易恶化医疗资源配置状况如重城轻乡、重治轻防、重物力轻人力以及重专科轻全科等（中国即是如此），最终导致基金收不抵支，不得不实行支付方式改革，如宏观的总额预算制度和微观的按人头付费、按 DRGs 付费、按绩效付费等。医疗保险制度支付方式改革激发了其第三方购买功能，以约束医疗服务供方，控制医生诱导需求，降低医疗费用增长。

医疗保险制度发挥上述功能的同时，也无形中发挥了第四项功能，即医疗资源配置功能。医疗保险的支付范围、支付标准、支付方式等均会影响医疗资源的配置。比如，中国的医疗保险支付范围以保大病为主，结果导致住院服务占卫生总费用的比重偏高。在中国台湾地区，因为全民健康保险付费标准设置不合理导致"四大皆空"。"四大皆空"指的是台湾内科、外科、儿科和妇科医生紧缺。支付方式上，FFS很容易加剧城乡之间、地区之间医疗资源配置不均，而实行风险调整的按人头付费则能够促进城乡之间、地区之间医疗资源的均衡。

医疗保险制度除了具有风险分散（收入损失风险和医疗费用风险）、再分配、医疗费用控制、医疗资源配置等功能外，还能够对医疗技术进步、医药产业和医院现代化产生巨大影响。医疗保险通过支付目录决定了何种医疗技术、器械和药品能够受到资助，从而会极大影响医疗技术进步和医药产业发展。医疗保险支付制度改革，尤其是DRGs制度对医院的成本和临床数据的要求非常高，迫使医疗保险机构和医疗机构加强成本和财务核算以及信息化建设，从而促进医院的现代化。

6.3.2 中国医疗保险制度管制现状[①]

中国医疗保险制度目前包括城镇职工基本医疗保险制度、城镇居民基本医疗保险制度和新型农村合作医疗（以下简称"新农合"）。纵观全球医疗保障制度，尤其是以当前的发达国家为基准，中国医疗保险制度存在一些明显与众不同的制度设计。比如，建立个人账户，医疗保险保大不保小，不以家庭为单位参保，医疗保险赋予患者过度选择权以促进医疗机构的竞争等。这些与众不同的所谓"创新的"或"中国特色"的制度设计，正是中国当前卫生费用的快速上涨以及其他诸多问题如所谓的"看病贵、看病难"问题的根源。当前，中国医疗保险的诸多制度设计亟待重构。

6.3.2.1 尚未实现全覆盖、保障项目较少、保障水平较低

中国三大医疗保险仍未实现全民覆盖。中国当前重复参保现象十分严重。据王东进（2010）调查估计，中国城乡居民重复参保人数为1亿人左右[②]。基于

① 本小节全文参见：王海东，王超群. 中国社会医疗保险制度的成就、问题与改革建议 [M]. 社会科学文献出版社，2014：255-268.

② 王东进. 切实加快医疗保险城乡统筹的步伐 [J]. 中国医疗保险，2010（8）：6-8.

这一估计，中国未被医疗保险覆盖的人群高达 1.5 亿人（1 亿重复参保人群以及 0.5 亿没有医疗保险的人群），超过了总人口的 10%。

中国三大医疗保险保障项目较少。以药品为例，中国《国家基本医疗保险和工伤保险药品目录》准予支付费用的西药品种分别为 1027 个和 1031 个，中成药品种 823 个，民族药品种 47 个。而国家食品药品监督管理局数据查询显示，当前中国国产药品信息 167570 条，进口药品信息 4472 条。可见，中国药品种类繁多，而纳入基本医疗保险药品目录的药品数量则极少。

中国三大医疗保险保障水平较低。除前文提到中国当前个人现金自付比重占比过高外，从报销水平上看，2012 年《全国社会保障资金审计结果》显示，2011 年，城镇职工基本医疗保险、城镇居民基本医疗保险和新农合在国家基本医疗保险"三个目录"（即基本药品目录、基本医疗服务设施诊疗项目目录和医疗服务设施目录）政策范围内的报销比例[1]分别达到 77%、62%和 70%；实际报销比例[2]则仅分别为 64.10%、52.28%和 49.20%。

6.3.2.2　三大医疗保险保大不保小

改革开放前，劳保医疗、公费医疗和农村合作医疗均是大小病统包。改革开放初期，农村合作医疗快速崩溃，但劳保和公费医疗仍然继续存在。劳保和公费医疗保障水平很高，导致了需方浪费严重以及医患合谋严重。为降低财政压力，控制医疗服务需方的浪费[3]，并提高个人分担医疗费用的责任意识，政府通过降低医疗保障的覆盖面、缩小医疗保障的保障范围和削减医疗保障的保障水平等多种方式强化了个人在医疗保障筹资中的责任。其中，降低医疗保障的支付范围的主要办法就是保大不保小。目前，中国三大医疗保险均实行以大病保障为主，职工医疗保险通过个人账户支付小病医疗费用，城镇居民医疗保险和新农合通过门诊统筹[4]支付部分门诊疾病。

6.3.2.3　城镇家庭成员分属不同医疗保险制度，城乡不同群体医疗保障待

---

① 政策范围内的报销比例：是指基本医疗保险"三个目录"政策规定范围内的住院费用中，基本医疗保险基金支付的比例。

② 基本医疗保险的实际报销比例：是指基本医疗保险参保人员通过基本医疗保险统筹基金报销的金额占医疗费用总支出的比重。

③ 对医疗费用控制的重心始终在需方（2009 年新医改才逐渐转移到控制供方）。比如，1978年—1993 年，各地先后采取过医疗费用包干制、共付制，缩小服务范围等多种方式控制需方。

④ 目前，门诊统筹的资金占筹资总额的比重很低，可以认为保障极其有限。

遇差距大

改革开放前,中国劳保医疗以家庭为单位参保,家属可以享受职工医疗保障待遇的一半,公费医疗职工家属则通过单位互助和自筹资金解决。改革开放后,新建立的职工医疗保险建立初衷仍是以家庭为单位参保。但是,由于当时职工医疗保险缴费率已经很高,影响了收缴和企业吸纳就业的能力。如果将职工家属纳入,将进一步提高费率,加重企业负担,最终职工家属被甩了包袱。

随着新世纪以来"看病贵、看病难"问题日益突出,为解决职工家属缺乏医疗保障的问题,2007 年 7 月 10 日,国务院发布《关于开展城镇居民基本医疗保险试点的指导意见》,要求开展城镇居民基本医疗保险试点,采取类似于新农合的政府补贴为主个人缴费为辅的办法,单独为城镇居民建立医疗保险,而未将居民纳入职工医疗保险。

6.3.2.4　职工医疗保险建立了低效率的个人账户

中国职工医疗保险个人账户并非凭空产生,而是在内外部因素共同推动下产生的。医疗费用上涨与控制、劳保医疗的历史遗留及信任危机等内部因素产生了对新的政策工具的需求,但并未限定其形态及范围,并不必然导致个人账户建立。而"效率优先、兼顾公平"的改革理念、国际私有化浪潮(尤其是新加坡医疗个人账户)、中国传统文化观念及养老保险统账结合制度建立等外部因素提供了可供选择的政策工具的具体形态,最终导致建立个人账户[①]。

实际运行中,个人账户因存在运行效率低下(如基金大量沉淀与严重不足并存、引发道德风险等),降低了社会统筹基金的支付能力和保障水平以及费用控制功能极其有限等缺陷,一直饱受批评。近几年,有关卫生医疗的政策文件,均致力于淡化个人账户。2012 年 4 月,《深化医药卫生体制改革 2012 年主要工作安排》则提出"探索通过个人账户调整等方式逐步建立职工医疗保险门诊统筹"。其中,"等方式"并不排除取消个人账户的可能性。不过,各地仍是在个人账户框架内进行微调,如降低划拨给个人账户的比重和扩大个人账户的适用范围等。

6.3.2.5　城镇居民医疗保险和新农合自愿参保而非强制参保

中国三大医疗保险仅城镇职工医疗保险要求强制参保,但执行并不十分严

---

① 王超群. 城镇职工基本医疗保险个人账户制度的起源、效能与变迁 [J]. 中州学刊,2013 (8):80-86.

格，大量职工（尤其是农村进城务工人员）未应保尽保。而2003年的《关于建立新型农村合作医疗制度意见的通知》要求，"新型农村合作医疗制度是由政府组织、引导、支持，农民自愿参加……"。2007年的《关于开展城镇居民基本医疗保险试点的指导意见》要求城镇居民基本医疗保险"坚持自愿原则，充分尊重群众意愿……"自愿参保而非强制参保将导致低风险的人不愿意参保，从而降低了基金分散风险的能力，同时动员居民参保的成本高昂。

6.3.2.6 医疗保险经办机构着力控制需方，按服务项目付费

新中国成立以来，中国医疗保障制度一直面临着医疗费用快速上涨的问题，但始终未能很好地解决。改革开放前，中国医疗保障水平相对较高，尤其是城市，导致需方浪费严重，费用难以控制。改革开放后，职工医疗保险改革朝着不断降低保障水平，提高个人自付水平的方向前进，从而形成了当前以控制需方为主来控制医疗费用上涨的路径依赖。城镇居民和农村居民在相当长一段时期没有任何医疗保障制度保护，实际上也是通过控制需方来降低医疗费用。

然而，由于迄今为止职工医疗保险制度采取按项目付费为主的支付方式，按服务项目付费会激励医疗服务供方多劳多得，是医生诱导需求的主要制度性来源。目前，实践经验和理论研究让政策制定者意识到，当前，中国医疗生态已成畸形发展之势，必须加以调整。并且，医疗费用控制的重心不在医疗服务需方，而在供方，控制需方的措施效果十分有限。

6.3.2.7 医疗保险强调患者的自由选择权以促进竞争，未能建立首诊、分级和转诊体系

改革开放前，中国患者就医选择权受到严格限制。改革开放后，中国绝大多数领域均引入了竞争机制，医疗保险经办机构也试图通过医疗保险政策促进医疗服务机构竞争。比如，1994年，《关于职工医疗制度改革的试点意见》规定"职工可以到定点的几个医院就医，促使医疗单位通过合理竞争，提高医疗质量，改善服务态度，合理用药、合理检查，降低医疗费用"。这一规定直接导致了职工医疗保险参保职工就诊的自由化、随意化。1998年，《关于建立城镇职工基本医疗保险制度的决定》，2002年《关于妥善解决医疗保险制度改革有关问题的指导意见》均强调定点医疗机构竞争的重要性。

改革开放前，中国基本落实了"基层首诊、分级医疗、双向转诊"。改革开放后，由于患者就诊的自由化，加之始终缺乏具体规定和有效诱导，以及该问题本身就涉及多个部门的联动，最终导致"基层首诊、分级医疗、双向转诊"

服务模式至今未能构建起来。

6.3.3 中国医疗保险制度管制的目标

医疗保险制度管制的目标是实现民众少生病、看得上病、看得起病和看得好病。少生病方面，医疗保险可以通过支付方式改革强化预防来实现；看得好病主要涉及医疗服务质量，医疗保险可以通过医疗质量信息公开来降低信息不对称程度。下文主要从看得上病和看得起病两个方面做一简要说明。

6.3.3.1 民众看得上病：医疗资源均衡分布，防范越级就医

在缺乏管制的情况下，医疗资源会向城市，发达地区，二、三级医疗服务和专科集中，从而导致农村地区、偏远地区、基层地区和初级医疗保健医疗资源的萎缩，难以实现医疗资源的可及性。通过医疗保险制度设计，可以提高对乡村、偏远地区、初级医疗保健和医生紧缺科别（如儿科）的支付标准，从而提高这类医生的收入，吸引更多医疗资源的投入，实现医疗资源的均衡。另外，健全的首诊、转诊和分级医疗制度可以充分发挥各层级医疗机构的作用，防止患者盲目涌入大型医疗机构，有助于解决在大型医疗机构看病贵、看病难问题。

6.3.3.2 民众看得起病：化解医疗费用风险，防范道德风险

现代医疗技术使得高额医疗费用频现，诱发了因病致贫和因病返贫，是现代社会家庭面临的主要风险之一。医疗保险通过大数法则，能够有效化解民众的大病医疗费用风险。小病通常具有良好的成本效益，而且对于老年人而言，小病亦构成较大的财务负担。发达国家一般通过全民医保、大小病统包来提高民众的支付能力，保障民众不因个人和家庭收入而无法就医。在发展中国家，由于财力限制，一般采取保大病的方式来化解民众的大病医疗费用风险。同时，为了提高民众小病就医能力，常常对医疗服务价格进行管制。不过，医疗服务价格管制常常会扭曲市场价格体系，反而容易恶化问题，必须慎重采纳。

医疗保险的介入，使得患者不需要承担全部医疗成本，需方存在不注重预防保健的道德风险，但主要是存在过度利用医疗服务（如多开药、以住院代替护理、以住院代替门诊以及医患合谋等）或冒名顶替等道德风险。医疗保险的保障水平越高，需方道德风险越严重。这些道德风险属于管理问题，需要医疗保险经办机构加强管理。

6.3.4 中国医疗保险制度管制的政策建议及其可行性

6.3.4.1 中国医疗保险制度管制重构的方向

中国医疗保险制度管制重构方向是 (1) 全民强制参保，制度统一，建立全国单一保险人体制，统一管理全部公共的医疗基金；(2) 大小病统包，城乡全体居民医疗待遇均等（本书建议取消生育保险，将之纳入医疗保险，建立全民均等的生育福利包），并且公共的卫生支出占卫生总费用的 70%—80%，个人现金卫生支出占卫生总费用的比重在 25% 以下，实施个人自付最高封顶；(3) 取消职工医疗保险个人账户，城乡均以家庭为单位参保、缴纳保费；(4) 落实属地参保原则，退休人员实行终生缴费；(5) 提高参保人缴费水平，实现个人、企业与政府责任分担；(6) 医疗保险基金支付封顶线改为参保人自付封顶线，取消大病保险/保障制度；(7) 改革支付方式，以按人头付费方式向各地区分配资金，各地区对初级医疗保健服务实行按人头付费，对于二、三级医疗服务实行总额预算制度下的 DRGs 付费；(8) 建立转诊制度，落实分级-竞争制度，实行首诊、转诊和分级医疗制度；(9) 改革医疗保险经办机构治理机制，将医疗保险经办机构由事业单位参公管理改变为公法人组织，由多方利益主体共同参与。

关于全民均等的生育福利包，2010 年人口普查数据显示，当年 0 岁儿童数量为 13786434 人。而 2011 年《中国统计年鉴》显示，2010 年中国生育保险参保职工人数为 12335.9 万人，享受人次为 210.7 万人，基金支出为 109.9 亿元，人均支出为 5215.95 元，累计结余 261.4 亿元。假定 50% 的 0 岁儿童由城镇职工或其配偶生育，那么 2010 年享受生育保险的人次（假定每人次只生一个儿童）仅占城镇儿童总数的 30%，城镇大部分当年生育的妇女未能享受与职工或其配偶生育一致的待遇。关于这一问题的分析不涉及学理性，也不涉及资金不足的问题，主要是理念和政治决策的问题。限于篇幅，不再赘述。

其中，全民强制参保、取消个人账户、终生缴费是大小病统包、全民待遇均等的前提，后者必须经由前者来提供充足的资金方能实现；大小病统包、全民待遇均等是改革支付方式以及建立首诊、转诊和分级医疗制度的前提，后者必须以前者为基础方能发挥医疗保险的多种功能；改革支付方式以及建立首诊、转诊和分级医疗制度则是控制卫生费用快速增长的前提，后者必须以前者为基础方能减少医疗服务供方转嫁费用、降低医疗服务质量负面影响，解决越级就医问题。当然，如果医疗保险经办机构缺乏良好的治理机制，上述设想均将难以实现。

6.3.4.1.1 强制全民参保，落实属地参保

前文指出，强制参保在多个方面均优于自愿参保。当前，强制全体城乡居民参保在技术上并不存在问题。就城镇而言，若严格依照《社会保险法》执法，即可实现城镇就业人员全部参保。如果实行以家庭为单位参保（见下文），城镇职工全部参保，其家属即全部自动纳入保护。没有职工的城镇家庭，可以通过失业保险和社会救助制度将之纳入医疗保险。因此，以家庭为单位参保本身就能够吸引职工及其家属加入全民医疗保险。

就农村而言，中国为每户农民均建立了"三农"补贴账户，理论上可以强制从该账户上扣除新农合的个人缴费。除"三农"补贴账户外，农户一般均在农村信用合作社开户存款，亦可以此账户为基础强制农户缴纳合作医疗费。不过，出于历史原因，有学者指出，应在保障程度提高的基础上，逐步实现新农合（即农民）强制参保[①]。笔者认为，应该在医疗保险保障程度提高的同时，强制全体国民参保。要落实强制参保，还应加强信息建设，保证经办机构及时识别出未参保对象，并借助单位、社区、医疗机构等组织动员未参保者参保。

在强制参保的基础上，中国应落实属地参保原则。目前，中国绝大部分农民工未参加工作所在地的职工医疗保险，而新农合参保人数远超过常住人口数量。非属地参保会带来医疗保险覆盖面不足、有保险无报销、异地就医报销困难以及难以控制医疗费用上涨等诸多问题。

6.3.4.1.2 医疗保险制度大小病统包，建立全民均等的生育福利包

从保险原理上看，保小病确实存在效率损失[②]。从政治决策上看，"不保小"隐含的假设是小病并不会给城乡居民带来很大的经济负担，因而不会构成威胁社会稳定的因素，在财力约束下政策制定者缺乏将之纳入医疗保障的支付范围的动力，而大病则容易诱发社会不稳定，因而必须将之纳入医疗保障支付范围。

但是，中国医疗保险制度改革的历史却显示，三大医疗保险制度保大不保

---

① 郑功成. 中国社会保障改革与发展战略（医疗保障卷）[M]. 人民出版社，2011：205-206.
② 薛新东. 医保个人账户低效率的经济学分析 [J]. 长江论坛，2008（3）：41-43.

小导致了一系列严重弊端：（1）"看（小）病贵——看（小）病次数减少——看（小）病更贵——看（小）病更少"的恶性循环；（2）导诊、转诊和分级医疗失去依托，国民越级就医/趋上就医严重；（3）医疗机构萎缩，医疗资源向上集中，初级医疗服务可及性下降；（4）个人就医负担沉重，尤其是慢性病、门诊大病负担沉重；（5）医疗保险基金仅能控制基金本身支出，无法控制小病支出，医疗机构可以向小病（即门诊）转嫁费用，医疗总费用难以控制。

医疗保险制度大小病统包并非意味着公费/免费医疗，而是表明应该扩大医疗保障的项目。赵斌等人对 20 余个欧洲国家的比较研究显示，这些国家将绝大部分住院、专科和全科门诊服务都纳入了报销目录且待遇慷慨[①]。大小病统包也并不意味着所有医疗服务项目均保障，诸如牙科、美容整形（在一些国家还包括药品）等项目应该排除在外。至于大小病统包后各项目的保障水平，则需要根据筹资能力设定，需要建立相应的风险预警机制和制度调整机制，确保不会恶化基金支付风险。

当前，中国职工生育保险制度覆盖人群极其有限，新农合也仅为农村孕妇分娩提供财政专项补助和定额医疗费用报销。本书建议取消生育保险，将之纳入全民医疗保险，建立起城乡均等的生育福利包，提供包括家庭津贴、免费产检、免费分娩及产后护理补贴等多项福利服务。

6.3.4.1.3　合并公共医疗基金，建立全民医疗保险制度，统一管理部门，提高统筹层次

要建立有效的医疗服务购买机制，要求医疗卫生机构收入绝大部分来自公共医疗资金，同时公共医疗资金由统一的部门管理。而目前，中国医疗保险基金占医疗卫生机构收入的比重仅约 50%，其余资金来自公共医疗基金之外。因此，需要通过建立全民医疗保险制度提高医疗保险基金筹资水平。同时，中国各项公共医疗基金目前主要以市县为统筹单位（目前正致力于推动市级统筹并建立省级调剂金制度），统筹层次过低，且同一统筹地区内还呈现部门分割的局面，包括卫生和计划生育委员会（管理医疗机构财政补助、公共卫生经费、新农合基金等）、人力资源和社会保障厅（管理职工医疗保险、城镇居民医疗保

① 赵斌，孙斐，王鸿蕴，李凌霄. 大病医疗保险政策的国际经验检验——以部分欧洲国家私营医疗保险和"灾难性卫生费用"应对方式实践为标准，2013 年医疗保险学术论文评选获奖论文集 [A]. 化学工业出版社，2014：22-44.

险、生育保险和工伤保险等）、民政厅（管理医疗救助经费，并涉及慈善救助经费等）以及保监会（监管大病保险制度）等多个部门。这导致当前公共医疗基金没有形成合力，难以形成垄断性的医疗服务购买主体。

为此，未来中国需要建立全民医疗保险制度，并合并各项公共的医疗基金，暂时实行市级统筹，并由同一部门管理（如各地市人社厅或卫计委等）。这一改革需要从中央政治层面上强力推动，无其他捷径可走。

6.3.4.1.4　取消职工医疗保险个人账户，城乡居民均以家庭为单位参保

以家庭为单位参保是国际医疗保障制度设计通行做法。许多研究者呼吁取消职工医疗保险个人账户[①]，并入社会统筹基金。本书认为，应该取消个人账户，用以将职工家属纳入职工医疗保险制度，城镇居民以家庭为单位参保。没有职工的城镇家庭，可以通过失业保险和社会救助制度将之纳入医疗保险。为提高新制度的可持续能力，政府应继续保持对职工家属的财政补贴，同时要求职工家属（和农民[②]）缴纳同等于政府财政补贴的保险费。

这一整合措施，能够提高城镇居民的保障水平，降低职工和居民的待遇差距，自然地解决制度碎片化和制度融合问题；能有效利用个人账户闲置资金，还解决了居民医疗保险长期的筹资瓶颈问题；同时不增加政府、企业和个人负担，具有制度和经济上的可行性。同时，职工医疗保险是强制参保，居民医疗保险是自愿参保，实行以家庭为单位参保，能够强制扩大和巩固覆盖面，提高制度运行效率。

取消个人账户的最大阻力在于退休人员。不过，由于新建立的全民医疗保险制度大小病统包，他们的医疗负担可能不会加重。同时，在报销比例上，仍可以向他们倾斜，保证其待遇不下降，并做好宣传教育工作。另外，当前个人账户资金大量闲置的人群，也即健康人群受损较大。对这部分人群，一方面要允许个人账户已积累资金全部归己，但仍限于医疗消费支出；另一方面，要通过宣传教育，使其理解其直系亲属可免费参保所获得的利益。但仍有小部分（单身或已婚的）没有被抚养的子女或父母的健康参保者受损。应该指出，尚无解决这一问题的对策。

---

① 郑功成. 中国社会保障改革与发展战略：理念、目标与行动方案［M］. 人民出版社，2008：201-207.

② 农民仅仅指实际从事农业劳动的人群，农民工属于职工而不属于农民。

6.3.4.1.5 实行退休职工分类终生缴费

随着医疗保险老龄化程度不断加深，从收入关联缴费转向按人头缴费（即终生缴费）是必然趋势。在全球建立社会医疗保险制度的 77 个国家中，有 37 个国家的退休人员需要缴费，占 48.5%[①]。实行退休人员终生缴费不但有利于降低制度老龄化程度，改善社会统筹基金收支平衡状况，体现责任分担，还有利于促进劳动力流动，化解医疗保险待遇转移接续的难题，并为未来城乡医疗保险制度并轨奠定基础[②]。

要实行退休人员终生缴费，就必须同步提高老年人的医疗保障水平。而当前中国正不断提高医疗保障水平，应该抓住这一历史时机，同步实施退休人员终生缴费制。否则，若待未来中国医疗保障水平已经达到较高水平时再孤立地要求退休人员缴费，实施阻力要远大于当下。由于当前中国退休人员养老金水平仍较低，为此，可以对退休人员实行分类终生缴费[③]：养老金低于政府规定的最低缴费养老金的退休人员，由政府按照最低缴费养老金的 2%[④]进行代缴；养老金水平高于最低缴费养老金的退休人员，由个人缴费。缴纳医疗保险费后养老金低于最低养老金标准的由政府补贴至最低养老金。政府补贴体现了政府对历史责任的承担。

6.3.4.1.6 提高参保人缴费水平，实现个人、企业与政府责任分担

城镇居民医疗保险和新农合收入主要来源于政府财政补贴，个人缴费约占 20%。这种示惠性/福利性政策，不利于民众建立保险的权利义务观念，不利于医疗保险基金建立自我收支平衡机制。职工医疗保险制度中，职工个人缴费率也偏低。因此，在提高医疗保险保障水平的同时，中国提高参保人个人缴费水平仍有相当大的空间。

本书认为，应在提高保障水平的同时，提高参保人缴费水平。城镇职工医

---

① 王超群，张翼，杨宜勇. 城镇职工基本医疗保险退休老人终生缴费制研究 [J]. 江西财经大学学报，2013（5）：79-85.

② 郑功成. 中国社会保障改革与发展战略（医疗保障卷）[M]. 人民出版社，2011：205-206.

③ 王超群，张翼，杨宜勇. 城镇职工基本医疗保险退休老人终生缴费制研究 [J]. 江西财经大学学报，2013（5）：79-85.

④ 2%是等同于在职参保职工个人缴费率。当职工缴费率提高时，退休人员缴费率亦应该同步提高。

疗保险制度缴费率可由职工和所在单位平摊，这可以降低企业负担。因此，企业会积极响应这一政策，不但可以减少强制扩面的阻力，还能够借助企业力量减少职工反对阻力。职工医疗保险制度取消个人账户将职工家属纳入后，家属应继续采取当前的缴费方式缴费。职工家属和农民缴费水平应和政府财政补助相同，缴费标准可以另行规定。长期内，随着农民收入水平提高并透明化，可以按照城乡居民家庭收入的一定百分比缴费。

6.3.4.1.7　医疗保险基金支付封顶线改为参保人自付封顶线，取消大病保险/保障制度

由于医疗费用分布的不均衡，医疗保险基金支付封顶可以降低基金支付风险，但容易导致参保人家庭发生灾难性卫生支出。中国目前采取了多种措施防范重特大疾病风险，但均效果不彰。其原因之一即在于三大医疗保险均实行最高支付限额①。基于发达国家降低灾难性卫生支出发生率的经验，未来，中国应该将医疗保险基金支付封顶线改为参保人自付封顶线，封顶线标准可以根据基金筹资能力和居民发生灾难性卫生支出的概率确定，以降低基金支付风险。随着中国OOP下降以及参保人自付封顶，未来可以取消大病保险和大病保障制度。为降低重特大疾病风险，也可以鼓励民众购买商业医疗保险。

通过上述改革，中国新建立的全民医疗保险基金占卫生总费用的比重将大幅提高。当医疗保险基金占卫生总费用的比重不高时，医疗保险基金实施医疗费用控制（如总额控制/预算/付费制度），可能能够控制基金本身的收支平衡，但医疗机构会将医疗费用转嫁给基金支付范围以外的自付人群、自付项目或其他险种，并不会降低卫生总费用增长，反而加重了自付人群、自付项目或其他险种的负担。

为保障中国全民医疗保险基金占比达到理想水平，需要回到本书第一部分提出的新型机制（将在下文详述），确保全民医疗保险基金掌握全部医疗费用。在全面提高中国全民医疗保险基金占比的基础上，未来中国全民医疗保险制度实施支付方式改革，可以从以下两个方面着手：

6.3.4.1.8　对初级医疗保健服务实行按人头付费，对二、三级医疗服务实行DRGs付费

前文指出，FFS以及保大不保小是基层医疗机构萎缩和预防不足的重要原

---

① 城镇居民医疗保险和新农合保障水平低也是重要原因。

因。未来，全民医疗保险制度应对初级医疗保健服务实行按人头付费。近年来，中国政府大量兴办基层医疗卫生机构，对其实施财政补助政策，对其医务人员实施绩效工资制度。这一政策并没有充分发挥医疗保险的功能，还导致了基层医疗服务机构严重依赖政府补贴，不但需要财政大量投入，还挤出了私人投资。基层医疗服务机构作为事业单位编制，服务质量与服务效率难以提高，难以留住高素质医务人员，无法将患者和医疗资源留在基层。

对初级医疗保健服务实行按人头付费不但能够通过控制人头费控制卫生费用，还能够大幅提高基层执业医生的收入，有利于吸引高素质医务人员在基层执业[1]，还能够倒逼其强化预防，在公私医疗卫生机构和人员之间引入竞争，从而无需政府大力投资兴办基层医疗机构，减轻财政压力。根据赵斌对 32 个国家初级卫生保健服务提供者付费方式的研究，实行按人头付费为主、FFS 为辅的国家的数量为 20 个，实行 FFS 为主的国家的数量为 6 个，实行以工资方式为主，其他方式为辅的国家的数量为 6 个[2]。

基层医疗机构的人头费应该包括患者的门诊费用、住院费用、零售药品费用以及公共卫生费用等全部医疗费用（当然，公共卫生费用也可以单独划拨，采取 FFS 的方式支付给服务提供者，以鼓励服务提供者加强公共卫生服务和预防服务）。按人头付费实际上发挥了总额预算制度（global budget system）的控费作用。当患者需要专科或住院服务时，由基层签约医生转诊，不经转诊（除急诊外）不予补偿。基层签约医生对医院的付费方式，则采取 DRGs。由于住院费用亦由初级医疗保健医生支付，初级医疗保健医生自然会权衡不同医院的医疗服务的价格和质量，不会出现随意越级转诊的情况。初级医疗保健医生还会对医院的医疗服务质量进行监督，防止医院和专科医生过度治疗（如分解住院）和治疗不足。对于患者自身要求的超过统一支付标准的部分，由患者自行负担差额。由于对住院采用 DRGs 付费，医院自然有动力严厉禁止本院医生收受医药、设备回扣。

因此，实施按人头付费和 DRGs 付费会自然而然解决以药养医和以检养医。政府无需再实施药品价格管制、加成率管制和药品招标采购等相关政策。至于

---

① 按人头付费会大幅度提高基层医师的收入水平，如果制度设计得当，基层医师收入会超过医院执业医师。

② 赵斌. 基于国际经验的社会医疗保障购买服务机制研究 [D]. 中国人民大学，2013.

基本药物制度，仍可继续实施，但仅应该作为参考目录提供给医生，而非强制推行。

6.3.4.1.9　通过专科医生群体执业、按人头付费、大小病统包落实首诊、转诊和分级医疗制度

中国采取了多种措施（如门诊统筹、提高基层报销比例、考核转诊率以及建立医联体等）落实首诊、转诊和分级医疗制度，但是却未能解决最关键的问题：基层医疗机构医生质量。随着医疗保险保障水平和居民收入、教育水平提升，医疗质量的重要性益加明显。同时，由于中国医疗保险制度仍然主要采用FFS，基层医疗机构并无动力控制患者转诊，因此上述措施对患者越级就医的约束力十分微弱。

而要提高基层医生质量，关键是要提升基层医生收入。在发达国家，专科医生与全科医生收入比在 0.7—1.7 之间，二者差距并不大[①]。2012 年，美国、加拿大、澳大利亚和新加坡全科医生工资与社会平均工资之比分别为 3.9、2.8、2.0 和 3.3[②]。调查显示，中国北京、上海、南京、青岛、武汉和广州 6 个城市的全科医生工资水平与社会平均工资水平比分别约为 1.17、1.10、1.00、0.76、0.90 和 1.17[③]。相比之下，中国全科医生自然难免数量少、质量低。

第 7 章的研究将显示，如果当前中国实行按人头付费制度，在基层医疗机构执业医生的年净收入有望达到 20 万—30 万。这一收入水平下，应该能吸引大量医生在基层执业。这些医生多为大型医疗机构的专科医生，而 3—5 名专科医生可以组成专科医生团体，为民众提供"全科"医疗服务。与此同时，提高医疗保险在基层的报销范围和比例，就可以吸引患者在基层就医，从而降低卫生费用。这就要求医疗保险制度大小病统包。

在上述制度设计下，患者依然可以自由前往任何医疗机构就诊，但患者只有经由自己的初级医疗保健医生转诊或遭遇急诊，方可获得报销，否则需完全自费。由于医疗保险大小病统包（报销比例水平可以根据筹资能力设定，但是报销水平过低起不到约束患者的作用），且自己的签约医生及其团队本身就来自

①　数据来源于 OECD 统计数据库。

②　卫生部卫生发展研究中心. 公立医院医务人员薪酬制度研究报告 [R]. 2014.（内部资料）

③　徐静，周亚夫，葛运运，钱东福. 国内外全科医生的覆盖范围及待遇和相应支付方式 [J]. 中国全科医学，2013，16（30）：2787-2789.

大型医疗机构的专科医生，患者自然会选择转诊。按人头付费下，参保人的全部医药费均由其初级医疗保健医生支付，初级医疗保健医生自然会严格控制患者的转诊行为，以降低支出，提高个人收入。对于患者自行要求的超出初级医疗保健医生建议的医疗服务，则由个人支付。因此，在本书的制度设计下，不论是患者还是初级医疗保健医生均有极强的动力自动首诊和转诊，进而自动实现分级医疗。

不过，上述改革的实现需要考虑四个问题：（1）实现全民高医疗保障水平是否能够控制医疗费用增长；（2）需要多少钱；（3）筹资渠道；（4）如何化解既得利益集团的障碍等。

6.3.4.2 实现全民高医疗保障水平能够控制医疗费用增长

发达国家卫生费用增长的历史经验显示，当实现全民高医疗保障水平时，公共的卫生支出占卫生总费用的比重较高，卫生总费用占 GDP 的比重也较高，管理机构具有极大的压力和极强的能力控制卫生费用快速增长。第 4 章显示，1970 年后绝大多数 OECD 国家卫生费用的增长速度均大幅下降，其原因即在于采取了有效的卫生费用控制措施。

目前看来，最为有效的卫生费用控制措施为总额预算制度。总额预算制度实质是控制医疗保障制度（如 NHS 或社会医疗保险）的医疗资源消耗的总阀门，由于医疗保障制度的基金总量占卫生总费用的比重超过 70%，控制住了医疗保障制度的基金支出的增长，即能有效控制卫生总费用的增长。2005 年的一份研究显示，当时至少有 17 个 OECD 国家实施了总额预算制度[1]。不过，总额预算制度会影响但不能完全控制医疗技术进步、老龄化、收入提高等因素，因此，卫生总费用仍会不断上涨。卫生总费用上涨速度会超过总额预算制度设定的增长率（如果前者增长率低于后者，显然就没有必要建立后者了），医疗服务部门（它们同时也追求利润最大化以保证竞争力和维持生存）必然会采取多种应对措施，如推诿病人、服务质量下降、费用转嫁等。因此，尽管总额预算制度能有效控制卫生费用快速上涨，但其最核心的环节是规避医疗服务部门的道德风险。

6.3.4.3 全民医疗保险筹资水平分析

提高中国的医疗保障水平至 OECD 国家的平均水平，中国未来医疗服务利

---

① 张锦文. 医院总额支付与未来的因应措施 [J]. 福尔摩莎医务管理杂志，2005 (1)：1-7.

用量会上升。下面先考察门急诊变化情况，再考察住院变化情况。2010年，中国年人均诊疗人次为4.65次（表4-18），只较2010年31个OECD国家中的7个国家要高（表4-19）。但是，2010年，只有5个国家年人均诊疗人次超过8次，分别为匈牙利、捷克、日本、斯洛伐克和韩国。其中，匈牙利、捷克和斯洛伐克均为苏联阵营国家，前两个国家自1970年代至今的数据显示，人均诊疗人次始终很高（一般多于10次）。斯洛伐克最早的数据始于1997年，1997年至今其人均诊疗人次始终很高。日本和韩国为亚洲国家，2010年的日本为13.1次，韩国为12.9次（表4-19）。此外，台湾2012年《公共卫生年报》显示，2010年台湾地区人均（中西牙医等）诊疗人次高达15.63次。尽管东亚部分国家和地区人均诊疗人次较高，但大部分OECD国家的年人均诊疗人次低于8次，英国2009年人均诊疗人次仅为5.3次。这表明，制度设计会影响人均诊疗人次。当然，也可能会与文化习惯、老龄化程度相关。如果制度设计恰当，中国未来人均门急诊诊疗人次可以控制在8次以内。中国人均诊疗人次由2011年的4.65次增长到8次，增长率将为72.04%。

住院方面，2005年，中国住院率①仅为5.49%，2011年飙升到11.36%（表4-18）。从OECD国家出院率的情况来看，2010年，31个OECD国家出院率在4.90%—27.55%之间，平均值为16.06%，2/3的OECD国家的住院率在18%以下。我们假定未来一段时期，住院率维持在18%以下。这仍高估了中国未来的住院率。原因一是中国的老龄化程度、收入水平要远低于大多数OECD国家；二是如果2011年住院率猛增到18%，则新增住院病人约8500万人，中国当前医院床位根本无法满足。2012年，中国医院出院者平均住院日为10.0日（其中公立医院10.2日，乡镇卫生院出院者平均住院日5.7日，城乡医疗机构出院者平均住院日为8.9日，有很大的下降空间）；三是中国存在相当程度的社会性住院、门诊转住院以及分解住院的情况。如果医疗保险大小病统包、护理机构以及监管的加强，这些不当住院情况可以部分地化解。

基于上述分析，我们假定当2011年大幅提高医疗保障水平时，中国人均诊疗人次由当年的4.65次增长到8次，增长率将为72.04%；住院率由当年的11.36%增长到18%，将增长58.45%。

---

① 本文介绍OECD国家时，使用出院年数据，介绍中国时，使用住院年数据。中国住院率与出院率相差很小。

2011 年，医疗卫生机构总收入为 16472.99 亿元，其中，业务收入为 13926.84 亿元（需要指出的是，2011 年的医疗卫生机构的总收入和业务收入都有所低估。不过，在下文会对这一问题做出说明），业务收入占比 84.54％。医疗卫生机构住院收入为 7564.8 亿元，占比 54.32％；门诊总收入为 6362.0 亿元，占比 45.68％（表 6-1）。假定 2011 年次均诊疗人次和住院费用不变[①]，那么，可以计算发现，门诊总收入将提高到 10945.35 亿元，住院总收入将提高到 12018.30 亿元，业务收入合计 22963.65 亿元。

表 6-1   2011 年各类医疗机构住院总收入

医疗机构类别	入院人数 （万人）	出院病人人 均费用（元）	住院总费 用（亿元）
医院	10754.7	6632.2	7132.8
乡镇/街道卫生院	3472.2	1051.3	365.0
社区卫生服务中心/站	289.5	2316.0	67.0
合计	14516.4	—	7564.8

资料来源：入院人数数据来源于：2012 年《中国卫生统计年鉴》；出院病人人均费用来源于 2012 年《中国卫生统计年鉴》和 2012 年《中国卫生和计划生育事业发展统计公报》。

然而，这一计算显然过高估计了未来所需的资金量。因为，通过医疗保险制度的重构，当前两个主要的问题将得以解决：越级就医和过高的药品和检查费用占比。本书第 5 章的计算发现，如果能够控制越级就医，住院和门诊合计节省的资金将分别高达 2270.0 亿元—3653.0 亿元，分别占 2011 年医疗机构业务收入的 16.30％—26.23％。应该指出，这一比例仍然低估了越级就医浪费的医疗费用占医疗机构总收入的比例。《2011 年中国卫生事业发展统计公报》显示，2011 年，社区卫生服务中心门诊药费占 67.4％，住院药费占 45.8％；乡镇卫生院门诊药费占 53.3％，住院药费占 46.8％；医院门诊药费占 50.6％，医院住院药费占 41.8％。而 1999 年，德国医院药品收入只占医院总收入的 5％[②]。这与中国形成了非常鲜明的对比。可见，降低药占比能够大幅

---

① 更准确的说法是，如保持其他条件不变，当个人现金支付占比低于 25％时，患者的次均诊疗费用和住院费用会有一定的提升。不过，医疗费用增长的决定权主要在医师，如果采取合适的支付制度，可以保障次均费用不上升，反而出现大幅下降。

② 浙江省卫生代表团. 倡导全科医疗 实行卫生经费总额预算制——赴德国、丹麦考察报告 [J]. 卫生经济研究，1999（8）：34-38.

降低医疗资源浪费。

如果我们能够控制越级就医和将医疗机构药品收入占医疗机构业务收入的比重控制在 20%，那么仅此两项就将节省高达医疗机构业务收入 30%—40%的支出。此外，2011 年，中国检查治疗费已经高达次均门诊费用的31.2%和次均住院费用的 26.7%。显然，中国的检查治疗费也有相当高的下降空间。我们保守地假定控制越级就医、降低药占比和检查治疗费用占比三者合计能够节省医疗机构业务收入的 30%（见本书第 5 章）。这意味着，如果实施控制，我们实际上只需要筹集 16074.56 亿元（22963.65×（1－30%））即可满足需要。

6.3.4.4　全民医疗保险筹资来源

因此，全民医疗保险需要筹集 16074.56 亿元用来满足医疗机构的全部收入。注意，这里的 16074.56 亿元是指医疗机构获得医疗业务收入，不包括政府财政补助，仅包括医疗保险基金支付和患者自付部分。

2011 年，医疗机构的全部业务收入实际上为 13926.84 亿元。这意味着，如果合理设计制度，我们大幅提高医疗保障水平后所需要的医疗费用（16074.56亿元），仅仅略高于当前较低保障水平下的实际医疗费用。其节省费用的原理见本书第 5 章。更重要的是，重构后的医疗保险制度不但能够提供远高于当下的医疗保障水平，还能够通过总额预算制度等费用控制措施保证未来中国医疗费用增长速度保持在低于目前医疗费用增长速度的水平上。表面上看，大小病统包、提高保障水平，中国医疗总费用较当前会有大幅增长。但是，第一，这一增长并不严重；第二，它会长时期保持缓慢增长；第三，它为国民提供较高的保障水平。而如果不改变制度结构，卫生费用很快就会增长到同样的水平，但国民却不会享受较高的保障水平。

如果我们假定未来实际报销比例达到 70%，那么，全民医疗保险需要筹集的资金量为 11252.19 亿元（16074.56×70%）。这意味着，如果重构医疗保障制度，我们在 2011 年只需要 11252.19 亿元就可以向全体国民提供实际报销水平为 70%（远大于当前实际报销水平，见下文）的医疗保险待遇。

我们假定患者的现金卫生支出占卫生总费用的 20%（OECD 国家的平均水平，表 4-11），而医疗机构业务收入占卫生总费用的 57.20%，那么现金卫生支出占医疗机构总收入的 34.96%（20%÷57.20%），也就是说患者自付的比重约占实际医疗费用的 35%，实际报销比例在 65%。而当前实际报销比例远低于

65％。调查显示，2011 年，中国城镇和农村住院的实际报销比例分别为 54.6％ 和 43.7％[①]。如果加上小病，城镇和农村全部医疗费用的报销比例要远低于此。2011 年，患者现金卫生支出（含个人账户）占卫生总费用的比重为 42.65％（表4-9），而医疗机构业务收入占卫生总费用的 57.20％，患者自付占医疗机构业务收入的 74.56％。这意味着，患者全部医疗费用的实际报销比例（含商业保险报销的部分）仅为 25.44％，低于我们所设计制度 40 个百分点。如果患者现金卫生支出中不含个人账户，患者全部医疗费用的实际报销比例为 39.22％，低于我们所设计制度 25 个百分点。

如果我们假定未来实际报销比例达到 70％，那么，公共的医疗基金需要筹集的资金量为 11252.19 亿元（16074.56×70％）。筹资公共的医疗基金通常要么采取缴纳保险费/税的方式，要么采取从直接税收中划拨的方式，或者是二者的混合。

第一种方式是完全由政府财政补贴。2011 年，政府财政支出总计 109247.79 亿元，其中医疗卫生支出为 6429.51 亿元，占比 5.89％。2011 年，政府的医疗保障支出为 3360.78 亿元，扣除掉这一部分，政府尚需支出 7891.41 亿元（11252.19—3360.78），政府用于医疗卫生的支出将达到 14320.92 亿元（11252.19—3360.78＋6429.51），占当年政府财政总支出的 13.11％，将成为政府财政第二大支出项目，仅低于教育支出（16497.33 亿元）。显然，在不开征新税的情况下，这种方式将会对政府财政造成极大的压力。而如果将当前职工缴纳的医疗保险费改征为医疗保险税的话，其实质则是医疗保险采取的是工薪税的方式而不是财政补贴的方式。这种方式，我们下文讨论。

第二种方式是采取人头保险费的方式。2011 年，中国有 13.47 亿人，人均仅需缴纳保费 835.35 元（11252.19÷13.47）。即人均筹资 800 元即可筹集到足够的资金。不过，2012 年《中国统计年鉴》显示，2011 年，中国城镇居民家庭平均每人现金医疗支出为 968.98 元，农村居民家庭平均每人现金医疗支出为 436.75 元。如果按照人均 800 元的筹资标准，即使采取强制征缴的方式，也会导致很高的征收成本。因此，采取政府财政补贴加个人按人头缴费的方式可能更具有可行性。

---

① Meng Q, Xu L, Zhang Y, et al. Trends in access to health services and financial protection in China between 2003 and 2011: a cross-sectional study [J]. The Lancet, 2012, 379 (9818): 805-814.

顾昕即建议采取公共财政主导、居民缴纳健保费的筹资模式①。他建议取消职工医疗保险按工资一定比例缴纳医疗保险费的方式，而征收全民统一的健保费。根据顾昕的计算，人均年筹资水平设定在 700 元，其中，国民健保费为每人每年 200 元，而公共财政补贴为每人每年 500 元，由中央和省级政府分担②。顾昕认为，由于财政补贴占筹资的大部分，因此即便国民健保费不具有累进性，但如果税收体系本身具有累进性，那么全民健保的筹资总体来说依然具有一定的累进性，从而确保其公平性。即使这一方案解决了公平性问题，但政府财政会如同第一章方案一样，将会面临极大的压力。不过，顾昕没有考虑保障水平提高后需求量提升导致的费用增长，所以低估了人均筹资额度。尽管他指出了通过医疗保险基金改革支付方式可以控制费用，但并没有分析支付方式改革的控费能力。

第三种方式为延续目前的缴费方式。正规就业人员采取按工资的一定百分比缴纳保险费，非（正规）就业人员采取政府补贴加个人缴费的方式。如果我们保持目前的缴费率，2011 年，职工医疗保险基金总收入为 4945.0 亿元。如果农民工全部被纳入，我们将可以额外筹集约 3000 亿元—4000 亿元（我们假定农民工平均收入为已参保职工的 60%—80%）。这样我们就已经筹集了 8000 亿元—9000 亿元。目前城镇职工基本医疗保险单位缴费率为 6%，个人为 2%。我们认为，可以改为单位和个人均为 5%。基金将额外征收 25%（（5%＋5%－6%－2%）÷（2%＋6%）），约 2000 亿元。

对于其他人群仍要征收一定的保险费。这样设计是为了避免以家庭为单位参保的许多现实操作问题。同时，每一个人因其缴费义务的履行而享受医疗保障权利，只与其公民身份有关。由于城镇退休职工养老金平均水平接近职工平均工资的 50%，本书认为应该按照养老金的一定百分比缴纳。2011 年，城镇退休职工养老金共 1.27 万亿，按照 2% 缴费，为 250 亿元；按照 5% 的费率，将征收 650 亿元。具体的运作方式可以采取分类缴费方式，对于养老金高于一定水平的（如社会平均工资的 30%），按照养老金的

①　顾昕. 走向全民健康保险：论中国医疗保障制度的转型 [J]. 中国行政管理, 2012 (8): 64-69.

②　顾昕. 走向全民健康保险：论中国医疗保障制度的转型 [J]. 中国行政管理, 2012 (8): 64-69.

5％征缴；对于养老金低于一定水平的，由财政代缴按照规定的最低养老金的 5％征缴；对于征缴医疗保险费后养老金低于规定的最低养老金的，由政府补足至最低养老金。

对于城镇非就业的居民和农村居民，采取个人缴纳人头费的方式。2011 年，城镇居民医疗保险个人缴费水平不到 70 元（根据李亚青论文和 2012 年《中国统计年鉴》计算得出）[1]，新农合个人缴费水平不到 40 元（见本章前文相关数据），个人缴费占筹资总额的 25％左右。而 2011 年，中国城乡居民家庭平均每人现金医疗支出分别为 968.98 元和 436.75 元。这意味着，还有相当大的空间提高缴费水平。2011 年，城镇就业人员 37102 万人，城镇职工退休参保人员（为非就业人员）6279 万人，合计 4.34 亿人。2011 年，全国总人口为 13.47 亿人，因此城镇就业人员和退休人员以外的人口总计 9.13 亿人。如果按照人均缴纳医疗保险费 200 元计算，将征收约 1800 亿元。对于低收入人群，由政府补贴。

最后，还要考虑政府卫生支出。2011 年，政府卫生支出总额为 7378.95 亿元。其中，医疗卫生服务支出为 3111.36 亿元，医疗保障支出为 3300.67 亿元。其中，医疗卫生服务支出绝大部分（2286.00 亿元）是作为"财政补助收入"的形式支付给各级医疗卫生机构的，不属于医疗机构的业务收入。政府医疗保障支出主要用于缴纳机关事业单位医疗保险费，支出公费医疗，补助城乡医疗救助制度，补助新农合以及城镇居民医疗保险等。不过，上述职工医疗保险缴费收入的计算中已经纳入了机关事业单位职工缴纳医疗保险费的情况，新设计的制度不再需要医疗救助制度。不过，本书认为，政府应继续为城镇非就业的居民和农村居民提供补贴，补贴额与城镇非就业的居民和农村居民相同。保留这一补贴的原因既是为了增加基金收入，也是为了提供更加充裕的资金，以保障因为大幅控制药品支出、检查支出和越级就医对医疗机构（尤其是大型医院）和医生收入冲击过大，起到一个缓冲基金的作用。因此，2011 年，政府补贴的医疗保障支出为 1800 亿元（补助低收入群体的支出上文已经计算，此处不再计算，以免重复，如果包含低收入人群参保补助的话，政府医疗保障支出也会在 2000 亿元以内），远低于当年实际的政府卫生

---

① 李亚青. 城镇居民医疗保险的真实保障水平研究——基于广东典型地区的实证分析 [J]. 人口与发展，2013（3）：55-62.

支出（3300.67亿元）。

可见，职工保费收入5000亿元（2011年，职工保费收入为4945.0亿元，2012年增长到6061.9亿元，增长了22.59%。可见，在职工医疗保险保费收入上，增长率还是非常高的），农民工保费收入3000亿元—4000亿元。如果费率由6%+2%变为5%+5%，收入增加25%，则职工保费收入6000亿元，农民工保费收入4000亿元—5000亿元。退休人员按2%缴费，收入250亿元，按照5%缴费，收入650亿元。城乡居民个人缴费1800亿元，政府补贴1800亿元。其中，职工保费收入5000亿元，退休人员650亿元，城乡居民个人缴费1800亿元，政府补贴1800亿元（2011年实际补贴3300亿元），共9200（或11000）亿元的征收是能保证的，这一数额已经十分接近筹资目标额度（11252.19亿元）。再加上农民工加入职工医疗保险的缴费，将远远超出目标筹资额。

总之，在实现全体国民强制参保的情况下，城镇就业人员与单位均按照职工工资的5%缴费，退休人员均按照养老金的5%缴费，其余国民按照人均400元缴费（其中，政府补贴200元），但不再建立医疗救助（对于低收入人群，政府资助其参保；对于医疗费用过高导致生活困难家庭，可以通过综合性的社会救助制度解决），将能够筹集资金15000亿元—16000亿元（不含政府为医疗卫生机构提供的财政补助，保留财政补助，主要目的是为了降低医疗机构（主要是医院）的成本，从而降低卫生费用；同时，也可以用于规划医疗卫生资源布局）。这远远超过了我们需要筹集11252.19亿元公共的医疗基金的目标，实际报销比例能够达到90%以上（但本书建议仍保持在70%的实际报销比例）。

需要指出的是，2011年的医疗卫生机构的总收入（16472.99亿元）和业务收入（13926.84亿元）都有所低估，会导致计算所需的业务收入低于实际所需值。不过，我们上文计算的政府医疗保障支出（1800亿元）要远低于当前实际支出（3300.67亿元）。即使医疗卫生机构的收入数据有所低估，我们保持政府当前的医疗保障支出，在财力上是可以保证新制度的运行的。

除此之外，提高公共的医疗基金的收入的方法还包括落实缴费基数、增加财政补贴以及采取税收优惠的方式，以鼓励个人或团体购买商业医疗保险，满足额外需求等。不过，各种筹资方式自有其利弊，参见表6-2。

表 6-2　中国医疗费用可能的开源措施及其利弊

序号	开源措施	效果	优势	问题和障碍
1	将农民工纳入职工医疗保险	非常好	倒逼产业结构升级。促进农民工市民化。	农民工非正规就业，参保成本高，短期内推动阻力较大。
2	退休人员终生缴费	很好	促进劳动力流动，解决医疗保险待遇转移接续问题。	养老保险覆盖面窄、保障水平低。
3	提高农民和城镇居民的个人缴费	很好	树立个人责任意识，形成费用分担。	必须降低提高缴费的征缴成本。
4	取消个人账户	非常好	提高制度运行效率，大幅提高职工医疗保险保障水平。	个人账户有利于老年人群和健康人群，是定点药店重要收入来源。
5	提高费率[a]	很好	倒逼产业结构升级。	费率已经很高，增加企业成本。
6	落实缴费基数	很好	同上。	同上。
7	增加财政补贴	好	基金筹资来源多元化。	增加财政负担。
8	鼓励商业保险	差	提高大病风险保护能力，满足多元化需求。	商业医疗保险发展滞后，且不可能成为主流模式[b]。

备注：a 可以提高个人费率，而降低企业费率；b 见本书第 4 章。

6.3.4.5　如何解决既得利益集团问题

根据目前的制度设计，最需要解决的问题有两个：一为落实首诊和转诊制度，二为降低医疗机构的药品支出占比。这两项任务均十分艰巨，必须配以非常有效的措施方能实现。本书第 7 章、第 8 章将分别讨论如何解决。在此之前，我们将提出一种新型的医疗保险制度设计，可以在无需做出上述重大改革的基础上解决当前中国患者医疗费用风险巨大、公共的医疗基金占卫生总费用比重较低因而无力控制医疗机构的问题。

6.3.5 一种新型的社会医疗保险制度设计

目前，医疗保险、医疗服务需方和医疗服务供方三者之间资金流向关系为：医疗服务需方向医疗保险机构缴纳医疗保险费或者医疗保险税，同时，医疗服务需方直接将自付或者自费部分的资金付费给医疗服务供方（图6.3）。这样，医疗服务供方的资金来源主要来自两个方面：医疗服务需方和医疗保险机构。在不同的国家，医疗服务需方和医疗保险机构二者各自所占的比重有很大的差异。特别是在一些发展中国家，来自医疗保险机构的资金量占医疗服务供方资金总量的比重非常小。当医疗机构收入主要来自患者自付的情况下，医疗服务供方的补偿方式实际上是按服务项目付费，诱导需求往往比较严重。即使医疗保险机构对医疗服务供方采取预付制的支付方式，如按DRGs、按人头付费等，也会因为医疗保险基金占比较低仅能控制卫生总费用的一小部分，还会导致医疗机构将费用转嫁给患者，最终难以约束供方行为，无法控制卫生总费用上涨。

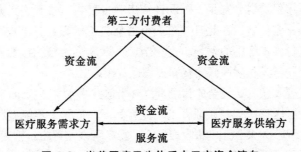

图6.3 当前医疗卫生体系中三方资金流向

只有当第三方付费者掌握的资金占医疗服务供方收入的主要部分时，方有可能对医疗服务供方的行为产生实质性的影响，医疗保险支付方式改革才能取得实质性的效果。那么，在发展中国家，在医疗保险制度并未达到全民覆盖、保障项目少和保障水平较低的情况下，如何才能保障第三方付费者掌握绝大部分的资金？

其实，根据图6.3，我们很容易想出答案。那就是，取消医疗服务需方向医疗服务供方的自付或自费部分，将这部分资金改由交给第三方付费者，第三方付费者再统一支付医疗服务供方（图6.4）。让我们看一看这个体制是如何运作的。

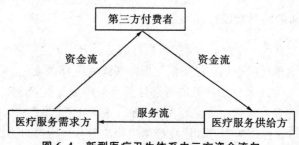

图 6.4　新型医疗卫生体系中三方资金流向

　　医疗服务供方可以通过国家主导下的多方参与机制来统一制定医疗服务价格（详见第 8 章），当需方就医时，个人不是直接向供方付费，而是将全部费用付给第三方付费者。如果患者没有保险，患者需要将全部自付费用缴纳给第三方付费者；如果患者有保险，则可以只支付其自付部分的金额。对于小病，患者直接向第三方付费者支付。对于大病，允许患者分多次向第三方付费者支付。当然，如果医疗保险资金充足，可以设置患者自付封顶线，能大大降低大病支出。因此，第三方付费者在此时成了一个信贷机构，患者可以按周/月/季向第三方付费者支付其未缴纳的费用。这一制度可以避免大额医疗费用对家庭短期内造成的巨大冲击，化解因病致贫和因病返贫问题。

　　这种方式要求统一、健全的信息网络（当前技术水平下完全能够做到），全体国民人手一张医疗卡，并保证无卡不能就医。保证无卡不能就医可以借由患者举报有效实现：如果医疗机构收取现金，患者可以获得就诊费用数倍的奖励；经办机构可以罚没医疗机构年度收入的一定百分比充公，纳入医疗保险基金。这种方式特别要保障患者隐私（当前完全能够做到）。对于医院，第三方付费者经办机构可以设置缴费窗口，也可以由医院自行设置窗口（为节省成本，提高效率，可以委托医院或第三方机构如银行等），患者凭卡就医，小病直接刷卡，大病可以申请分期付款。对于普通门诊机构的就医，患者亦凭卡就医，而不付现给诊所医生。医疗卡与居民所有的银行卡、信用卡进行关联（当前技术水平下完全能够做到），居民不用向医疗卡中充值。当然，居民可以自由设置关联的先后顺序，比如优先从中国银行卡支付，中国银行卡资金不足，再从工商银行卡支付等。

　　第三方付费者在固定时期与所有医疗机构结算。第三方付费者的结算价格应该采取与患者就诊价格不同的价格，即它可以对门诊采取按人头付费的方式

（具体办法见本书第 7 章），对住院部分采取按 DRGs 付费的方式（见本书第 8 章）。在这种付费方式下，虽然患者仍然分散化地购买医疗服务，但是第三方付费者掌握了全部的医疗费用，可以通过单一支付者来有效约束供方行为。

这一设计必须解决大病就医分期付款的及时收回。由于医疗卡本身就是关联银行卡和信用卡的，因此，可以保证定期回款。但仍有部分家庭存在在大病就医后所有关联卡中均不存入现金的道德风险。为此，还需要设计关联医疗卡，一家人的医疗卡被绑定为一个单位（当前技术水平下完全能够做到）。若家庭中的成员不按规定还款，可以依法冻结其家人的医疗卡。尽管这种方式与我们前文所提出的非（正规）就业居民基于个人缴费义务而获得就医保障权相冲突，但为提高管理效率，保障制度持续运行，可以做出妥协。当然，无力还款的家庭可以申请社会救助、慈善捐助等方式来帮助还款。对于医疗机构收取现金的行为必须予以坚决打击，只有这样才能保障无卡不能就医，并保证整个设计制度的运转。

让我们总结一下这一制度设计的核心要点：1. 全国人手一张医疗卡，以家庭为单位关联医疗卡，无卡不能就医；2. 医疗卡与居民所有银行卡、信用卡关联，不用充入现金，直接刷卡就医，按照规定的医疗服务价格和自付比例支付向第三方付费者付费，所有医疗机构不得收受患者现金付费，违规者重罚；3. 患者大病可以申请分期向第三方机构付款，拒不偿还者，禁止其家属就医，患者可以申请社会救助、慈善捐助等帮助还款；第三方机构掌握了全部医疗资金，形成单一支付者，依照与供方谈判确定的支付方式向其支付。

这一制度设计具有许多优点，能够真正发挥前文所述的医疗保险的诸多功能：

1. 能够有效化解患者的大病医疗费用风险，先看病后付款，大病可以采取分期付款的方式，而不必一次缴清。

2. 第三方机构掌握了全部医疗资金，且是单一支付者，能有效约束医疗服务供方的行为，且不会出现费用转嫁问题，能有效控制卫生总费用。

3. 能够通过支付标准、支付方式来引导医疗资源配置，促进医疗机构现代化，影响医疗技术进步等。

至于能否发挥再分配的功能，则要看这种制度设计下，医疗保险制度规定的患者自费的比例以及医疗保险费/税的征收方式。要促进再分配，应该降低患者自费的比例，但不能降低为 0，应保留一定的自付比例（以 20%—30% 为宜）。医疗保险费/税的征收要采取累进的方式，则可以保障筹资的公平性。在资金不充足的情况下，医疗保险可以逐步扩大保险覆盖的对象、保障项目和保障水平。

这种付费方式当然也有一些缺点，其缺点即是总额预算制度的缺点或者按人头付费、按 DRGs 付费的缺点。其中，最主要的是就是要防范医疗服务供方降低医疗服务质量、推诿病人等道德风险。这方面已经有许多文献讨论，不再赘述。

随着经济发展水平的提高，这一制度设计最终可以形成国民健康保险或者 NHS 制度。而目前发达国家的国民健康保险或者 NHS 制度也可以按照本书的设计改造其制度。不过由于发达国家的国民健康保险或者 NHS 制度的基金占卫生总费用的比重已经非常高，对医疗服务供方产生了足够的约束，而改造亦需要的一定的成本，亦可以维持现行制度。

6.4 总结

医疗卫生体系具有自身的特殊性，需要政府同时管制医疗保险、医疗服务需方和供方，以实现民众少生病、看得上病、看得起病和看得好病的目标。改革开放以来，中国政府医疗管制的下降体现为需方就医的自由化、医疗机构的自主化、医疗保险保大不保小及按服务项目付费等，导致了不合理卫生费用的快速上涨。为此，应该加强政府管制。在医疗服务市场上竞争的不可替代以及经济激励取代行政管制成为主流的控制机制的背景下，我们当前需要依靠医疗保险政策调整来实现有效管制。然而，政府管制也存在弊端，必须权衡政府管制的利弊和选择合适的管制工具。

目前，少有文献讨论医疗保险的功能。本章基于医疗卫生体系的三方关系，认为，医疗保险制度的功能包括：风险分散（收入损失风险和医疗费用风险）、再分配、医疗费用控制、医疗资源配置等功能等。此外，医疗保险制度还能够对医疗技术进步、医药产业和医院现代化产生巨大影响。

然而，这些功能在中国的认识和发生程度有着明显的不同，导致中国医疗保险制度管制现状为：（1）尚未实现全覆盖、保障项目少、保障水平低；（2）保大不保小；（3）城镇家庭成员分属不同医疗保险制度，城乡不同群体医疗保障待遇差距大；（4）职工医疗保险建立了低效率的个人账户；（5）自愿参保而非强制参保；（6）医疗保险经办机构着力控制需方，按服务项目付费，费用控制不力；（7）医疗保险强调患者的自由选择权以促进竞争，未能建立首诊、分级和转诊体系；（8）非属地参保，非终身缴费，难以适应流动性等。

为此，未来，中国医疗保险管制的改革方向是：（1）全民强制参保，制度统一，建立全国单一保险人体制；（2）大小病（含生育待遇）统包，城乡全体居民医疗待遇均等，公共的卫生支出占卫生总费用的70%左右，实施个人自付最高封顶；（3）取消个人账户；（4）落实属地参保原则，退休人员实行终生缴费；（5）改革支付方式，以按人头付费方式向各地区分配资金，各地区对于初级医疗保健服务实行按人头付费，对于二、三级医疗服务实行总额预算制度下的DRGs付费；（6）改革医疗保险经办机构治理机制，将医疗保险经办机构变为公法人组织，由多方利益主体共同参与。

根据本章的计算，如果控制中国当前医疗卫生体系的浪费现象（主要是越级就医、药品和材料支出），中国当前的门诊诊疗人次和住院率均相当于OECD国家当前的平均水平时的医疗总费用（约1.6万亿元），仅略微超过中国当前实际的医疗总费用（约1.4万亿元）。若保障70%的实际报销比例，仅需要筹集约1万亿元。本章的建议是：城镇就业人员与单位均按照职工工资的5%缴费，退休职工按照养老金的5%缴费，其余国民按人头缴费400元（其中，政府补贴200元），大约筹集资金1.5万亿元，完全能够满足需求。至于如何控制越级就医、药品和材料支出，见本书第7章和第8章。

本章最后还基于医疗服务供方、需方和医疗保险制度三方设计了一种新型的医疗保险制度。其核心是医疗资金全部经由第三方付费者流向医疗卫生机构。具体而言即是：（1）全国人手一张医疗卡，无卡不能就医；（2）医疗卡与居民所有银行卡、信用卡关联，医疗机构不得收受患者现金付费；（3）患者大病可以申请分期向第三方付费者付款；（4）第三方付费者掌握了全部医疗资金，依照与供方谈判确定的支付方式（按人头或按DRGs）向供方支付。这一制度设计能够有效化解患者的大病医疗费用风险（分期付款）；有效约束供方行为，控制卫生总费用增长；能够通过支付标准、支付方式引导医疗资源配置，促进医疗机构现代化，影响医疗技术进步等。

第7章 中国医疗服务需方管制重构

7.1 中国医疗服务需方管制现状

7.1.1 预防行为不足

尽管需方日益重视健康人力资本，但由于不良生活习惯、缺乏知识和健康教育以及医疗机构重治轻防，导致预防行为不足。预防行为既包括良好的生活习惯，也包括公共卫生、疫苗接种和疾病筛查等。比如，到 2011 年，中国有 1/3 以上的已婚育龄妇女未进行妇科检查[①]。第四次国家卫生服务调查显示，2008 年，中国 35 岁及以上人群健康体检的比例仅为 18.8%，城乡 15 岁及以上居民锻炼率（指每周至少一次主动参加体育训练或比赛）仅为 21.9%，中国男性吸烟率高达 48.0%，女性较低，为 2.6%[②]。

根据世界卫生组织的调查，影响健康的因素中，最主要的是生活习惯。有研究发现，中国的许多富人更加倾向于不良生活习惯，因为他们认为这是体现他们地位优越性的标志[③]。这会大大推高卫生费用，因为这部分人群购买力远高于一般民众。通过促进民众的预防行为，能够有效降低短期卫生总费用。

[①] 数据来源：2012 年《中国卫生统计年鉴》。

[②] 卫生部.2008 中国卫生服务调查研究 第四次家庭健康询问调查分析报告 [R]. 2008：120-121. 网址：http://www.nhfpc.gov.cn/mohwsbwstjxxzx/s8211/201009/49165.shtml，访问日期：2013 年 10 月 8 日。

[③] William C. Cockerham. 医疗社会学 [M]. 何斐琼译，双叶书廊，2014：464.

7.1.2 盲目就医，自由就医，越级就医

由于生命和健康的重要性，医疗服务的质量是患者考虑的主要问题。由于信息不对称无法彻底消解，在缺乏对患者的就医选择权的管制时，患者会选择最高质量的医疗机构就医，从而导致盲目就医，推高卫生费用。

7.2 中国医疗服务需方管制目标

理想的需方管制应该致力于实现民众少生病、看得上病、看得起病和看得好病的目标。其中，"看得上病"主要属于医疗资源分布的问题，本书第7章将详细阐述；"看得起病"主要属于医疗保险范畴，本书第6章已详细阐述。"看得好病"部分地涉及医疗服务质量问题，也涉及民众医疗观念问题。因此，本节着重阐述民众少生病和看得好病两个方面。

7.2.1 民众少生病

应该加强预防，注重健康教育，加强体育锻炼，减少抽烟和过度饮酒，加强公共卫生体系建设等。要加强预防，可以从供需两方入手，但是关键要发挥医生的作用。在当前按服务项目付费方式下，民众生病越少，医生收入越低，医生自然无动力强化预防工作。因此，要强化预防，必须要使得医疗服务供方的利益与开展预防的利益相一致：民众越少生病，医疗服务供方的收入就越高。通过医疗保险支付方式改革，实施按人头付费能够激励医生强化预防。

7.2.2 民众看得好病

民众对医疗服务最为关注的是其质量。因此，要推动医疗质量资讯公开，引导患者选择适宜医疗技术治疗，而不是盲目追求质量。在医疗保险覆盖的情况下，患者支付的医疗价格会低于实际医疗价格，导致患者更倾向于高质量的服务，导致过度医疗，浪费严重。因此，要加强管理，降低民众的道德风险。

7.3 中国医疗服务需方管制的政策建议

政府管制医疗服务需方的重点在于两个方面：（1）强化预防，让民众少生

病；（2）落实首诊、转诊和分级医疗制度，减少趋上就医。至于患者的道德风险问题，属于管理问题，需要经办管理机构改进管理。许多研究均提出要强化预防，落实首诊、转诊和分级医疗制度，但未能将之纳入政府管制的理论视角之下，且政策建议过于空泛，不具可操作性。

7.3.1 如何强化预防，让民众少生病：按人头付费的制度设计

要让民众少生病，涉及医疗、就业、教育、食品药品、交通、环境以及住宅等多个方面，需要跨部门的合作。正如陈竺所说，"影响居民健康的最重要因素是复杂的社会因素和社会政策，必须采取将健康融入所有政策的策略加以改善"。他指出，可以提高烟草酒类的税率，取消对不利产品的政策补贴，减少加工食品的含盐量，降低食品中反式脂肪酸含量，加强环境保护力度，改善交通和道路、住房规划，新闻媒体倡导健康生活方式等[1]。

本书认同上述观点。不过，下文将更加侧重如何通过制度建设来强化预防，使之不成为空洞口号。预防工作的主体包括：公共卫生机构、医疗机构、单位、社区、学校、家庭和个人。在计划经济时代，"预防为主"是中国卫生工作的方针，在政府的强力推动下，上述主体均积极参与其中，因而取得了良好的效果。在政府权力已经大举退出人民日常生活并且将继续弱化的背景下，政府已经难以有效动员公共卫生机构和医疗机构之外的主体。当然，对于那些收入主要来自政府的部门，比如机关事业单位，政府还是能够继续通过强制力来强化预防，但也容易流于形式。对于企业、社区、家庭和个人而言，政府强制力已难以发挥作用，只能采取引导的方式。目前看来，政府还缺乏这方面的有效政策工具。因此，在当今形势下，只能依靠公共卫生机构和医疗机构来强化预防。

计划经济时期，公共卫生机构和医疗机构提供预防保健服务并不与其利益相冲突，甚至民众生病越少，公共卫生机构和医疗机构的医务人员诊疗工作量就越少，预防反而有利于这些机构。改革开放以来，公共卫生机构和医疗机构从事预防工作，则与其利益相冲突：人们越少生病，医疗服务机构和医生的收入就越少。不过，在公共医疗机构收入主要来自收费时，这一情况属实。当公共医疗机构收入主要来自财政补贴以及其医务人员收入主要来自固定工资时，

---

① 陈竺：研究和实施将健康融入所有政策，新浪网，网址：http://health.sina.com.cn/news/y/2013-08-19/103199704.shtml，访问日期：2014 年 3 月 7 日。

则不尽然。

因此，要强化预防，必须要使得医疗服务供方的利益与开展预防的利益相一致：民众越少生病，医疗服务供方的收入就越高。那么，是否存在这样的政策工具？答案是肯定的。按人头付费即能实现这一目标。我们下面即对中国未来可以采行的这一制度设计做一说明。

7.3.1.1 按人头付费的机制设计

按人头付费的前提是，医疗保险制度大小病统包，关键是要保小病。根据第 6 章对中国医疗保险制度的设计，城镇就业人员按工资一定比例缴费，退休人员按养老金一定比例缴费，其余人员按人头缴费，政府对低收入人群提供部分财政补贴并对医疗机构提供财政补助。政府补贴给医疗机构的部分可以由医疗保险经办机构直接划拨给各个医院（不区分所有制，仅区分是否营利），用以补偿医院的资本投入（比如，在德国即是如此[①]），以降低成本，降低医疗费用。

参保人员缴纳的全部资金以及政府补贴低收入人群参保的资金全部集中到一个基金池，由其实行按风险调整后的人头费向各省经办机构分配资金，由各省经办机构根据本省的实际情况向各地区分配资金。按人头分配时的风险调整因素可以参照发达国家经验设计，具体方法可以参照赵斌（2013）[②]，测算人头费时需要考虑的因素参照江芹等（2013）[③]。

这样，初级医疗保健医生掌握了除政府补贴以外的所有资金（实质上也包括了自费资金），患者所有按照规定无须自付的药费、检查费、手术费等均由其初级医疗保健医生处支付，初级医疗保健医生负责首诊和转诊，并可以将患者转诊至任何一家医疗机构。初级医疗保健医生有极大的动力降低药费和检查费，即使医药代表给予再丰厚的回扣，也不可能收买初级医疗保健医生，因为回扣最终还是医生本人付费。

初级医疗保健医生对医院的付费方式，则采取 DRGs。由于住院费用亦由初级医疗保健医生支付，初级医疗保健医生自然会权衡不同医院的医疗服务的

---

① 顾昕．全民医疗保险与公立医院中的政府投入：德国经验的启示 [J]．东岳论丛，2013（2）：53-59.

② 赵斌．基于国际经验的社会医疗保障购买服务机制研究 [D]．中国人民大学，2013.

③ 江芹，张振忠，赵颖旭，于丽华，郎婧婧，常欢欢．对"按人头付费"原理及设计的思考 [J]．中国卫生经济，2013（1）：34-38.

价格和质量，不会出现随意越级转诊的情况。初级医疗保健医生还会对医院的医疗服务质量进行监督。对于患者自身要求的超过统一支付标准的部分，由患者自行负担差额，不由初级医疗保健医生支付。由于对住院采用DRGs付费，医院自然有动力严厉禁止本院医生收受医药、设备回扣。因此，实施按人头付费，自然而然就会解决以药养医和以检养医。

7.3.1.2 按人头付费的基础：多点执业和群体执业

目前，中国的初级医疗保健医生存在两大问题：一是数量紧缺。有学者认为，目前，中国全科医生数量不足6万人，而需求为12万—18万人[①]。二是质量较低。因为优质医生都选择了从事专科且集中于大型医疗机构。这两大缺陷均不可能在短期内通过培养新的全科医生和培训已有全科医生来改变，这意味着我们要转换思路。首先要指出的是，从事初级医疗保健服务的并不一定必然要求是全科医生。比如，1989年，美国46.9万医生中，只有12%从事全科或家庭医疗服务，但美国专科医生对他们的大多数病人所做的还是初级保健工作[②]。中国大型医院的专科医生提供的服务其实也多为初级医疗保健工作。

当然，初级医疗保健服务最好是由全科医生提供。全科医生之所以能够承担起提供初级医疗保健服务的功能，是因为他们接受的是通科医学教育。正如钟南山所说的，"知道什么病人往哪科转，并不简单。现在大医院的医生其实面很窄，我现在也不敢开治疗糖尿病的药。而呼吸系统的病，1/3是由别的病引起的。因此，需要知识结构宽泛的全科医生"[③]。

不过，通过制度设计，我们也可以将专科医生转化为全科医生。具体办法就是多点执业和群体执业：前者是要将高质量的专科医生从大型医疗机构中解放出来，后者是要形成团队合作，将专科医生团队转化为由专科医生组成的全科诊所，其性质类似于当前医院的会诊。实际上即是将不同科别医生（如4—6人）集中在一个诊所，为周边的民众提供全科医疗服务。当然，未来如果推动医药分业的话（在本书的制度设计下，是否推动医药分业，影响不大），由药师

---

① 吴明江．看病难"药方"怎么开 [N]．人民日报，2013-3-12：7．网址：http://health. sohu. com/20130312/n368507256. shtml，访问日期：2014年3月1日。

② 罗伊·波特．剑桥医学史 [M]．吉林人民出版社，2000：92-93．

③ 吴明江．看病难"药方"怎么开 [N]．人民日报，2013-3-12：7．网址：http://health. sohu. com/20130312/n368507256. shtml，访问日期：2014年3月1日。

负责审查专科医生开具的处方，能够提高用药安全。如果不推动医药分业，则专科医生开具的处方需要经由一位药师审查，以降低错误用药引致的医疗事故。在本书的制度设计下，药店会选择在群体执业的诊所附近开业，因而由药师审查是可行的。

7.3.1.3 群体执业的障碍：如何吸引专科医生

然而，要实现多点执业和群体执业需要破除一些障碍。一是多点执业障碍，这一障碍属于制度性障碍，只需解除制度性规定，允许医生多点执业即可。目前，中国不少地区正在推进多点执业，不过效果不彰。原因在于，多点执业并不能为大型医疗机构的专科医生提供充分的经济激励，医生并没有动力多点执业。因此，第二个障碍就是要解决如何吸引专科医生多点执业。下文的分析将表明，按人头付费能够大大增强专科医生多点执业的经济激励，其收入能够大大超过在大型医疗机构的收入。第三个障碍是，群体执业与按人头付费之间的利润分成冲突。

我们直接进入第二个障碍。根据前文计算，2011 年，我们的制度设计下，需要筹集的公共的医疗基金资金量为 11252.19 亿元，全国人口为 13.47 亿人，人头费为 835.35 元（11252.19÷13.47）。2011 年，中国执业（助理）医生 2466094 人，乡村医生 1060548 人，则每位医生服务人数为 382.05 人。不过，不可能所有的执业（助理）医生（在中国几乎全部为专科医生）均会进入群体执业中心。

我们先大概估计城乡可能从事群体执业的专科医生的数量及人均服务人数。2011 年，全部执业（助理）医生 2466094 人。其中，卫生院中 413363 人，村卫生室中 118458 人，城镇执业（助理）医生约为 1934273 人。本书第 8 章的数据显示，OECD 国家全科医生占执业医生比重的 30%。我们假定城镇执业（助理）医生中的 30% 会从事群体执业，则城镇可能从事群体执业的专科医生的数量大概为 58 万人。2011 年，城镇人口数量为 69079 万人，则从事群体执业的专科医生的人均服务人数为 1190 人。在农村，总人口为 65656 万人，乡村医生 1060548 人（其中，仅 118458 人为执业（助理）医生）。假定没有城镇专科医生在农村执业，那么乡村医生人均服务人数为 620 人。

比较发现，中国城市"全科医生"服务人数接近 OECD 国家平均水平，农村"全科医生"服务人数高于 OECD 国家下限水平。OECD 数据库显示，2010 年，英国总人口为 61344000 人，执业医生中全科医生为 49571 人，全科医生人均服务人数 1238 人。31 个 OECD 国家全科医生人均服务人数（总人口与全科医生数量之比）最低的为爱尔兰，为 367 人，最高的为美国，为 3612 人，平均为 1417 人。

2012 年《中国卫生统计年鉴》显示，2011 年，三级医院、二级医院和一级医院出院病人人均费用分别为 10935.9 元、4564.2 元和 3121.3 元，其中药费和检查治疗费分别占 69%、68.5% 和 66.3%。2011 年《中国卫生事业发展统计公报》显示，2011 年，社区卫生服务中心住院病人人均医药费用 2315.1 元，其中药费占 45.8%，乡镇卫生院住院病人人均医药费用 1051.3 元，其中药费占 46.8%。

如果对住院服务实行 DRGs 付费时，则 DRGs 打包后的付费至少要考虑到过度的药费和检查治疗费。根据我们前文的阐述，药品和检查费应该能够降低 20 个百分点。因此，我们假定打包后的 DRGs 付费最高为未打包前费用的 80%，则上述五类医疗机构的住院费用分别为 8748.72 元、3651.36 元、2497.04 元、1852.08 元和 841.04 元。不过，实际的 DRGs 付费在不同层级医疗机构之间不会差异如此巨大。尤其是三级医院的 DRGs 付费不会超过二级医院 1 倍以上。由于住院费用由初级医疗保健医生支付，医生会尽可能让患者在花费最低的医疗机构住院。由于初级医疗保健医生会尽量降低其病人的住院率，所以实际上住院率必然会低于 18%。本书假定住院率为 16%（OECD 国家的平均水平）和 18% 两种情况。如果城乡初级医疗保健医生的全部住院病人分别全部在四级医疗机构（见下文）住院的话，每位初级医疗保健医生的住院总费用和盈余情况参见表 7-1 和表 7-2。

2011 年，城市医院住院病人总人数为 10754.7 万人，其中，未评级医院和一、二、三级医院住院的住院病人数分别为 934.2 万人、535.8 万人、5567.4 万人和 3717.3 万人，占比分别为 8.69%、4.98%、51.77% 和 34.56%。对于城市初级医疗保健医生而言，当住院率为 18% 时，如果（1）其住院病人按照上述比例在城市社区卫生服务中心、一、二、三级医院住院的话，扣除住院费用后仅剩下 21.4 万元；（2）其住院病人在社区卫生服务中心、一、二、三级医院住院的比例分别为 40%、30%、20% 和 10% 的话，扣除住院费用后能够剩余 52.95 万元。当住院率为 16% 时，扣除住院费用后则分别剩余 30.07 万元和 58.11 万元（表 7-1）。

表 7-1 城市初级医疗保健医生签约患者的住院费用和盈余情况

住院层次	18％住院率			16％住院率		
	住院人数（人）	住院总费用（万元）	盈余（万元）	住院人数（人）	住院总费用（万元）	盈余（万元）
三级医院	214.2	131.18	−31.82	190.4	116.60	−17.24
二级医院	214.2	54.75	44.61	190.4	48.67	50.69
一级医院	214.2	37.44	61.92	190.4	33.28	66.08
社区中心	214.2	27.77	71.59	190.4	24.68	74.68

备注："盈余"是指病人均在该级别医院住院时，初级医疗保健医生所能获得的盈余。

对于农村初级医疗保健医生而言，当住院率为18％时，如果（1）其住院病人按照上述比例在乡镇卫生院、一、二、三级医院住院的话，扣除住院费用后仅剩下11.84万元；（2）其住院病人在社区卫生服务中心、一、二、三级医院住院的比例分别为40％、30％、20％和10％的话，扣除住院费用后能够剩余30.75万元。当住院率为16％时，则分别剩余16.28万元和33.09万元（表7-2）。

表 7-2 农村初级医疗保健医生签约患者的住院费用和盈余情况

住院层次	18％住院率			16％住院率		
	住院人数（人）	住院总费用（万元）	盈余（万元）	住院人数（人）	住院总费用（万元）	盈余（万元）
三级医院	111.6	68.35	−16.58	99.2	60.75	−8.98
二级医院	111.6	28.52	23.25	99.2	25.36	26.41
一级医院	111.6	19.51	32.26	99.2	17.34	34.43
乡镇卫生院	111.6	6.57	45.20	99.2	5.84	45.93

备注："盈余"是指病人均在该级别医院住院时，初级医疗保健医生所能获得的盈余。

我们以城市住院率18％为例来看看群体执业的专科医生的收入情况。城市群体执业的专科医生若按照当前四级医疗机构住院分布安排其病人住院，那么扣除住院费用后仅剩下21.4万元。医生必然会根据患者需要选择医院级别，同时尽量降低住院率，若住院率降低到16％，就能剩余30.07万元。如果医生的签约投保人中的住院病人在社区卫生服务中心、一、二、三级医院住院的比例实现40%、30%、20%和10%，医生就能够剩余52.95万元。这种情况下，自然而然形成了转诊和分级医疗制度。

根据本书第6章的计算，2011年，中国门诊医疗费用为6362.0亿元，人均472.31元。2011年，城镇人均卫生费用与农村之比为3.09∶1。根据这一比例，我们计算的结果是，城镇人均门诊医疗费用约为700元，农村约为230元。由于城乡门诊医疗费用中40%以上为药品，我们假定其中20%的药品为必须使用的，其余部分均为医生人力成本。因此，城市群体执业的专科医生的人均门诊药品约为140元，全部签约投保人的门诊药品总支出为16.66万元（1190人×140元/人）。因此，如果城市群体执业的专科医生不控制其签约投保人的住院分布，其净盈利仅为4.74万元（21.4−16.66）；如果加以控制，那么其净盈利为36.29万元（52.95−16.66）。再扣除医生的其他执业成本，那么专科医生参加群体执业的盈利在20万元—30万元。显然，专科医生具有极大的动力控制其签约投保人的住院分布，并且将具有极大的动力参加群体执业。

根据表7-1和7-2，似乎在乡村执业的成本收益低于在城市执业。这是因为本书计算的城乡执业的医生数不同，从而城乡医生签约投保人数量不同。投保人越多，医生的收入越多。这意味着，参加群体执业的医生越是名气高、技术强，其收入就越多。如果城市专科医生在农村地区群体执业（下文会继续分析），其签约人数自然会高于在城市地区（因为其来自城市的竞争对手少，而乡村医生也无法与其竞争），收入自然更高。

由于城市居民主要在三级医院、二级医院和一级医院住院，而农村人口主要在乡镇卫生院住院，因此，城乡人头费和平均投保人数一致的情况下，在农村执业的专科医生收入会大大高于在城市执业的专科医生。根据本书的计算，在人头费为835元，平均投保人数为1190人时，在农村执业的专科医生的净盈利（53.39万元）要高出城市至少17万元（53.39−36.29）。并且，农村的执业成本要远小于城市。这当然可以激励优秀的医生前往基层和农村地区执业。不过，在初始设计人头费时，可以适当降低农村人口的人头费，但要使得在农村执业的专科医生的收入大于在城市执业，并且差距要有一定的吸引力。

7.3.1.4 群体执业中心及其医生团队的形成

我们前文以个体初级医疗保健医生为例做了分析。我们在假定一个专科医生所服务的对象为平均人数时，按人头付费能够给专科医生带来的收入在

20万元—30万元之间，如果服务对象翻番，则收入将翻番。这一收入将远远超过其在大型医疗机构获得的收入。如果每个群体执业中心有4—6位专科医生，该中心一年的人头费则在400万元—600万元，该中心的参保人数在5000—7000人之间。群体执业中心会雇佣诸如护士、护工和清洁人员等辅助人员，可以降低运行成本。

尽管利润看起来很丰厚，群体执业中心还是会面临一定的财务风险。这是因为，并非所有的住院疾病都会纳入DRGs。一些耗费巨资的重症由于发病人数过少，往往会采取按服务项目付费的方式。比如，在台湾，为防止推诿重症病人、提前出院，部分疾病未纳入Tw-DRGs范围内，如癌症、脏器移植并发症及后续住院案件、精神疾患、艾滋病、罕见疾病、住院日数超过30天及安宁疗护案件等。比如，在2006年的CHNS调查中，5位医疗费用在50万元—130万元的患者就花费了417.2万元[①]。并且，随着未来民众维权意识的提升，医疗事故索赔现象将日益普遍。因此，群体执业中心仍要向医疗保险经办机构或商业医疗保险公司购买再保险和医疗事故保险。至于再保险和医疗事故保险则主要属于商业性活动，本书不再赘述。

解决完大型医疗机构的专科医生组成医生团队的动力后，我们需要解决群体执业的其他问题：（1）如何确定群体执业中心以及形成医生团队，（2）群体执业中心的医生之间如何解决利润分成问题。

对于第一个问题，政府可以创建一个群体执业网点网上选取平台：（1）由政府要对本地区人口年龄构成、性别比例、发病类型、发病率、流动性、收入状况、大型医疗机构分布、执业中心运营成本等相关情况有一个摸底，并将相关信息全部公开，让专科医生能够在网上选取平台上看到，以帮助其做出决策。（2）政府根据上述情况，规划并建设本地群体执业中心网点，并对每个网点紧缺类型的专科医生进行排序，专科医生可以在网上平台选取。同时，允许在政府规划的群体执业中心附近建立新的执业中心，尤其是在城市人口居住密集区域，允许存在多个执业中心。但政府应保障在人口密度较低的区域设有执业中心，并将那些未能选取到合适执业中心的专科医生调剂到该处。（3）鼓励以团队为基础选择和创建执业中心，单个执业医生与执业医生团队同时选取某执业

---

① 杨燕绥，李海明. 公共服务外包的治理机制研究——医疗保险外包的中美案例比较 [J]. 中国行政管理，2013（9）：114-118.

中心时，后者优先。执业医生团队本身的专科医生相互之间比较了解，更容易共事，也更能够提供居民所需的医疗服务。政府可以发布执业中心指南，帮助专科医生组合。当多个团队选择某一个执业中心时，采取类似于后文参保人选择初级医疗保健医生的分配办法，采取第一选择和第二选择制。(4) 本制度设计开始实施时的第一批群体执业中心由政府负责建设，必须有医生、护士和患者代表参与图纸设计，以方便医生、护士和患者使用。群体执业中心的建设成本，建议设置专项拨款。选择政府建设的执业中心的医生及其团队需要支付房租，并维持日常检修。对于收入较高的执业中心，房租可以适当提高。房租设为专项基金，用以补助人口密度较低的区域的执业医生。政府建设的执业中心第一次投入运营时，房租设置为 0 元至市场价格，年终由医疗保险经办机构根据执业中心的盈利情况收取，以降低专科医生的财务风险，增强制度的吸引力。医生团队自行建设的群体执业中心，可以设置专项贷款项目，允许分期偿还。

在城市，上述体制基本可以运行。在农村，尽管按人头付费的收入高，但由于人口密度小且远离市区，所以不容易吸引到足够的专科医生。为此，可以采取远程医疗的方式：由城市中的专科医生（及其团队）与农村医生结盟（即城乡医生联合执业，实际上即是对口援助，以城带乡，可以快速提高乡村医生的质量）的方式来进行，由专科医生培训乡村医生，帮助乡村医生诊断疑难杂症，以吸引参保者，所获利润由二者分成。每一位在乡村执业的专科医生和乡村医生的个人信息都可以在网上或电话查阅。当然，专科医生也会自己散发传单来做广告，这不属于本书讨论范围。

7.3.1.5 群体执业中心的利润分成问题

接下来的问题是如何解决群体执业中心专科医生之间的利润分成问题。按人头付费下，群体执业中心专科医生实际上是向其他医生（含该医生所在的群体执业中心的其他专科医生）和医疗机构购买医疗服务。本书的制度设计如下：群体执业中心的参保人在本中心任何医生处看病，或经由自己的签约医生转诊，都由其签约保健医生负责购买，患者只需支付政策规定的个人自付的费用；参保人可以不经由转诊在本执业中心以外的任何医疗机构就诊，但非急诊费用完全由患者个人自付，急诊费用仍由其保健医生负责购买，患者仍只需支付个人自付的费用。本书不建议强制规定必须转诊，因为这一规定在目前来说，很容易引起参保人的反对，不利于制度运作。

由于这种购买机制，群体执业中心实际上只是提供了一个多人共同执业平台，每位医生均自负盈亏。不过，如果缺乏利润分成机制，就会导致群体执业中心缺乏凝聚力，难以形成利益共同体，合力为参保人服务。比如，如果参保人在本群体执业中心其他医生处就医，其他医生为吸引其未来在自己名下登记，会尽量满足其需求，比如多开药、多做检查之类。这样实际上不利于患者健康，也会增加成本。在很多情况下，患者选择某一个执业中心，不仅仅看重所选择的初级医疗保健医生的能力，还看重整个执业中心的能力。基于这些理由，我们建议，群体执业中心每个医生年终核算后的利润的 30％—40％要拿出来在每个执业医生之间平均分配。至于拿出利润的具体百分之多少，只需要凭借经验数据来逐步确定，要保证既不要过于平均分配，又要能够加强执业中心凝聚力。最初可以设置为 30％—40％的比例，以后再逐年调整。那些因为发生巨额医疗支出的医生的负利润亦算入其中，可以获得其他医生的补贴。这样，既可以发挥利益共同体的约束作用，降低卫生费用，还能够保障个体专科医生不至于因其签约的参保人数过少而受到可能的财务风险的严重冲击。执业医生是以执业中心为单位投保再保险的，发生高额医疗支出时，首先由再保险机构负责补偿，之后，再在医生之间分享利润。

7.3.1.6　参保人如何选择初级医疗保健医生

解决完专科医生的相关问题后，我们下面解决参保人选择的问题。初级医疗保健医生根据选择其为签约医生的人头数和各个人头数分配的资金量获得报酬。所有医生不得拒绝任何人选择自己为初级医疗保健医生。为保障服务质量，应该设置每位医生最多可选取的人头数（比如 3000 人）。每一位参保人均可以在网上查询到所有群体执业中心详细情况，包括上年度群体执业中心的收入、盈利、住院人数、住院类型、药品占比、医疗事故数量、签约人数、患者评分和建议；还能够看到该中心每一位执业医生的个人简历，包括其学历、专长、与大型医疗机构的关系、是否供职于多个执业网点以及个人年度收入、盈利、住院人数、住院类型、药品占比、医疗事故数量、上年度签约人数、患者评分和建议等。

选取人数过少的医生从人数过多的医生处根据随机原则调剂，但前者应该给予后者一定的报酬（比如 2％）。这一机制可以有效促进初级医疗保健医生提高服务质量和效率。而从选取人数超过上限的医生处调剂参保人时，按照先来先到的原则，只调剂比如第 3001 位及以后选取该医生的参保人，这样可以督促参保人积极关注选择初级医疗保健医生事宜，尽早与自己中意的初级医疗保健医生签约。对于那些同时选取该参保医生但未能选取上的参保人，优先保留前一年已经选取该医生的人，其余人则由计算机随机决定被调剂者。这一机制可以尽量保障长期医患关系的牢固。

参保人选择初级医疗保健医生时，可以同时设第一选择和第二选择选项。第一选择没有人满为患的情况下，参保人即可选择第一选择的医生作为初级医疗保健医生。如果第一选择的医生投保人过多，那么参保人可以决定是否继续登记在该执业中心。在设计网站时，参保人在选择第一选择时就做出这些决定，因此，只需要一次选择就可完成所有操作。如果参保人选择继续登记在该中心，那么由系统随机调剂到本执业中心其他未达到人数上限的医生处。否则，则调剂到第二选择的执业中心。但是，这个调剂后，参保人的第二位初级医疗保健医生获得的人头费要有所降低，降低的部分用于补充给参保人第一位选择的初级医疗保健医生。这样可以促进初级医疗保健医生的竞争，而不是只是患者相互竞争初级医疗保健医生。

民众每年在规定的时间范围内选择一个初级医疗保健医生，逾期未作出选择的，由计算机根据居住登记地或工作所在地就近安排初级医疗保健医生。民众每年度结束前一个月，通过官方网站和免费电话（志愿者热线）对本人的初级医疗保健医生评分和提出意见。具体评分标准由医疗保险经办机构（按照本书的设计，医疗保险经办机构本身就是一个多元利益参与体）制定，涵盖医疗服务的质量、效率、及时性、态度、转诊情况、预防保健及健康教育开展情况等因素。不评分的参保人不得参加下一年初级医疗保健医生的选择。年幼者、行动不便者、身心障碍者以及不会使用网络者等可以委托他人评分，也可以电话评分或前往医疗保险经办机构评分。所有医生的评分和意见均保证匿名，以保护评分人。但医疗保险经办机构可以查询，以及时向评分人反馈。所有医生的评分和意见在参保人开始选取投保医生时均可以在网上或电话查询。对于恶性中伤者，要严格惩处，尤其是恶意中伤同行者可以吊销营业执照。

7.3.1.7 按人头付费的优势与问题

基于前文分析，按人头付费的优势在于：（1）激励医生开展连续性医疗和建立长期医患关系，以降低签约参保人的医疗费，保留参保人，有助于形成良性医患关系。（2）促进医生与患者形成利益共同体，患者生病越多，花费越多，医生的收入越低，医生必然会加强预防、健康教育和筛查重点人群，同时还会鼓励患者多运动、少抽烟、适量饮酒等。（3）医生在初级医疗服务上的竞争就属于质量基础上的价格/成本竞争，长期内有助于降低费用。（4）专科医生负责转诊，甚至由其本人为参保人手术，可以更好地降低信息不对称问题，降低医疗费用，并在住院部门引入价格竞争。（5）实行风险调整的按人头付费提高了偏远地区、基层地区的购买力，引导医疗资源向偏远地区和基层地区流动。

当然，按人头付费也可能会导致医疗服务数量和质量的降低，应该加以预防。根据本书的制度设计，由于存在巨大的利润空间以及较低的进入门槛，所以初级医疗保健服务市场竞争会随着加入的专科医生以及新培养的全科医生数量增多而日益激烈。竞争的加剧，能够一定程度地缓解上述问题。但还是要通过相应的措施加以防范。医疗保险经办机构应该设置全国统一的数据库，定期公开各级医疗机构和医生的医疗服务质量信息，所有信息可以公开查询；还要设置相应的医疗争议审议委员会（比如，可由医事团体负责），负责调查患者申述、诉讼，调解医患矛盾。

7.3.2　如何落实首诊、转诊和分级医疗制度

要控制卫生费用快速上升，根据本书的制度设计，首诊、转诊和分级医疗制度至关重要。在前述按人头付费制度下，可自然而然地实现首诊、转诊和分级医疗制度。当前，中国未能建立起首诊、转诊和分级医疗制度的原因是，不保小病，患者生病后，可以自由前往任何医疗机构就诊，因而首诊、转诊和分级医疗制度缺乏运行基础。

当采取按人头付费制度后，医疗保险制度大小病统包。患者依然可以自由前往任何医疗机构就诊，但患者只有在登记执业中心处就诊或经由自己的保健医生转诊或遭遇急诊，方可获得报销，否则需完全自费。由于自付报销比例在70%左右，且自己的专科医生本身就来自大型医疗机构，一般情况下，患者会选择转诊。而患者报销的全部医药费均由其初级医疗保健医生支付，初级医疗保健医生自然会严格控制患者的转诊行为，以降低支出，提高个人收入。对于患者自行要求的超出初级医疗保健医生建议的医疗服务，则由个人支付。因此，在本书的制度设计下，不论是患者还是初级医疗保健医生均有极强的动力自动首诊和转诊，进而自然实现分级医疗。

要降低越级就医，关键是要提高基层医疗机构的医生质量。应该从两方面着手：（1）要将资金留在基层，对于门诊来说，就是要实行按人头付费，对于

住院来说就是要制定分级诊疗目录清单，凡是能够在本市三级医院治疗的疾病转外就医仅支付最低限度的保障，本市无法治疗的疾病不降低报销比例，以减轻患者负担。现行制度规定，凡是转外就医即降低报销比例，存在极大的不公平性，大大加剧了重病患者的疾病经济负担。（2）要将人才和技术留在基层，提高基层医疗技术能力。一是要严格限制二、三级医疗机构的规模及其职能，可以强制将其门诊剥离出来，仅允许二、三级医院提供急诊和住院服务，这样才能保证优秀人才将得以流动到基层。同时，实行医生多点执业，可以帮助基层医疗机构及其医务人员提高医疗技术水平。此外，通过医疗联合体、远程医疗、互联网医疗等均可以用于提高基层医疗质量。

7.4　小结

医疗服务需方因为预防不足和盲目就医等原因，成为卫生费用控制的重要环节。需方管制的目标即是降低民众发病率，减少盲目就医。要实现这些目标，可以通过医疗保险支付方式改革和加强经办管理实现。

通过医疗保险对初级医疗保健医生实施按人头付费，可以激励医生开展连续性医疗和建立长期医患关系，形成良性医患关系；加强预防、健康教育和筛查重点人群，鼓励患者多运动、少抽烟、适量饮酒等；落实首诊、转诊和分级医疗制度，降低医疗费用；以及提高偏远地区、基层地区的购买力，引导医疗资源向偏远地区和基层地区流动。

然而，中国初级医疗保健医生质量低、人数少。为此，本章提出了要允许大型医疗机构专科医生多点执业和群体执业。前者是要将高质量的专科医生从大型医疗机构中解放出来，后者是要形成团队合作，将专科医生团队转化为由专科医生组成的全科诊所，其性质类似于当前医院的会诊。

参加群体执业的专科医生凭借其签约的参保人数与参保人的风险调整后的人头费获得报酬，并由专科医生负责向其他医生和医疗机构购买全部医疗服务。本书的计算发现，若城市专科医生30％参加群体执业，个人年收入有望达到20万元—30万元，因此能够有效吸引专科医生。若城市专科医生（及其团队）与乡村医生联盟，其收入将更高。

至于大型医疗机构中的专科医生如何组成执业团队以及参保人如何选择初级医疗保健医生，则需要借助由政府建设的信息平台来实现。该信息平台能够实现对群体执业网点周边信息的全方位介绍，并提供专科医生选择执业网点指南；还能够实现参加群体执业的专科医生的全方位介绍，以帮助患者选择合适的签约医生。医事团体应该发挥按人头付费风险调整机制设计、审查医疗服务质量、数量和医疗事故争议调解等多方面作用。关于多点执业医生的障碍、医疗事故处理、社会保障待遇等诸多问题的分析，详见相关研究①。

---

① 胡善联．医师多点执业的政策障碍与可行路径 [J]．中国卫生政策研究，2014 (1)：5-7.

第8章　中国医疗服务供方管制重构

8.1　中国医疗服务供方管制现状

医疗服务供方管制包括准入管制、价格管制、诊疗行为管制、质量和信息管制等。其中，准入管制的目的是控制医疗卫生机构和人员的数量、质量和结构等。价格管制的目的是规范收费，提高医疗服务的可及性以及控制医疗费用的快速上涨。诊疗行为管制目的在于规范诊疗行为，提高医疗质量和控制诱导需求。中国诊疗行为管制目前着重于推动临床路径，推进 DRGs 付费和按人头付费。质量和信息管制目的是推动医疗服务质量资讯公开，加强经办机构管理能力和提高医疗机构现代化程度。

本章目的在于梳理中国医疗服务供方管制现状并提出相应政策建议，以实现政府管制目的，控制医疗卫生费用快速上涨。医疗服务供方诊疗行为管制以及质量和信息管制虽然关涉医疗卫生费用控制，但更多则属于执业规范和医学技术范畴。因此，本书不就这两个方面展开分析。

8.1.1　医疗服务价格失真

有学者将中国医疗服务分为基本医疗服务和高新技术诊疗服务两类①。在价格管制政策下，前者收费低于成本，后者收费高于成本。本书将医疗服务价格管制细化为三类：（1）针对成本比较固定的人力成本的价格上限管制，如挂

---

① 佟珺，石磊．价格规制、激励扭曲与医疗费用上涨 [J]．南方经济，2010 (1)：38-46.

号费、诊疗费、治疗费、手术费等，这些服务被视为基本服务，其价格被设定在低于成本的水平上，其亏损部分由财政补贴和其他渠道弥补；（2）针对药品的价格上限管制，对药品实行加成政策，加成率是药品进价的15%。药品加成政策并不是改革开放后的新产物，自1954年沿袭至今，属于路径依赖；（3）针对一些高新技术诊疗项目的价格上限管制，通常是大型医疗设备检查，其定价水平一般高于成本。

从政策制定者的初衷来看，政府对医疗服务价格进行管制至少有两个目的，一个是防范医疗机构乱收费和高收费（这个问题在上世纪80、90年代非常严重），从而降低了民众就医的可及性。许多学者指出，中国政府希望借助较低的收费标准以保障基本医疗服务的可及性。同时，控制医疗服务价格，以控制医疗费用快速上涨，减轻政府和企业负担①。

然而，医疗机构需要获得足够的补偿才能生存、竞争。如果政府管制诊疗服务价格，医疗机构就必须提高药品价格；政府于是管制药品价格，于是医院提高药品销售数量；政府同时管制药品价格和数量，医疗机构转而提高检查的价格；政府又管制检查价格，医院则提高检查数量；政府同时控制药品和检查的价格和数量，医疗机构分解医疗服务，诱导患者多次就医，或者转向医疗保险不予支付因而也不加以监管的自费药品和检查。此外，政府还相继实行了其他诸多管制措施：药品零差率，导致了药商返利和自费药品增加；集中招标采购，则将卫生行政机构拖入利益分享机制中，反而恶化了上述问题；收支两条线，导致平均主义和推诿病人、向上转诊等问题②。可见，政策初衷看起来很美好，然而却结出了恶果，不但未能提高医疗服务的可及性，控制费用，反而大大推高了卫生费用。

8.1.2　供方诱导需求严重

本书多处详细分析了中国医疗服务供方诱导需求的情况，不再赘述。

8.1.3　医疗服务供方准入管制失当

准入管制的内涵包括准入管制的原则（即是否应该放宽准入管制）、内容

①　罗力. 中国公立医院改革：关注运行机制和制度环境［M］. 复旦大学出版社，2010：35.
②　朱恒鹏. 管制的内生性及其后果：以医药价格管制为例［J］. 世界经济，2011（7）：64-90.

（即应该加强还是放松哪些准入管制）以及准入的标准制定（如医疗机构建设标准、医务人员执业资格和医药生产厂商的认证条件等）。当前医疗服务供方准入管制存在：医务人员无法多点执业，流动性差，导致优秀医生集中于高级别医疗机构；城乡医务人员准入质量差异过大，导致农村缺乏优质医生；基层医疗机构以公立和非盈利为主，导致医生质量差，缺乏活力，首诊、转诊和分级医疗制度流于形式等。

除上述问题外，目前，在供方准入管制的原则和内容方面存在激励的争论。争论的核心是供给不足、公立医院垄断以及医院垄断处方权，政策导向是引入社会资本和公立医院的民营化，以打破公立医院垄断，推行医药分开，以降低药品支出。其他措施还包括政事分开、管办分开、营利非营利分开等。尤其是2009年新医改以来，中国医疗保险保障水平快速提升，医疗需求快速释放，二、三级医院病床使用率大幅上升。三级医院2007年至今一直超负荷运转，使得当前医疗服务供给能力看似不足。为此，2009年以来，中国制定了一系列政策文件，提出要大力引入社会资本，扩大医疗服务供给。其目的一是扩大医疗服务的供给能力，以满足快速上升的需求；二是引入竞争，打破公立医疗机构垄断。下文将澄清两个事实：一是中国医院供给十分充足，二是在大中型城市，公立医院不存在垄断现象。

8.1.3.1 医务人员流动性差

虽然关于医务人员多点执业的呼声不断，政府也不断放宽医生多点执业限制，但目前为止，中国多点执业的医务人员还微乎其微。关于这一点，详见本书第7章。而在32个OECD国家中，只有德国、匈牙利、韩国、卢森堡、挪威和瑞典不允许多点执业，其余国家均允许[①]。

8.1.3.2 医务人员质量低，城乡医务人员准入质量差异过大

医生是卫生资源的核心。本书以不同学历的卫生人员在不同层次医疗机构中的分布来测量优质卫生资源的城乡分布。2005年—2011年，中国乡村医生中，大专及以上学历者占比仅在3.68%—5.30%之间。表8-1表明，全国执业（助理）医生中只有50%左右获得大学本科及以上学历；并且，医疗机构的层次越低，卫生人员的学历水平越低。这表明，中国优质医疗资源匮乏，且主要集中在城市（高级别医疗机构），农村（基层医疗机构）严重匮乏。

---

① Paris V, Devaux M, Wei L. Health systems institutional characteristics [R]. 2010.

表 8-1 2012 年全国各类医疗机构人员学历构成（%）

学历	类别	合计	执业（助理）医生	执业医生	注册护士
本科及以上	全国层面	26.7	45.4	54.5	10.6
	医院	34.2	63.8	69.2	12.5
	社区卫生服务中心	20.0	33.2	41.2	6.8
	乡镇卫生院	6.1	10.0	16.8	2.4
大专	全国层面	37.6	31.8	28.0	45.4
	医院	37.9	25.2	21.7	48.4
	社区卫生服务中心	40.9	41.0	37.7	42.7
	乡镇卫生院	35.7	42.3	42.7	33.3

资料来源：2013 年《中国卫生统计年鉴》。

而在 OECD 国家，医生是指直接向病人提供医疗服务的人，包括完成大学水平（university level）医学学习并被授予合格证书的人和被颁发了执业资格证书的人，实习生和住院医生，领薪和自雇医生以及在本国行医的外国医生。根据 Health System in Transition 系列丛书，OECD 国家医生最低教育年限为 6 年，相当于中国的硕士研究生水平。而在中国，并未规定医生的教育年限。执业（助理）医生是指医生执业证"级别"为"执业（助理）医生"且实际从事医疗、预防保健工作的人员，不包括实际从事管理工作的执业（助理）医生。执业（助理）医生类别分为临床、中医、口腔和公共卫生四类。乡村医生是指在村卫生室工作并且取得"乡村医生"证书的人员。

8.1.3.3 基层医疗机构以公立和非盈利为主

表 8-2 显示了中国主要年份基层医疗卫生机构数情况，中国基层医疗机构主要以公立和非盈利为主。而在 34 个 OECD 国家中，23 个国家的全科医生以自雇为主，11 个国家以公共雇佣为主，而自雇全科医生薪酬要高于领薪全科医生。具体看来，在 13 个基于税收体系的国家中，有 8 个国家的全科医生以自雇为主。在 21 个社会保险体系的国家中，有 15 个国家的全科医生以自雇为主（表 8-3）。

表 8-2　中国主要年份基层医疗卫生机构数统计

机构分类	2005 年	2010 年	2011 年	2012 年	2013 年
总计（所）	849488	901709	918003	912620	915368
按登记注册类型分					
公立（%）	57.11	51.12	51.16	52.11	53.29
非公立（%）	42.89	48.88	48.84	47.89	46.71
按管理类别分					
非营利性（%）	—	74.94	75.50	75.84	75.91
营利性（%）	—	25.06	24.50	24.16	24.09

资料来源：2014 年《中国卫生和计划生育统计年鉴》。

表 8-3　OECD 国家初级医疗保健供给的主导形式

主导形式	基于税收的体系	社会保险体系
私人单独执业	—	奥地利（>80%），比利时（75%），捷克（90%），爱沙尼亚（77%），法国（65%），德国（76%），希腊（60%），韩国，卢森堡，斯洛伐克（98%），瑞士
私人群体执业（只有执业医生）	加拿大（52%），意大利（65%）	
私人群体执业（多种卫生专业人员）	澳大利亚（89%），丹麦，爱尔兰，新西兰（52%），挪威，英国（100%）	日本，荷兰（54%），波兰（76%），美国
公共诊所（有多种卫生专业人员）	芬兰（88%），冰岛（95%），葡萄牙（100%），西班牙（97%），瑞典	智利（30%），匈牙利（100%），以色列，墨西哥（78%），斯洛文尼亚（67%），土耳其

资料来源：Paris V, Devaux M, Wei L. Health systems institutional characteristics [R]. 2010.

备注：括号内为该类型占初级医疗保健供给形式的份额。

8.1.3.4 中国医院供给充足

根据第4章提出的中国和OECD国家对医院的定义，从功能上看，中国卫生院（含街道卫生院与乡镇卫生院两种）与社区卫生服务中心至少与一级医院在功能上是相同的，甚至服务能力更强，按照OECD的统计标准，应该计入"医院"范畴。由于缺乏街道卫生院和妇幼保健院的数量，我们仅以《中国卫生统计年鉴》中的"医院"（不含护理院）、"乡镇卫生院"和"社区卫生服务中心"为基础计算中国百万人医院数量。

表8-4和表8-5分别显示中国历年以及32个OECD国家在1990年、2000年和2010年的百万人医院数量。可见，中国不论城乡还是全国，在三个时间点上，百万人医院数量均超过了绝大多数OECD国家。根据OECD国家发展的趋势，百万人医院的数量会不断下降（原因是医院管理水平和医疗技术水平不断提升）。而中国百万人医院数量正不断上升，且当前水平远超过了1990年的绝大多数OECD国家。如果继续引入社会资本扩大医院供给，未来医院资源闲置的问题会更加严重。

表8-4　2005年—2012年中国百万人医院数量

年份	2005年	2006年	2007年	2008年	2009年	2010年	2011年	2012年
医院（不含护理院）（所）	18673	19214	19819	19671	20244	20869	21919	23095
社区卫生服务中心（所）	1382	2077	3160	4036	5216	6903	7861	8182
乡镇卫生院（所）	40907	39975	39876	39080	38475	37836	37295	37097
合计（所）	60962	61266	62855	62787	63935	65608	67075	68374
城镇人口（万人）	56212	58288	60633	62403	64512	66978	69079	71182
农村人口（万人）	74544	73160	71496	70399	68938	67113	65656	64222
全国人口（万人）	130756	131448	132129	132802	133450	134091	134735	135404
城市百万人医院和社区卫生服务中心数量（所）	35.68	36.53	37.90	37.99	39.47	41.46	43.11	43.94
农村百万人卫生院数量（所）	54.88	54.64	55.77	55.51	55.81	56.38	56.80	57.76
全国百万人医院数量（所）	46.62	46.61	47.57	47.28	47.91	48.93	49.78	50.50

数据来源：历年《中国卫生统计年鉴》。

备注：按照OECD的统计标准，中国的妇幼保健院以及专科疾病防治院等均属于OECD的"医院"范畴。因此，本表低估了中国百万人医院数。

表 8-5 32 个 OECD 国家百万人医院数（单位：所）

国家	1990 年	2000 年	2010 年	国家	1990 年	2000 年	2010 年
瑞典	14.25	10.03	9.04	捷克	18.98	20.99	24.74
荷兰	18.67	15.42	12.46	斯洛伐克	21.7	25.98	25.33
以色列	—	—	13.29	希腊	38.99	30.87	27.74
挪威	11.01	13.57	14.15	冰岛	98.12	78.25	28.30
斯洛文尼亚	21.11	19.15	16.60	奥地利	38.68	33.58	31.94
西班牙	16.65	13.06	16.67	新西兰	—	—	37.79
匈牙利		17.14	17.5	瑞士	63.32	52.34	38.32
土耳其	37.42	22.24	18.13	德国	—	44.22	40.37
比利时	26.64	20.59	18.60	墨西哥	29.99	40.15	41.11
美国	16.31	18.41	19.05	爱沙尼亚		51.35	41.76
意大利	30.98	23.2	20.34	法国	79.66	49.67	42.54
葡萄牙	—	25.58	21.07	韩国		75.15	52.21
加拿大	24.04	22	21.78	芬兰		24.27	56.85
爱尔兰	54.35	48.36	21.90	澳大利亚	—	66.05	60.96
智利	—		23.67	日本	81.67	73	67.70
波兰	—	26.76	24.28	平均	37.13	34.34	29.08
卢森堡	—		24.29				

数据来源：OECD 统计数据库。

备注：以 2010 年数据从小到大排序。日本 2010 年数据为 2009 年数据。

8.1.3.5 中国公立医院的垄断性分析

在经济学上，垄断意味着"没有其他人能够生产或销售它的产品或替代品"，美国《布莱克法律大辞典》则将垄断定义为"一个或少数几个公司独占某种商品或服务的一种市场结构"[①]。最初人们认为，只有自由竞争的市场才能提高资源配置效率，而垄断会阻碍竞争，导致低效率。因此，早期政策集中于拆分垄断企业。后来，人们逐渐认识到，垄断实际上代表了规模经济，是市场经

---

① 张晨. 银行业是垄断的吗？ [J]. 新产经，2012 (6)：62-64.

济竞争的结果，并不是低效率的原因，反而是高效率的结果。反垄断应当保护竞争机制，而不是单纯保护竞争者。于是，反垄断政策改变了仅针对市场份额和市场集中度过高的垄断者，开始对生产经营者"滥用市场支配地位的行为"进行处罚[1]。

由此，我们看到，在医疗服务供方市场可能存在着两类垄断行为：一类是单一医疗卫生机构（如医院集团、医院联盟、医药集团等）过于庞大，占据的市场份额过高；一类是医疗卫生机构利用信息不对称（即信息垄断）进行价格歧视，强制交易、捆绑交易等。

判断第一种垄断行为，可以采用多种方式，比如赫芬达尔-赫希曼指数（Herfindahl-Hirschman index，HHI）[2]、集中度指数以及勒纳指数等等。限于篇幅及缺乏数据，本小节并不具体测算中国医疗服务市场的垄断程度大小，而是依据现有文献展开分析。

目前，对中国医疗服务市场垄断程度的实证研究主要有三份。范雪瑾等人（2004）最早研究了杭州市所属7个市（县、区）中心城镇的37家医院的HHI值。结果显示，各中心城镇最大的医院占当地整个医疗市场的份额在34%—76%，其医疗市场的HHI值均在3000以上，属于垄断性竞争市场[3]。不过，这个研究没有任何意义。因为，一个中心镇通常只需要一个乡镇卫生院即可满足民众一般就医需求，再多就会造成资源重复配置。如果一个中心镇都能形成竞争市场，那么，这个中心镇一定是医疗资源严重过剩。这意味着，样本区域的大小会影响医疗服务市场的HHI值。

第二份研究分析了1990年—2005年北京市综合医院门诊、住院和住院手术市场竞争程度[4]。1990年—2005年，北京市综合医院门诊的HHI在146—167之间，住院的HHI在187—250之间，住院手术的HHI在326—378之间。可见，北京市医疗服务市场竞争非常充分，且竞争程度从低到高依次是住院手

---

① 张晨. 银行业是垄断的吗？[J]. 新产经，2012（6）：62-64.

② 据美国司法部的评价标准，HHI小于1000属于高度竞争，1800以上为低度竞争，1000—1800之间为中度市场竞争。

③ 范雪瑾，柯雪琴，王红妹，陈峥，陈晖. 杭州地区医疗市场结构与医院效率相关性分析 [J]. 中华医院管理杂志，2004（7）：36-39.

④ 毛阿燕，雷海潮. 北京市医疗服务市场竞争态势研究 [J]. 中国卫生经济，2010（1）：49-51.

术、住院和门诊。

第三份研究分析了湖北省武汉地区 124 家公立医院市场竞争程度[①]。该研究根据 2008 年—2010 年上述公立医院年诊疗人次占比和住院人数占比的数据，计算了其 HHI 指数，结果发现 2008 年—2010 年，武汉地区公立综合医院门诊服务的 HHI 在 386—437 之间，住院服务的 HHI 在 360—374 之间。

上述分析表明，人口密度越小、收入越低的地区，有效需求不足，竞争程度越低；研究区域越小，竞争者越少，竞争程度越低；医疗服务本身的可替代性越小（如住院手术），竞争程度越低。不过，关于武汉的研究却显示，门诊的竞争程度甚至要低于住院。或许恰反映了各地住院病人涌向省会医院住院的现实。但不论如何，目前，中国大中型城市各种类型的医疗服务的竞争程度均非常高，而非我们所认为的公立医院存在严重垄断问题。随着交通日益便利，中国区域医疗服务竞争也日趋激烈。中国许多大中型城市相当部分的就医人员为外市或外省患者。

8.1.4 医疗服务供方资源配置结构失衡

医疗服务供方资源配置结构失衡实际上属于医疗服务供方准入管制失衡范畴。但由于这一问题在中国十分严重，此处专门予以分析。目前，中国医疗服务供方资源配置存在以下几个方面的严重的结构失衡：重物力轻人力（即以药养医和以检养医），重医院轻门诊机构，重高层机构轻基层机构，重治疗服务轻康复服务以及重城市轻农村（表 4-29）。此外，还存在重专科服务轻全科服务以及重公立医疗机构轻私立医疗机构等问题。

8.1.4.1 重专科服务轻全科服务

2012 年，全国全科医生（指注册为全科医学专业或取得全科医生培训合格证的执业（助理）医生数之和）为 109794 人，仅占当年全国执业（助理）医生总数（2616064 人）的 4.20%。2010 年，32 个 OECD 国家全科医生占比的平均值为 30.34%[②]。如果把乡村医生视为全科医生，2011 年，中国全科医生占执业（助理）医生和乡村医生总和的 32.31%，与 OECD 国家持平。但是，乡村医生

---

① 熊昌娥，许珊丹，涂小丰，陈子敏. 医院市场竞争形态及其与医疗费用之间关系判断：以湖北省武汉市为例 [J]. 中国卫生经济，2012 (7)：65-66.
② 数据来源于 OECD 统计数据库。

只有 0.1% 为本科以上学历，这表明，中国全科医生的质量严重偏低。

8.1.4.2 重公立医疗机构轻私立医疗机构

从数量上看，目前，中国公私医疗卫生机构各占半壁江山，其中，公立医院占比约 85% （表 8-6）。从费用上看，2012 年，中国医疗卫生机构总收入为 19985.79 亿元，其中，公立医疗卫生机构收入为 18446.81 亿元，占比 92.30%。即占医疗卫生机构总数一半的公立机构消耗的卫生资源占比却超过 90%。

表 8-6　2012 年中国医疗机构构成情况

数量	全部（所）	其中，公立占比（%）
总计	950297	52.96
一、医院总计	69059	84.77
其中：（城市）医院	23170	57.76
社区卫生服务中心	8182	93.86
乡镇卫生院	37707	99.38
二、其他基层医疗卫生机构	874913	50.07
三、公共卫生机构	12083	99.35

资料来源：2013 年《中国卫生统计年鉴》。

8.1.5　医疗服务供方诊疗信息和医疗质量管制匮乏

目前，患者主要依靠医疗机构的级别（一级医院、二级医院、三级医院等）判断医疗服务供方的诊疗信息和质量，必然导致患者大量涌向高级别医疗机构。在台湾，"中央"健保署官网上依据《全民健康保险法》公布的《全民健康保险医疗品质咨询公开办法》，定期公布全台医疗品质咨询，内容包括：特约医院保险病床设置比率，整体性之医疗品质咨询（包括医院总额、西医基层总额、中医总额、牙医总额和门诊透析总额五个方面）、院所别之医疗品质咨询（包括一般门诊挂号费用、西医同院所同日再次就诊率等 32 个方面）以及专题报告等。目的即在于通过医疗质量咨询的提供与公开供民众就医参考，并借此激励医界努力提升医疗质量。

8.2 中国医疗服务供方管制的目标

医疗服务供方管制的目标亦是实现民众少生病、看得上病、看得起病和看得好病。少生病方面，可以激励医疗服务供方加强预防和公共卫生体系建设（见第 7 章）。下文主要阐述如何通过医疗服务供方管制实现民众看得上病、看得起病和看得好病。

8.2.1 民众看得上病：城乡、地区、部门和科别之间医疗资源的均衡

要让民众看得上病，医疗资源要在城乡、地区、部门和科别之间实现均衡配置，必须实施政府管制。这是因为，在缺乏管制的情况下，医疗资源会向城市，发达地区、二、三级医疗服务和专科集中，从而导致农村地区、偏远地区、基层地区和初级医疗保健医疗资源的萎缩，从而无法保证医疗服务的可及性。

8.2.2 民众看得起病：管制医疗服务价格，减少诱导需求

对于供方管制而言，要让民众看得起病可以降低医疗服务的价格和减少医疗服务供方的诱导需求。不过，降低医疗服务的价格常常扭曲市场价格体系，反而容易恶化问题。即使医疗服务价格体系没有扭曲，医疗服务供方仍能够通过提高医疗服务的数量来提高收入。因此，仅仅降低医疗服务的价格（不论是何种服务价格），无法降低民众实际医疗费用，因而不能有效控制卫生费用。通过制度设计，减少医疗服务供方的诱导需求更有必要。不过，医疗服务供方可能会过少供应医疗服务或者降低医疗服务质量。因此，必须有相应的管制措施。

8.2.3 民众看得好病：吸引优秀医生在基层执业，推动医疗信息公开

民众对医疗服务最为关注的是其质量。由于信息不对称，患者常常寻求医疗服务质量最高的医疗机构就医。要让民众看得好病，首先是要让民众在基层能看得好病，意味着要吸引优秀医生在基层执业。其次是，要推动医疗质量资讯公开，以降低医疗服务信息不对称的程度。同时，医疗服务质量与医疗费用常常相互冲突。医疗资源的有限性要求采取措施激励医疗服务供方采取适宜医疗技术，而不是盲目追求质量。由于资源的稀缺性，医疗资源的配给是不可避

免的，只是配给的方式或明或暗①。因此，我们必须权衡医疗服务的质量与医疗费用。

8.3 医疗服务供方管制的政策建议

8.3.1 引入多个部门共同参与制定符合医疗服务实际成本的医疗服务价格

前文指出，中国医疗服务价格存在严重的扭曲，从而扭曲了医疗服务供需双方的行为。就需方而言，基层医疗机构和三级医疗机构挂号费用差距不大，无法有效激励患者在基层就医。就供方而言，中国各项医疗服务价格管制的不对称，导致了医生努力的不对称，医生不是努力提高医疗技术水平而是转向了多开药、多检查②；价格管制导致了药品和检查数量增加，也导致了就诊次数的增加③；全面而系统性的价格管制导致了大处方、大检查④；如果通过实施零差率、医药分业等控制大处方，就会导致和加剧大检查⑤。

但这并不意味着要取消医疗服务价格管制。事实上，医疗服务市场与其他市场的一个很大的区别就是，医疗服务价格受到严格的管制。在德国，实行全国统一的医疗服务价格，目的是保障医疗服务给付标准一致以使得保险对象获得平等的医疗照护，同时预防多元保险人之间发生恶性竞争。全国统一的医疗服务价格由全国支付标准协议委员会协商确定，支付标准协议委员会由联邦健保医生协会与联邦健保组织协会、中立人士组成⑥。在美国，医疗服务的价格则主要是由第三方付款人确定的，包括医疗保险、医疗补助和私人保险公司如蓝十字和蓝盾等⑦。

---

① 彼得·辛格. 为什么我们必须配给医保 [M]. 比较，2010 (50)：98-104.

② 佟珺，石磊. 价格规制、激励扭曲与医疗费用上涨 [J]. 南方经济，2010 (1)：38-46.

③ 寇宗来. "以药养医"与"看病贵、看病难" [J]. 世界经济，2010 (1)：49-68.

④ 刘小鲁. 我国劝诱性医疗的成因：管制、市场结构还是信息不对称？ [J]. 经济评论，2012 (2)：88-96.

⑤ 刘小鲁. 管制、市场结构与中国医药分离的改革绩效 [J]. 世界经济，2011 (12)：53-75.

⑥ 张道义. 德国健康保险法支付制度法律关系的分析 [J]. 台大法学论丛. 2001, 30 (6)：227-263.

⑦ Calem P S, Rizzo J A. Competition and specialization in the hospital industry：an application of Hotelling's location model [J]. Southern Economic Journal, 1995：1182-1198.

为此，中国应该引入卫生部门、经办机构、医事团体等多个部门共同制定全国统一的医疗服务价格，价格需要真实反映各类医疗机构的各项医疗服务的实际成本，并定期修订。这意味着，当前要降低药品、检查和耗材等非医生直接提供的人力服务的价格，降低其滥用药品、检查和耗材的动力。同时，则应大幅提高挂号费、诊疗费、治疗费、手术费等医生直接提供的人力服务的价格，反映出医生的真实劳动价值。尤其是要大幅提升高级别医疗机构的医生的人力服务价格，拉开其与低级别医疗机构的服务价格的差异。

在调整各项医疗服务价格的同时，还应该配合医疗保险制度改革。比如，实行大小病统包，从而推动首诊、转诊和分级医疗制度，提高门诊小病的保障水平，保障参保人在不越级就医的情况下负担不增加，并且患者在不遵守首诊、转诊制度时的越级就医费用由个人全额负担。比如，医疗保险三个目录应该设定药品、检查和耗材最高支付价格，凡是使用超过最高支付价格的药品、检查和耗材，其超过部分由患者个人全额负担。为防止医疗服务供方转嫁成本，降低患者负担，医疗保险制度还应该同时推行支付方式改革（见下文）。

8.3.2　改革医疗保险支付方式化解诱导需求

科学制定符合当前中国医疗服务实际成本的医疗服务价格，并没有改变医疗服务供方诱导需求的根源，因而很可能增加医疗保险基金支出和患者负担。原因是，在当前按服务项目付费的情况下，放开价格管制可能降低控制医疗费用上涨速度，因为它能够解决以药养医和以检养医的问题。但是，医疗费用仍然会快速上涨，因为按服务项目付费的激励机制仍然是多劳多得，医生仍有动力开大处方、做大检查和大手术。

为此，要实施支付方式改革。很多人误以为总额预算制、按人头付费以及DRGs付费仅是一种支付制度，而没有意识到它们也是一种价格管制工具。总额预算制确定的是一定时期内全部医疗服务费用总和，是一种宏观的价格上限管制方式；按人头付费和DRGs则是微观的价格上限管制方式，分别决定了一名患者一年的医疗费用上限和一例住院病例一次的医疗费用上限。实际上DRGs也是可以应用于门诊的，即对门诊病例实行按DRGs付费，不过意义远不如在住院病例中实施。

支付方式改革的核心是改变按服务项目付费的机制，彻底切断医生与药品和检查的利益关系。道理很简单，总额预算制、按人头付费以及DRGs付费机制下，医生所开药品和检查支出越多，其收入越低，医生自然就没有动力去开大处方、做大检查了。如此一来，政策制定者需要担心的反倒是医生过于小心谨慎地开药和做检查是否会影响医疗质量了。

总额预算制、按人头付费以及DRGs付费的核心均是打包支付（即价格上限制），其基础条件是医生收入的全部或绝大部分来自打包支付部分。这意味着要实现全民医保，并且医疗保险保障水平要较高。如果医生的收入仍主要来自打包之外的部分，比如本地患者的自付费用或者外地患者的医疗费用，那么医生就有能力将费用转嫁给患者。在上海，三级医院收入的30%来自外地患者①。在北京，三级医院医疗业务收入的42.02%来自外地患者②。在这两个地区，医疗保险支付方式改革就只能控制本地医疗保险基金支出额增长，而无法控制患者自付费用的增长，也就无法控制总费用的增长，并将导致（外地）患者负担加重。

8.3.3 医疗服务供方准入制度改革

8.3.3.1 以行政力量和经济诱导同步推行医生多点执业

前文指出，目前，医生多点执业的障碍一是行政障碍，即卫生行政机构对多点执业持消极态度，二是经济激励障碍，即多点执业并不能为大型医疗机构的专科医生提供充分的经济激励。一种有效的措施是，通过行政力量，强制剥离当前中国二、三级医疗机构门诊部门，将其门诊服务下放到基层，其医务人员分流到基层③。但是，必须同时提高基层医疗服务价格以符合医生人力服务成本，推行医疗保险按人头付费。此外，还要建立群体执业制度、医疗事故保险以及医疗纠纷化解机制等（见第7章）。

当然，也可以采取渐进措施，即在需方：通过医疗保险制度大小病统包，构建其首诊、转诊和分级医疗制度，同时大幅提高医生人力服务价格（如挂号费、诊疗费等），并扩大不同层级医疗机构服务价格差距。对未经转诊自行前往高级别医疗机构就医的患者，全部由个人自付。在供方：由于上述改革，民众

---

① 程沛然，陈澍，陈英耀. 医疗保险异地就医管理政策的案例分析 [J]. 中国卫生资源，2015（1）：53-56.

② 满晓玮，张倩，蒋艳，赵丽颖，周宇琼，程薇. 北京市外来就医与购药对卫生总费用核算平衡的影响 [J]. 中国卫生政策研究，2014（1）：70-75.

③ 目前，上海正准予实施这一方案。

对基层服务需求将大幅上升，医疗服务供方通过按人头付费制度能够获得丰厚的收入。与此同时，放开医生多点执业，可以逐渐吸引二、三级医疗机构优秀医生在基层执业。

8.3.3.2 严格医生准入，吸引优秀人才进入医生队伍，提高医生质量

中国医务人员整体教育年限偏低，且基层医疗机构医务人员质量极低。中国当前，尤其是在农村，是以医疗服务质量为代价来换取医疗服务可及性。为此，未来一方面应该严格医生准入，另一面应加强对存量医生的培训，提高其医疗技术水平。不过，从根本上讲，要能够持续不断吸引优秀人才进入医生队伍。这就要求建立起阳光透明的医生薪酬制度，并且保证其收入是社会平均工资的2—3倍（OECD国家的平均水平），同时，还要通过全科医生制度、法制化建设等构建和谐的医患关系，为医生执业营造良好的社会环境。

8.3.3.3 政府不再在城市设立基层医疗机构，仅在偏远农村和山区设立基层医疗机构

基层医疗机构服务的竞争性、信息不对称程度均较低，具备完全市场竞争的基本条件，政府应该放开对基层医疗市场的干预，不宜继续斥巨资建立基层医疗机构。基层医疗机构要获得资金来源，需要配合首诊、转诊和分级医疗制度，提高民众对基层医疗机构的购买力。通过强制剥离三级医院门诊服务，或者通过经济诱导，原三级医疗机构服务人员将会下沉到基层，提高了基层医生的质量，增强了患者的信任感，形成良性循环。同时，政府将节省大笔财政支出。

但是，对于偏远农村和山区，由于服务需求不足，医生收入难以获得保障，难以吸引医生前往这类地区执业。为此，政府可以将前文所述的节省的财政支出用于偏远农村和山区。比如，政府可以进一步提高在该地区执业医生的医疗服务价格（通过医疗保险制度补偿，不增加患者负担），或者对在该地区执业的医生提供财政补贴，或者直接在该地区建立基层医疗服务机构，雇佣医生为当地居民服务。

8.3.3.4 落实公私医疗机构地位的均等化

中国的公立医院与行政机构一样，实行党管干部，且医院各有相应的级别。中国公立医院的资产处理、经营方向和内部管理的实际权力都集中在院长，而院长却缺乏有效的制约主体。同时，院长的任期普遍较短，不利于医院的长期规划。相比之下，美国医院的优秀院长则通常具有12年—15年从事CEO（首

席执行官）的经验，并且在当前职位上已经工作 6 年—8 年[①]。实际上，中国许多公立医院院长同时兼任卫生局行政职务。在这种情况下，公立医院经营行为并不是对市场竞争的反应，而是基于政治因素的考量，从而扭曲了市场的激励约束机制。

2009 年 3 月 17 日的《中共中央国务院关于深化医药卫生体制改革的意见》提出医改要实现四个分开：政事分开、管办分开、医药分开、营利性和非营利性分开。然而，目前政事分开、管办分开进展十分缓慢。虽然一些试点地区已将公立医院划归国有资产部门管理（如建立医管中心），但并未有实质性改变，反而增加了行政机构。

由于利益纠葛颇深，政事分开、管办分开短时期内仍难有效推进。在此背景下，本书认为，当前公立医院改革的核心取向是实现中国公私医疗机构地位的均等化，表现在三个方面：（1）财政投入对于所有医疗卫生机构的均等化；（2）社会保险定点机构对于所有符合最低资格条件的医疗卫生机构开放；（3）建立全国统一的医生培养制度，促进公私医疗机构在医生培养、科研能力和薪酬水平方面的公平竞争。当公私医疗机构地位的均等化得到切实履行时，政事不分、管办不分就自然而然走向政事分开、管办分开了。

关于第 1 点，本书第 4 章已经指出，中国目前政府财政补贴主要投向了大型公立医疗机构，对民营机构和基层医疗机构投入严重不足，导致了公私医疗机构竞争起点不公平。在德国，政府财政对所有类型医院的基础设施和资本投入进行补偿，而不分公私医院，以促进医院竞争。未来，中国政府仍可以偏向部分医院：对于从事科研、教学的大型公私医院，可以单独投入，并采取定项投入、招标投入的方式，以引导和促进公私医院在科研、教学方面的公平竞争；政府对于部分公立医院和基层医疗机构的医疗服务价格予以补贴，以降低此类服务的市场平均价格。

关于第 2 点，本书第 5 章指出，当前中国医疗保险采取高标准而非最低标准核定定点机构，加剧了医疗资源的倒金字塔结构和医疗机构的大型化，导致了公私医疗机构和不同规模医疗机构竞争的不公平。随着医疗保险占卫生总费用的比重不断升高，医疗保险正逐渐取代财政补贴，成为医疗卫生机构收入的主要来源。医疗保险应采取最低标准核定定点机构，促进各类医疗机构的竞争，

---

① 罗力. 中国公立医院改革：关注运行机制和制度环境 [M]. 复旦大学出版社，2010：9.

引导医疗资源向下流动。为此，除采取按人头付费、按 DRGs 付费落实首诊、转诊和分级医疗制度外，还应该提高患者在高级别医疗机构就医的自付比例（但仍然实行患者自付封顶），降低在基层医疗机构的自付比例。

关于第 3 点，目前，由于中国住院医生由各个医院自行培养，导致医学毕业生涌入大型医疗机构，基层医疗机构缺乏优秀人才。为此，要建立全国统一的医生培养制度，可以培养大量质量相当的高水平住院医生，促进公私医疗机构在医生培养、科研能力和薪酬水平方面的公平竞争，提高基层医疗机构医生质量。全国统一的医生培养制度配合落实按人头付费机制，可以保证医疗资源向基层流动。

8.3.3.5　医疗机构准入管制的改革建议

由于下述原因，中国医疗服务的供给潜力并没有得到发挥或者部分医疗服务供给能力被滥用：(1) 越级就医严重。中国患者大量涌入城市二、三级医院，使得二、三级医院人满为患，超负荷运转。而 2011 年，乡镇卫生院、社区卫生服务中心和一级医院的床位使用率均不足 60%。如果乡镇卫生院、社区卫生服务中心和一级医院的病床使用率均达到 90%，那么将分别能接纳住院病人 1700 万人、200 万人和 300 万人。(2) 医患双方道德风险严重。供给方面，中国存在严重的供给诱导需求问题。需求方面，中国当前护理和康复医疗机构缺乏，导致许多长期照护病人转入急性照护病床。同时，医疗保险保大不保小，存在大量门诊转住院的情况。(3) 中国医院和乡镇卫生院的平均住院日较高。如果中国的平均住院日由 8.9 日下降到 7 日（远高于除日本外的 OECD 国家的平均水平 6.12 日），保持 2011 年的病床使用率不变，医院和乡镇卫生院将能够再容纳住院病人 3000 余万人。

可见，中国当前仅仅通过医疗保险落实转诊和分级医疗，加强道德风险监管，大小病统包，以及提高医疗机构的服务效率，就能够大大增加中国医疗机构的供给能力，能至少再容纳 5000 万住院病人。这意味着，只需要通过制度建设和结构调整，就能够大幅增加医疗服务供给。

而就医疗服务需求而言，中国的人均诊疗人次和住院率要大大低于当前 OECD 国家。2010 年，中国年人均门急诊诊疗人次为 4.35 次，住院率为 11.33%，而 21 个 OECD 国家西医门诊诊疗人次为 6.98 次，31 个 OECD 国家的住院率为 16.06%。也就是说，中国对医疗服务的需求要大大低于 OECD 国家，仅相当于其 2/3。

因此，当前中国医院数量和服务能力充足，医疗卫生制度的当务之急是加强制度建设和结构调整，在此基础上，当前大力引入社会资本应该注意：(1) 不宜再引入新的乡镇卫生院或医院，可以通过落实首诊、转诊和分级医疗制度，实施支付方式改革，积极引入社会资本进入当前医院（尤其是大量企业/单位办医院），形成公私合作伙伴关系等方式，提高现有医疗卫生机构的管理能力和运作效率。(2) 积极鼓励社会资本进入精神病照护、康复、护理和临终关怀等紧缺的医疗服务领域，并在医疗保险制度上予以支持，提高国民在这些服务领域的消费能力。(3) 采取措施，限制社会资本大量引入大型医疗设备，降低医疗资源浪费。

8.3.4 医疗服务供方资源配置改革

8.3.4.1 医疗资源向基层倾斜

医疗资源向基层倾斜的关键是优质医生下基层，优质医生下基层的关键是其在基层执业的收入丰厚，优质医生在基层的收入丰厚的关键是提高民众对基层医疗服务的有效需求，提高民众对基层医疗服务的有效需求的关键是医疗保险制度大小病统包、医疗服务价格调整以及落实首诊、转诊和分级医疗制度。前文指出，可以通过强制剥离高级别医疗机构的门诊部门，也可以通过经济诱导的方式实行医疗资源向基层倾斜。

8.3.4.2 落实按人头付费，保障偏远地区和农村地区医疗服务购买力

按人头付费的关键是基于患者的实际需求拨付医疗经费，从而可以大幅提高偏远地区和农村地区居民的医疗服务需求，从而促进医疗资源向偏远地区和农村地区流动。不再赘述。

8.3.4.3 提高全科医生收入

前文已多次涉及相关内容。不再赘述。

8.3.4.4 加强护理和康复机构建设

一方面，在准入上，要积极鼓励社会资本进入精神病照护、康复、护理和临终关怀机构等紧缺的医疗服务领域；另一方面，在医疗保险支付制度上予以支持，提高国民在这些服务领域的消费能力。不再赘述。

8.3.5 公开诊疗行为、医疗质量等资讯

至于诊疗行为管制，本书认为，应该推行临床路径，以提高治疗的规范性，

同时还能够降低医疗卫生费用。供方质量和信息管制的核心是要建立全国统一的医疗服务信息数据库，推行统一的电子病历，并由医疗保险经办机构定期公布供方医疗服务质量相关信息，帮助患者和群体执业的专科医生做出抉择，并帮助落实 DRGs 支付制度。药品质量管制亦需要注意，但这已经由相当多的学者做出深入分析[①]，本书不再赘述。

由于缺乏全国统一的医疗数据标准，使得诊疗行为和医疗质量信息无法得到有效监控，也不利于利用大数据展开科学研究。未来，中国应加快统一全国医疗数据标准，建立数据质量评估体系，以提高数据质量，促进信息共享。中国应建立全国数据资料库，在保护公民医疗隐私的基础上，允许相关科研单位、研究人员利用全国数据分析、研究中国诊疗行为、医疗质量及卫生费用等诸多问题。

8.4 总结

中国医疗服务供方管制存在诸多问题，包括：医疗服务价格失真、诱导需求严重、医疗服务供方准入管制失当（医务人员流动性差；医务人员质量低，城乡义务人员准入质量差异过大；基层医疗机构以公立和非盈利为主）、医疗服务供方资源配置结构失衡（重物力轻人力、重医院轻门诊机构、重高层机构轻基层机构、重治疗服务轻康复服务、重城市轻农村、重专科服务轻全科服务以及重公立医疗机构轻私立医疗机构等）以及医疗服务供方诊疗信息和质量管制匮乏等等。

中国医疗服务供方管制的目标在于实现民众看得上病，为此要促进城乡、地区、部门和科别医疗资源的均衡；保证民众看得起病，为此要改革价格管制和减少诱导需求；尽量确保民众看得好病，为此要推动信息公开，权衡医疗服务的质量与费用。

中国医疗服务供方管制的政策建议方面，建议未来：（1）引入多个部门共同参与制定符合医疗服务实际成本的医疗服务价格；（2）改革医疗保险支付方式，化解诱导需求；（3）改革医疗服务供方准入制度，包括以行政力量和经济

---

① 胡颖廉. 我国药品安全监管：制度变迁和现实挑战（1949—2005）[J]. 中国卫生政策研究，2009（6）：45-51.

诱导同步推行医生多点执业，严格医生准入，吸引优秀人才进入医生队伍，提高医生质量，政府不再在城市设立基层医疗机构，仅在偏远农村和山区设立基层医疗机构，落实公私医疗机构地位的均等化；（4）改革医疗资源配置，包括医疗资源向基层倾斜，落实按人头付费，保障偏远地区和农村地区医疗服务购买力，提高全科医生收入和加强护理和康复机构建设；（5）统一全国医疗数据标准，建立数据质量评估体系，推动医疗质量、诊疗行为等资讯公开等。

第9章 结论、政策建议与研究不足

9.1 结论

本书旨在探讨中国卫生费用增长的原因及解决之道。基于量化分析，本书发现，中国卫生费用增长的主要原因是医疗技术进步、收入提高、医疗保险扩张、千人床位数提高等。人口老龄化和医生诱导需求并非中国卫生费用增长的原因（第3章）。国际比较则显示，中国卫生费用的高速增长源于高经济增长率，扣除经济增长率后，中国卫生费用的相对增长速度远低于相似发展阶段的OECD国家。同时，与OECD国家相比，中国卫生总费用的来源、流向、数量分布与价格构成是畸形的，表现在卫生总费用中：重私人支出轻公共支出、重物力轻人力、重医院轻门诊机构、重高层机构轻基层机构、重治疗服务轻康复服务、重城市轻农村、重专科服务轻全科服务以及重公立医疗机构轻私立医疗机构等（第4章）。

其原因是，改革开放以来，中国政府医疗管制力下降，表现在三个方面：医疗服务需方就医选择的自由化；医疗服务供方的自主化（包括三大变化：医疗机构自负盈亏、走向自由竞争及对医生实行收入与绩效挂钩）；医疗保险的保大不保小及按服务项目付费。三者结合的结果是，中国越级就医和诱导需求现象极其严重。本书的计算显示，若能控制越级就医和诱导需求（如降低药占比和检查治疗费用占比），中国每年卫生总费用能够节省30%以上（第5章）。

要控制中国卫生费用继续畸形增长，需要重构中国政府医疗管制体制（第6—8章）。在医疗服务供方自主化（或称市场化）已成主流趋势，且其能够解决计划经济下病人完全没有自主权、服务质量低下、技术滞后、看病排队以及特权主义等诸多问题的背景下，我们不可能再回归计划经济时期的管制体制。随着医疗保险基金成为医疗服务供方收入的主要来源，医疗保险基金管制医疗服务供方行为具有正当性和管制能力。我们需要改变过去以行政命令管制为主的管制体制，代之以医疗保险制度管制为主、行政命令管制为辅的管制体制。管制体制重构的核心目标是实现民众少生病、看得上病、看得起病和看得好病。为此，必须重构医疗保险制度、医疗服务需方和医疗服务供方管制体制，使其由当前管制模式（图 9.1）转向理想管制模式（图 9.2）。

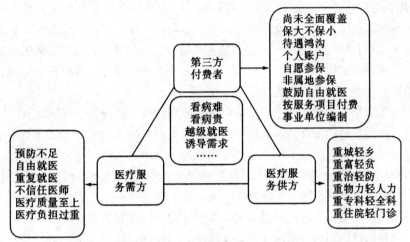

图 9.1　当前医疗卫生体系的形态/政府医疗管制现状

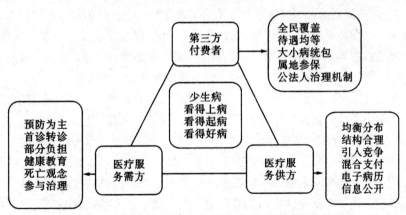

图 9.2　理想医疗卫生体系的形态/政府医疗管制的目标

9.2 政策建议

医疗保险的功能包括风险分散、再分配、第三方购买、医疗费用控制、医疗资源配置以及其他功能。在重构政府管制过程中，核心是医疗保险制度管制重构，其改革方向是（1）全民强制参保，建立全国单一保险人体制，管理全部卫生费用（含政府卫生支出、社会医疗保障支出与个人现金支出）；（2）大小病（含生育待遇）统包，全体国民待遇均等，广义政府卫生支出占卫生总费用的70%—80%，个人自付封顶；（3）取消个人账户；（4）实行属地参保、退休人员终生缴费；（5）对初级医疗保健服务实行按人头付费，对二、三级医疗服务实行总额预算制度下的DRGs付费；（6）逐步将医疗保险经办机构转变为公法人组织，由多方利益主体共同参与。

控制费用的关键在供方，政策制定者须破除大小病统包必然导致医疗费用膨胀、加重负担的观念。本书指出，未坚持大小病统包正是中国医疗费用快速膨胀的主要原因之一。实际上，实行全民医疗保险、医疗保险大小病统包、全体国民医疗保险待遇均等，反而是控制卫生总费用快速上涨的前提条件。以OECD国家为参照，当前，中国医疗保险全民覆盖、大小病统包最高会将全体国民医疗费用由1.4万亿元提高至2.3万亿元。按人头和按DRGs付费能够通过控制越级就医和诱导需求（大幅降低药品和检查绝对支出和占比）至少节省30%的费用。如果患者全部医疗费用实际报销比例确定为70%（目前不到40%），需筹集的公共医疗资金约1.1万亿元（2.3万亿×70%×70%）。本书的建议是：全国城镇就业人员（含农民工）与单位均按照职工工资的5%缴费，退休职工按照养老金的5%缴费，其余国民按人头缴费400元（其中，政府补贴200元，低收入者政府补贴400元），大约筹集资金1.5万亿元。

在上述医疗保险制度设计下：（1）公共的卫生支出（广义政府卫生支出）占比大幅上升（这是总额预算制度、支付方式改革和控制卫生费用快速上涨的前提），个人医疗费用负担大幅下降，有效解决因病致贫、因病返贫；（2）医疗保险保大又保小，释放小病医疗服务需求，强化初级医疗保健服务，化解门诊转住院、社会性住院现象，医院费用占比会大幅下降；（3）按人头付费、总额预算制度下的按DRGs付费，能够自动落实首诊、转诊和分级医疗制度，控制越级就医，极大加强初级医疗保健服务能力，虽然大型医院费用占比会大幅下降，但能够集中于疑难杂症和科学研究；（4）自动解决以药养医和以检养医，无需再执行扭曲的医疗服务价格管制措施，医生收入透明化，医药腐败问题化解，医患矛盾有效缓和。

即使政策制定者不打算采取医疗保险大小病统包的政策建议，仍应该改变当前的医疗卫生服务体系运作机制（图9.3），转而采用本书所设计的新型医疗卫生体系运作机制（图9.4）。其核心是医疗资金全部经由第三方付费者流向医疗卫生机构。具体而言即是：（1）全国人手一张医疗卡，无卡不能就医；（2）医疗卡与居民所有银行卡、信用卡关联，医疗机构不得收受患者现金付费；（3）患者大病可以申请分期向第三方付费者付款；（4）第三方付费者掌握了全部医疗资金，依照与供方谈判确定的支付方式（按人头或按DRGs）向供方支付。这一制度设计能够有效化解患者的大病医疗费用风险（分期付款）；有效约束供方行为，控制卫生总费用增长；能够通过支付标准、支付方式引导医疗资源配置，促进医疗机构现代化和医疗技术进步等（第6章）。

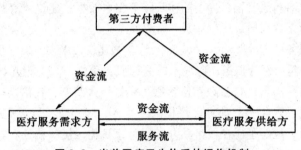

图9.3 当前医疗卫生体系的运作机制

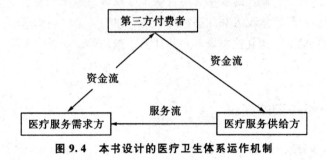

图9.4 本书设计的医疗卫生体系运作机制

医疗服务需方因为预防不足和盲目就医等原因，成为卫生费用控制的重要环节。需方管制的目标即是降低民众发病率，减少盲目就医。要实现这些目标，可以通过医疗保险大小病统包和按人头付费方式实现。按人头付费（和按DRGS付费）能够建立长期医患关系；促进医生加强预防、健康教育和筛查重点人群；在质量基础上展开价格／成本竞争，大幅降低药品和检查费用，解决以药养医和以检养医；自动落实首诊、转诊和分级医疗制度；提高偏远地区、基层地区、紧缺科别的购买力，实现医疗资源均衡分布。

落实按人头付费要解决全科医生数量少、质量低的问题，需要推进多点执业和群体执业：前者是要将高质量的专科医生从大型医疗机构中解放出来，后者是要形成团队合作，将专科医生团队转化为由专科医生组成的"全科"中心，其性质类似于当前医院的会诊。在本书的制度设计下，在城镇群体执业的专科医生年净收入将可能达到 20—30 万元，在农村将可能达到 30—40 万元。政府无需投入资金兴建社区卫生服务中心（站）和村卫生室等，个体从业人员有足够动力进入基层，逐步实现初级医疗保健服务提供者自由竞争、充分竞争的局面。落实 DRGS 付费，需要完备的住院服务成本数据，建议政府加快统一全国数据标准，建立数据质量评估体系（第 7 章）。

就医疗服务供方改革而言（第 8 章），本书建议，未来：（1）引入多个部门共同参与制定符合医疗服务实际成本的医疗服务价格；（2）改革医疗保险支付方式，化解诱导需求；（3）改革医疗服务供方准入制度，包括以行政力量和经济诱导同步推行医生多点执业，严格医生准入，吸引优秀人才进入医生队伍，提高医生质量，政府不再在城市举办基层医疗机构，仅在偏远农村和山区举办基层医疗机构，落实公私医疗机构地位的均等化；（4）改革医疗资源配置，包括医疗资源向基层倾斜，落实按人头付费，保障偏远地区和农村地区医疗服务购买力，提高全科医生收入和加强护理、康复和临终关怀机构建设；（5）统一全国医疗数据标准，建立数据质量评估体系，推动医疗质量、诊疗行为等资讯公开等。

9.3 进一步研究的建议

第一，本书采用了政府管制理论，但限于精力，未能以中国医疗服务体系政府管制为案例，从而对中国政府管制理论做出理论上的贡献，而是侧重于利用政府管制理论改造医疗卫生体系。刘鹏曾对中国的食品药品安全监管体制进行案例研究，以"政企事利益共同体"这一概念解读中国食品药品安全监管的历程，指出中国目前正处于转型中的监管型国家建设阶段①。在本书看来，中国医疗卫生体系政府管制目前也正处于这一阶段，本书期待的医疗卫生体系建设的目标也十分符合"监管型"国家的特征。本书采用的政府管制理论也与目前医疗卫生界盛行的"有管理的竞争"理念契合。本书医疗卫生体系管制重构的政策建议可以认为基于这一理念。不过，笔者也未能对此展开更深入的理论探讨。

第二，笔者对医疗服务供方诸多事务了解有限，对医疗服务供方管制重构的讨论并不十分充分。因此，本书仅仅着重讨论了医疗服务供方管制中的准入管制和价格管制，但是对诊疗行为管制以及质量和信息管制等问题的讨论较为肤浅。这些问题既涉及医疗服务供方管制重构，更影响卫生费用的增长与控制，未来研究值得继续展开讨论。

第三，本书对中国计划经济时期的医疗卫生体系的分析不够精确，对中国计划经济时期医疗卫生体系的首诊、转诊和分级医疗制度，对医生的激励机制，对定点医疗机构的设置，对政府财政、企业、职工和定点机构之间的关系等许多方面认知不充分。已有的少数研究也语焉不详，并且常常将上世纪80、90年代才出现的诸多问题当作计划经济时期出现的问题，往往引人误解。尽管如此，本书对中国医疗卫生体系大转型的分析基本符合事实和逻辑。未来，仍应该对上述历史问题进行深挖掘，从中国计划经济时期医疗卫生体系建设的历史中汲取更多经验与教训。

---

① 刘鹏. 转型中的监管型国家建设——给予对中国药品管理体制变迁（1949—2008）的案例研究 [M]. 中国社会科学出版社，2011.

参考文献

中文部分

[1] 安东尼·奥格斯. 规制: 法律形式与经济学理论 [M]. 骆梅英, 等, 译. 北京: 中国人民大学出版社, 2008: 24.

[2] 白剑锋: 疫苗, 筑起全民健康的"长城"——我国实施国家免疫规划成效显著 [N]. 人民日报, 2014-02-25 (8).

[3] 鲍萍, 胡志. 16162 例老年人住院医疗费用分析 [J]. 中国卫生统计, 2008 (1): 97-98.

[4] 彼得·辛格. 为什么我们必须配给医保 [J]. 欧树军, 译. 比较, 2010 (5): 98-104.

[5] 布雷耶. 规制及其改革 [M]. 李洪雷, 宋华琳, 苏苗罕, 译. 北京: 北京大学出版社, 2008.

[6] 蔡昉. 中国劳动与社会保障体制改革30年研究 [M]. 北京: 经济管理出版社, 2008.

[7] 蔡仁美. 某院住院患者就医行为与社区卫生服务需求的调查分析 [J]. 中国农村卫生事业管理, 2010 (10): 817-818.

[8] 曾艳彩, 何涛, 李雪华, 等. 超高消费住院病例医疗费用研究 [J]. 医学与哲学: 人文社会医学版, 2010 (5): 50-52.

[9] 陈洪海, 黄丞, 陈忠. 我国卫生费用与经济增长关系研究 [J]. 预测, 2005 (6): 24-27.

[10] 陈洪海，黄丞，陈忠. 我国卫生总费用的三因素分析 [J]. 哈尔滨工业大学学报，2009 (12)：317-320.

[11] 陈捷，赵秀丽，武峰，等. 我国 14 省市中老年人肥胖超重流行现状及其与高血压患病率的关系 [J]. 中华医学杂志，2005 (40)：28-32.

[12] 陈立中. 转型期我国医疗卫生费用上涨的影响因素 [J]. 改革与战略，2007 (12)：151-153.

[13] 陈燕凌，穆云庆，陈黎明，李书章. 大型综合医院患者就医选择影响因素的调查研究 [J]. 中国社会医学杂志，2012 (2)：110-111.

[14] 丹尼尔·F. 史普博. 管制与市场 [M]. 余晖，何帆，等，译. 上海：上海三联书店，1999.

[15] 邓力群，等. 当代中国的卫生事业（上）[M]. 北京：中国社会科学出版社，1987：223.

[16] 范雪瑾，柯雪琴，王红妹，等. 杭州地区医疗市场结构与医院效率相关性分析 [J]. 中华医院管理杂志，2004 (7)：36-39.

[17] 菲利普·朗曼. 最好的医疗模式：公立医院改革的美国版解决方案 [M]. 北京：北京大学出版社，2011.

[18] 高丽敏. 医疗费用迅速增长：各国医疗保险的共性问题及改革 [J]. 中国初级卫生保健，2008 (1)：24-27.

[19] 葛延风，贡森. 中国医改 问题·根源·出路 [M]. 北京：中国发展出版社，2007.

[20] 葛毅，钱省三，吕文元，等. 我国医疗费用增长与医疗设备投入的相关性研究 [J]. 数理统计与管理，2006 (1)：105-110.

[21] 顾昕，高梦滔，姚洋. 诊断与处方：直面中国医疗体制改革 [M]. 北京：社会科学文献出版社，2006：31.

[22] 顾昕. 全民医疗保险与公立医院中的政府投入：德国经验的启示 [J]. 东岳论丛，2013 (2)：53-59.

[23] 顾昕. 走向全民健康保险：论中国医疗保障制度的转型 [J]. 中国行政管理，2012 (8)：64-69.

[24] 何平平. 我国医疗费用增长因素的计量分析 [J]. 太平洋学报，2005 (11)：25-31.

[25] 何平平. 协整分析与误差修正模型——经济增长、人口老龄化与我国

医疗费用增长的实证研究 [J]. 工业技术经济，2006 (1)：122-124，135.

[26] 何平平. 我国卫生总费用的弹性测算 [J]. 统计与决策，2006 (10)：87-90.

[27] 何平平. 医疗费用增长因素研究 [M]. 长沙：湖南大学出版社，2012：141-150.

[28] 何文炯，徐林荣，傅可昂，等. 基本医疗保险"系统老龄化"及其对策研究 [J]. 中国人口科学，2009 (2)：74-83，112.

[29] 何文炯，徐林荣，傅可昂，等. 城镇职工基本医疗保险"系统老龄化"及其对策研究 [J]. 社会保障研究，2008 (1)：158-174.

[30] 胡大洋，冷明祥. 江苏省三种基本医疗保险支付方式改革与探索 [J]. 中国医院管理，2011，31 (2)：48-51.

[31] 胡宏伟，张小燕，赵英丽. 社会医疗保险对老年人卫生服务利用的影响——基于倾向得分匹配的反事实估计 [J]. 中国人口科学，2012 (2)：57-66，111-112.

[32] 胡善联. 医生多点执业的政策障碍与可行路径 [J]. 中国卫生政策研究，2014 (1)：5-7.

[33] 胡颖廉. 我国药品安全监管：制度变迁和现实挑战 (1949—2005) [J]. 中国卫生政策研究，2009 (6)：45-51.

[34] 黄成礼. 人口老龄化对卫生费用增长的影响 [J]. 中国人口科学，2004 (4)：38-45，81-82.

[35] 季成叶，孙军玲. 中国学生超重、肥胖流行现状与 15 年流行趋势 [J]. 北京大学学报：医学版，2004 (2)：194-197.

[36] 江芹，张振忠，赵颖旭，等. 对"按人头付费"原理及设计的思考 [J]. 中国卫生经济，2013 (1)：34-38.

[37] 科尔奈，翁笙和. 转轨中的福利选择与一致性 东欧国家卫生部门改革 [M]. 北京：中信出版社，2003.

[38] 寇宗来. "以药养医"与"看病贵、看病难" [J]. 世界经济，2010 (1)：49-68.

[39] 乐章. 制度、组织与组织化制度：长阳合作医疗个案研究 [M]. 北京：中国社会科学出版社，2010.

[40] 李君荣，李孝叶，马方. 卫生费用适度合理增长的探讨 [J]. 中国卫

生经济，2013（3）：17-19.

[41] 李兰. 健康促进：理论与实务 [M]. 台北：巨流图书有限公司，2012.

[42] 李玲. 我国医疗体制改革趋势 [J]. 红旗文稿，2006（10）：19-21.

[43] 李宁秀，任晓晖，唐敏，等. 患者就医意向与社区卫生服务 [J]. 中国卫生事业管理，2001（2）：101-102.

[44] 李亚青. 城镇居民医疗保险的真实保障水平研究——基于广东典型地区的实证分析 [J]. 人口与发展，2013（3）：55-62.

[45] 李珍，王平. 强力建设首诊制 纠正医疗资源误配置 [J]. 中国卫生经济，2011（12）：24-27.

[46] 李珍. 2020 年：我国社会医疗保障制度安排的展望 [N]. 经济日报，2012-8-29（A13）.

[47] 廖进球. 规制与竞争前沿问题：第四辑 [M]. 北京：中国社会科学出版社，2011：79-96.

[48] 林义. 社会保险制度分析引论 [M]. 成都：西南财经大学出版社，1997.

[49] 刘国恩，蔡春光，李林. 中国老人医疗保障与医疗服务需求的实证分析 [J]. 经济研究，2011（3）：95-107，118.

[50] 刘鹏. 转型中的监管型国家建设——给予对中国药品管理体制变迁（1949—2008）的案例研究 [M]. 北京：中国社会科学出版社，2011.

[51] 刘圣中. 历史制度主义——制度变迁的比较历史研究 [M]. 上海：上海人民出版社，2010：8.

[52] 刘西国，刘毅，王健. 医疗费用上涨诱发因素及费用规制的新思考——基于 1998 年～2010 年数据的实证分析 [J]. 经济经纬，2012（5）：142-146.

[53] 刘小鲁. 管制、市场结构与中国医药分离的改革绩效 [J]. 世界经济，2011（12）：53-75.

[54] 刘小鲁. 我国劝诱性医疗的成因：管制、市场结构还是信息不对称？[J]. 经济评论，2012（2）：88-96.

[55] 刘晓征. 县级医疗机构 CT 设备配置与使用的探讨 [J]. 中国医学装备，2010（5）：1-4.

[56] 刘学，史录文. 医疗费用上涨与医德医风下降：组织架构变革角度的解释 [J]. 管理世界，2005 (10)：41-48，73.

[57] 龙玲莉，梁国华，钟碧贤. 患者社区就医意向与社区卫生服务的调查研究 [J]. 中国医院管理，2009 (12)：85-86.

[58] 罗力. 中国公立医院改革：关注运行机制和制度环境 [M]. 上海：复旦大学出版社，2010.

[59] 罗伊·波特. 剑桥医学史 [M]. 长春：吉林人民出版社，2000：92-93.

[60] 吕本友. 医疗体制改革中政府管制途径和方式的研究 [J]. 管理评论，2008 (8)：50-54，64.

[61] 吕军，王颖，孙梅，等. 彻底扭转医疗机构扭曲的补偿机制："总额预算＋按服务单元付费"组合支付方式预期效果之二 [J]. 中国卫生资源，2011 (1)：23-24.

[62] 马冠生，李艳平，武阳丰，等. 1992 至 2002 年间中国居民超重率和肥胖率的变化 [J]. 中华预防医学杂志，2005 (5)：17-21.

[63] 满晓玮，张倩，蒋艳，等. 北京市外来就医与购药对卫生总费用核算平衡的影响 [J]. 中国卫生政策研究，2014 (1)：70-75.

[64] 毛阿燕，雷海潮. 北京市医疗服务市场竞争态势研究 [J]. 中国卫生经济，2010 (1)：49-51.

[65] 孟庆跃，卞鹰，孙强，等. 理顺医疗服务价格体系：问题、成因和调整方案（上）[J]. 中国卫生经济，2002 (5)：31-34.

[66] 彭俊，宋世斌，冯羽. 人口老龄化对社会医疗保险基金影响的实证分析——以广东省珠海市为例 [J]. 南方人口，2006 (2)：5-11.

[67] 彭希哲，胡湛. 公共政策视角下的中国人口老龄化 [J]. 中国社会科学，2011 (3)：121-138，222-223.

[68] 钱穆. 中国历代政治得失 [M]. 北京：生活·读书·新知三联书店，2011.

[69] 世界卫生组织. 2008 年世界卫生报告初级卫生保健 过去重要 现在更重要 [M]. 北京：人民卫生出版社，2008.

[70] 宋晓梧. 建国 60 年我国医疗保障体系的回顾与展望 [J]. 中国卫生政策研究，2009 (10)：6-14.

[71] 佟珺, 石磊. 价格规制、激励扭曲与医疗费用上涨 [J]. 南方经济, 2010 (1): ·38-46.

[72] 万谊娜. 基于齿轮机理的医保、医疗与医药改革联动机制 [J]. 改革, 2009 (9): 126-132.

[73] 汪德华, 白重恩. 政府为什么要干预医疗部门 [M]. 比较, 2008 (36): 190-202.

[74] 汪丁丁. 医生、医院、医疗体制改革 [J]. 财经, 2005 (21): 102-108.

[75] 王安其, 郑雪倩, 高树宽. 医生多点执业的法律问题分析 [J]. 中国卫生政策研究, 2014 (1): 14-18.

[76] 王丙毅, 刘法力. 医疗市场的政府管制改革与制度变迁及其启示 [J]. 经济体制改革, 2009 (3): 33-37.

[77] 王丙毅. 政府医疗管制模式重构研究 [M]. 北京: 人民出版社, 2008.

[78] 王超群, 李珍. 中国未来卫生总费用增长趋势及应对措施——与1970—1990 年 OECD 国家的比较 [J]. 社会保障研究 (京), 2013 (2): 96-108.

[79] 王超群, 张翼, 杨宜勇. 城镇职工基本医疗保险退休老人终生缴费制研究 [J]. 江西财经大学学报, 2013 (5): 79-85.

[80] 王超群. 城镇职工基本医疗保险个人账户制度的起源、效能与变迁 [J]. 中州学刊, 2013 (8): 80-86.

[81] 王超群. 老龄化是卫生费用增长的决定性因素吗? [J]. 人口与经济, 2014 (3): 23-30.

[82] 王超群. 中国人均卫生费用增长的影响因素分解 [J]. 保险研究, 2013 (8): 118-127.

[83] 王海东, 王超群. 中国社会医疗保险制度的成就、问题与改革建议 [M] //中国人力资源发展报告 (2014). 北京: 社会科学文献出版社, 2014: 255-268.

[84] 王华. 人口老龄化与医疗卫生费用关系的地区间比较 [J]. 医学与社会, 2012 (10): 7-12.

[85] 王绍光, 何焕荣, 乐园. 政策导向、汲取能力与卫生公平 [J]. 中国

社会科学，2005 (6)：101-120，207-208.

[86] 王绍光. 中国公共卫生的危机与转机 [M]. 比较，2003 (-7)：52-90.

[87] 王晓玲. 中国医疗市场政府管制的历史演进及制度反思 [J]. 中国经济史研究，2012 (3)：113-119.

[88] 王晓燕. 老龄化过程中的医疗保险基金使用现状及平衡能力分析 [J]. 统计与预测，2004 (2)：20-22.

[89] 王勇，弓宪文，赵鹏. 中国医疗费用过度上涨的信息经济学解释 [J]. 重庆大学学报（自然科学版），2005 (4)：142-145.

[90] 吴明，汪宏，钟军，等. 医疗服务提供模式及其比较研究 [J]. 中国卫生经济，1999 (7)：42-46.

[91] 武阳丰，马冠生，胡永华，等. 中国居民的超重和肥胖流行现状 [J]. 中华预防医学杂志，2005 (5)：22-26.

[92] 武阳丰，周北凡，陶寿淇，等. 我国人群心血管病发病趋势预测及21世纪预防策略研究协作组. 我国中年人群超重率和肥胖率的现状及发展趋势 [J]. 中华流行病学杂志，2002 (1)：16-20，3.

[93] 谢宇，杨顺心，陈瑶，等. 我国医生多点执业研究综述 [J]. 中国卫生政策研究，2014 (1)：8-13.

[94] 谢启瑞. 最适医疗费用成长率长期趋势之研究，行政院卫生署88年下半年及89年度委托研究计划 [R]. 2001.

[95] 熊昌娥，许珊丹，涂小丰，等. 医院市场竞争形态及其与医疗费用之间关系判断：以湖北省武汉市为例 [J]. 中国卫生经济，2012 (7)：65-66.

[96] 熊俊浩，夏曦，程小琴，等. 基于结构方程模型的患者选择医院影响因素研究 [J]. 中国卫生事业管理，2012 (2)：84-87.

[97] 徐静，周亚夫，葛运运，等. 国内外全科医生的覆盖范围及待遇和相应支付方式 [J]. 中国全科医学，2013 (30)：2787-2789.

[98] 徐昕. 中国卫生费用增长的影响因素研究 [J]. 世界经济情况，2010 (8)：64-69.

[99] 薛伟玲，陆杰华. 基于医疗保险视角的老年人卫生费用研究 [J]. 人口学刊，2012 (1)：61-67.

[100] 薛新东. 医保个人账户低效率的经济学分析 [J]. 长江论坛，2008 (3)：41-43.

[101] 阎竣, 陈玉萍. 农村老年人多占用医疗资源了吗? ——农村卫生费用年龄分布的政策含义 [J]. 管理世界, 2010 (5): 91-95.

[102] 杨燕绥, 李海明. 公共服务外包的治理机制研究——医疗保险外包的中美案例比较 [J]. 中国行政管理, 2013 (9): 114-118.

[103] 杨燕绥. "控费" 与 "服务" 并重 [J]. 中国社会保障, 2014 (5): 27.

[104] 叶春辉, 封进, 王晓润. 收入、受教育水平和医疗消费: 基于农户微观数据的分析 [J]. 中国农村经济, 2008 (8): 16-24.

[105] 应向华, 陈洁. 上海市医用 CT 配置和使用情况研究 [J]. 中国卫生资源, 2008 (5): 210-211.

[106] 于德志. 医改专题研究 [M]. 北京: 人民卫生出版社, 2013.

[107] 余央央. 老龄化对中国医疗费用的影响——城乡差异的视角 [J]. 世界经济文汇, 2011 (5): 64-79.

[108] 宇文佳子, 温小霓. 陕西省人口老龄化下的医保基金平衡测试及对策分析 [J]. 医学与社会, 2008 (3): 1-3.

[109] 翟铁民, 王从从, 郭锋, 等. 2009 年中国卫生总费用测算结果与分析 [J]. 中国卫生经济, 2011 (4): 5-9.

[110] 张晨. 银行业是垄断的吗? [J]. 新产经, 2012 (6): 62-64.

[111] 张春瑜, 李天庆. 大型综合性医院患者就医行为影响因素分析 [J]. 卫生经济研究, 2009 (10): 32-33.

[112] 张道义. 德国健康保险法支付制度法律关系的分析 [J]. 台大法学论丛, 2001, 30 (6): 227-263.

[113] 张锦文. 医院总额支付与未来的因应措施 [J]. 福尔摩莎医务管理杂志, 2005 (1): 1-7.

[114] 张岚, 张研. 患者选择医院的影响因素间相关关系分析 [J]. 中国社会医学杂志, 2011 (3): 173-175.

[115] 张奇林, 汪毕芳. 技术进步与医疗卫生费用的增长 [J]. 社会保障研究, 2010 (2): 39-42.

[116] 张研, 谢子秋, 刘忻, 等. 患者选择医院的影响因素分析 [J]. 医学与社会, 2010 (10): 71-73.

[117] 张毓辉, 郭峰, 万泉, 等. 2010 年中国卫生总费用测算结果与分析

[J]. 中国卫生经济，2012（4）：5-11.

[118] 张毓辉，万泉，翟铁民，等. 2012 年中国卫生总费用核算结果与分析 [J]. 中国卫生经济，2014（2）：5-9.

[119] 张毓辉，万泉，翟铁民，等. 2011 年中国卫生总费用核算结果与分析 [J]. 中国卫生经济，2013（1）：5-9.

[120] 张振忠. 中国卫生费用核算研究报告 [R]. 北京：人民卫生出版社，2008.

[121] 张振忠. 中国卫生费用核算研究报告 [R]. 北京：人民卫生出版社，2009.

[122] 张自宽."六·二六指示"相关历史情况的回顾与评价 [J]. 中国农村卫生事业管理，2006（9）：9-12.

[123] 赵斌，孙斐，王鸿蕴，等. 大病医疗保险政策的国际经验检验——以部分欧洲国家私营医疗保险和"灾难性卫生费用"应对方式实践为标准，2013 年医疗保险学术论文评选获奖论文集 [G]. 化学工业出版社，2014.

[124] 赵斌. 基于国际经验的社会医疗保障购买服务机制研究 [D]. 北京：中国人民大学，2013.

[125] 赵曼，吕国营. 关于中国医疗保障制度改革的基本建议 [J]. 中国行政管理，2007（7）：17-20.

[126] 赵文华，翟屹，胡建平，等. 中国超重和肥胖造成相关慢性疾病的经济负担研究 [J]. 中华流行病学杂志，2006（7）：555-559.

[127] 浙江省卫生代表团. 倡导全科医疗 实行卫生经费总额预算制——赴德国、丹麦考察报告 [J]. 卫生经济研究，1999（8）：34-38.

[128] 郑功成. 中国社会保障改革与发展战略：医疗保障卷 [M]. 北京：人民出版社，2011.

[129] 郑功成. 中国社会保障改革与发展战略：理念、目标与行动方案 [M]. 北京：人民出版社，2008.

[130] 郑功成，等. 中国社会保障制度变迁与评估 [M]. 北京：中国人民大学出版社，2002.

[131] 周良荣. 诊疗"看病贵"——医生行为及其干预机制 [M]. 光明日报出版社，2010：48.

[132] 周鹏翔，孙兆泉，石珊. 小病大养导致医疗费用攀升 [J]. 中国社会

保障，2004（11）：46-47.

[133] 周学荣. 中国医疗价格的政府管制研究 [M]. 北京：中国社会科学出版社，2008.

[134] 朱恒鹏. 14 道管制下 医药费为什么越"管"越贵？[J]. 中国经济周刊，2011（25）：19-21.

[135] 朱恒鹏. 管制的内生性及其后果：以医药价格管制为例 [J]. 世界经济，2011（7）：64-90.

[136] 朱恒鹏. 医疗体制弊端与药品定价扭曲 [J]. 中国社会科学，2007（4）：89-103，206.

[137] 朱玲. 政府与农村基本医疗保健保障制度选择 [J]. 中国社会科学，2000（4）：89-99，206.

英文部分

[1] ANDERSON G F, ROWLAND D, STEINBERG E P. Health care cost containment [M]. Baltimore: Johns Hopkins University Press, 1990.

[2] ANG J B. The determinants of health care expenditure in Australia [J]. Applied Economics Letters, 2010, 17 (7): 639-644.

[3] ARROW K J. Uncertainty and the welfare economics of medical care [J]. The American Economic Review, 1963, 53 (5): 941-973.

[4] BESLEY T, GOUVEIA M. Alternative systems of health care provision [J]. Economic Policy, 1994: 199-199.

[5] BILGEL F, TRAN K C. The determinants of Canadian provincial health expenditures: evidence from a dynamic panel [J]. Applied Economics, 2013, 45 (2): 201-212.

[6] BLOMQVIST A G, CARTER R A L. Is health care really a luxury? [J]. Journal of Health Economics, 1997, 16 (2): 207-229.

[7] BUCHMUELLER T C, GRUMBACH K, KRONICK R, et al. Book review: The effect of health insurance on medical care utilization and implications for insurance expansion: A review of the literature [J]. Medical Care Research and Review, 2005, 62 (1): 3-30.

[8] BUNDORF M K, ROYALTY A, BAKER L C. Health care cost growth among the privately insured [J]. Health Affairs, 2009, 28 (5): 1294-1304.

[9] CALEM P S, RIZZO J A. Competition and specialization in the hospital industry: an application of Hotelling's location model [J]. Southern Economic Journal, 1995, 61 (4): 1182-1198.

[10] Canada. Health Canada, Carr J. New considerations on the empirical analysis of health expenditures in Canada, 1966-1998 [electronic Resource] [M]. Health Canada, 2003.

[11] CANTARERO D, LAGO-PENAS S. The determinants of health care expenditure: a reexamination [J]. Applied Economics Letters, 2010, 17 (7): 723-726.

[12] CHERNEW M E, HIRTH R A, SONNAD S S, et al. Managed care, medical technology, and health care cost growth: a review of the evidence [J]. Medical Care Research and Review, 1998, 55 (3): 259-288.

[13] Chernew M E, Newhouse J P. Health care spending growth [J]. Handbook of Health Economics, 2012 (2): 1-43.

[14] CHRISTIANSEN T, BECH M, LAURIDSEN J, et al. Demographic changes and aggregate health-care expenditure in Europe [R]. 2006.

[15] CRIVELLI L, FILIPPINI M, MOSCA I. Federalism and regional health care expenditures: an empirical analysis for the Swiss cantons [J]. Health Economics, 2006, 15 (5): 535-541.

[16] CUTLER D M, MCCLELLAN M. The determinants of technological change in heart attack treatment [R]. National Bureau of Economic Research, 1996.

[17] CUTLER D M. Technology, Health Costs, and the NIH. Harvard University and the National Bureau of Economic Research. Paper prepared for the National Institutes of Health Economics Roundtable on Biomedical Research, September 1995.

[18] Di MATTEO L. The macro determinants of health expenditure in the United States and Canada: assessing the impact of income, age distribution and time [J]. Health Policy, 2005, 71 (1): 23-42.

[19] DOCTEUR E, OXLEY H. Health-care systems: lessons from the reform experience [R]. 2003.

[20] DORMONT B, GRIGNON M, HUBER H. Health expenditure growth: reassessing the threat of ageing [J]. Health Economics, 2006, 15 (9): 947-963.

[21] DOZET A, LYTTKENS C H, NYSTEDT P. Health care for the elderly: two cases of technology diffusion [J]. Social Science & Medicine, 2002, 54 (1): 49-64.

[22] DREGER C, REIMERS H E. Health care expenditures in OECD countries: a panel unit root and cointegration analysis [R]. 2005.

[23] FINKELSTEIN A. The aggregate effects of health insurance: Evidence from the introduction of Medicare [J]. The Quarterly Journal of Economics, 2007, 122 (1): 1-37.

[24] FRANKS P, FISCELLA K. Primary care physicians and specialists as personal physicians. Health care expenditures and mortality experience [J]. The Journal of Family Practice, 1998, 47 (2): 105.

[25] FREEMAN D G. Is health care a necessity or a luxury? Pooled estimates of income elasticity from US state-level data [J]. Applied Economics, 2003, 35 (5): 495-502.

[26] GBESEMETE K P, GERDTHAM U G. Determinants of health care expenditure in Africa: a cross-sectional study [J]. World Development, 1992, 20 (2): 303-308.

[27] GERDTHAM U G, JÖNSSON B, MACFARLAN M, et al. The determinants of health expenditure in the OECD countries: a pooled data analysis [M] //Health, the Medical Profession, and Regulation. Springer US, 1998: 113-134.

[28] GERDTHAM U G, JÖNSSON B. International comparisons of health expenditure: theory, data and econometric analysis [J]. Handbook of Health Economics, 2000 (1): 11-53.

[29] GERDTHAM U G, SØGAARD J, ANDERSSON F, et al. An econometric analysis of health care expenditure: a cross-section study of the OECD

countries [J]. Journal of Health Economics, 1992, 11 (1): 63-84.

[30] GERDTHAM U G. The impact of aging on health care expenditure in Sweden [J]. Health Policy, 1993, 24 (1): 1-8.

[31] GETZEN T E. Health care is an individual necessity and a national luxury: applying multilevel decision models to the analysis of health care expenditures [J]. Journal of Health Economics, 2000, 19 (2): 259-270.

[32] GIANNONI M, HITIRIS T. The regional impact of health care expenditure: the case of Italy [J]. Applied Economics, 2002, 34 (14): 1829-1836.

[33] GROSSMAN M. On the concept of health capital and the demand for health [J]. The Journal of Political Economy, 1972, 80 (2): 223.

[34] HARTWIG J. What drives health care expenditure? —Baumol's model of "unbalanced growth" revisited [J]. Journal of Health Economics, 2008, 27 (3): 603-623.

[35] HITIRIS T, POSNETT J. The determinants and effects of Health Expenditure in developed countries [J]. Journal of Health Economics, 1992, 11 (2): 173-181.

[36] HOLAHAN J, DOR A, ZUCKERMAN S. Understanding the recent growth in Medicare physician expenditures [J]. JAMA, 1990, 263 (12): 1658-1661.

[37] HUANG S L. Factors influencing healthcare spending in Singapore: A Regression Model [J]. International Journal of The Computer, the Internet and Management, 2004, 12 (3): 51-62.

[38] HURLEY J. An overview of the normative economics of the health sector [J]. Handbook of Health Economics, 2000 (1): 55-118.

[39] JEGERS M, KESTELOOT K, DE GRAEVE D, et al. A typology for provider payment systems in health care [J]. Health Policy, 2002 (60): 255-273.

[40] KARATZAS G. On the determination of the US aggregate health care expenditure [J]. Applied Economics, 2000, 32 (9): 1085-1099.

[41] KEA X, SAKSENAA P, HOLLYB A. The Determinants of Health

Expenditure: A Country-Level Panel Data Analysis [R]. 2011.

[42] LIU X, LIU Y, CHEN N. The Chinese experience of hospital price regulation [J]. Health Policy and Planning, 2000, 15 (2): 157-163.

[43] LUBITZ J D, RILEY G F. Trends in Medicare payments in the last year of life [J]. New England Journal of Medicine, 1993, 328 (15): 1092-1096.

[44] LUMBIGANON P, LAOPAIBOON M, GÜLMEZOGLU A M, et al. Method of delivery and pregnancy outcomes in Asia: the WHO global survey on maternal and perinatal health 2007-08 [J]. The Lancet, 2010, 375 (9713): 490-499.

[45] MANNING W G, NEWHOUSE J P, DUAN N, et al. Health insurance and the demand for medical care: evidence from a randomized experiment [J]. The American Economic Review, 1987, 77 (3): 251-277.

[46] MANTON K G. Changing concepts of morbidity and mortality in the elderly population [J]. The Milbank Memorial Fund Quarterly. Health and Society, 1982, 60 (2): 183-244.

[47] MARTIN J J M, PUERTO LOPEZ DEL AMO GONZALEZ M, DOLORES CANO GARCIA M. Review of the literature on the determinants of healthcare expenditure [J]. Applied Economics, 2011, 43 (1): 19-46.

[48] MARTINS J O, JOAQUIM C M, BJØRNERUD S. Projecting OECD health and long-term care expenditures: What are the main drivers [R]. Economics Department Working Papers No. 2006, 477.

[49] MAYHEW L. Health and elderly care expenditure in an aging world [R]. Laxenburg, Austria: International Institute for Applied Systems Analysis, 2000.

[50] MEARA E, WHITE C, CUTLER D M. Trends in medical spending by age, 1963—2000 [J]. Health Affairs, 2004, 23 (4): 176-183.

[51] MENG Q, XU L, ZHANG Y, et al. Trends in access to health services and financial protection in China between 2003 and 2011: a cross-sectional study [J]. The Lancet, 2012, 379 (9818): 805-814.

[52] MORENO-SERRA R, WAGSTAFF A. System-wide impacts of hospital payment reforms: evidence from Central and Eastern Europe and Central

Asia [J]. Journal of Health Economics, 2010, 29 (4): 585-602.

[53] MOSCA I. Decentralization as a determinant of health care expenditure: empirical analysis for OECD countries [J]. Applied Economics Letters, 2007, 14 (7): 511-515.

[54] MOSSIALOS E, LE GRAND J. Health care and cost containment in the European Union [M]. Ashgate, 1999: 72-74.

[55] Mossialos E, Le Grand J. Health care and cost containment in the European Union [R]. Ashgate, 1999.

[56] MURTHY V N R, OKUNADE A A. The core determinants of health expenditure in the African context: Some econometric evidence for policy [J]. Health Policy, 2009, 91 (1): 57-62.

[57] NEWHOUSE J P. Medical care costs: how much welfare loss? [J]. The Journal of Economic Perspectives, 1992, 6 (3): 3-21.

[58] NEWHOUSE J P. Medical-care expenditure: a cross-national survey [J]. Journal of Human Resources, 1977, 12 (1): 115-125.

[59] OH E H, IMANAKA Y, EVANS E. Determinants of the diffusion of computed tomography and magnetic resonance imaging [J]. International Journal of Technology Assessment in Health Care, 2005, 21 (1): 73-80.

[60] OKUNADE A A, MURTHY V N R. Technology as a "major driver" of health care costs: a cointegration analysis of the Newhouse conjecture [J]. Journal of Health Economics, 2002, 21 (1): 147-159.

[61] OKUNADE A A. Analysis and implications of the determinants of healthcare expenditure in African countries [J]. Health Care Management Science, 2005, 8 (4): 267-276.

[62] PALANGKARAYA A, YONG J. Population ageing and its implications on aggregate health care demand: empirical evidence from 22 OECD countries [J]. International Journal of Health Care Finance and Economics, 2009, 9 (4): 391-402.

[63] PAN J, LIU G G. The determinants of Chinese provincial government health expenditures: evidence from 2002—2006 data [J]. Health Economics, 2012.

[64] Parkin D, McGuire A, Yule B. Aggregate health care expenditures and national income: is health care a luxury good? [J]. Journal of Health Economics, 1987, 6 (2): 109-127.

[65] Payne G, Laporte A, Deber R, et al. Counting Backward to Health Care's Future: Using Time-to-Death Modeling to Identify Changes in End-of-Life Morbidity and the Impact of Aging on Health Care Expenditures [J]. Milbank Quarterly, 2007, 85 (2): 213-257.

[66] PEDEN E A, FREELAND M S. A historical analysis of medical spending growth, 1960—1993 [J]. Health Affairs, 1995, 14 (2): 235-247.

[67] PEDEN E A, FREELAND M S. Insurance effects on US medical spending (1960—1993) [J]. Health Economics, 1998, 7 (8): 671-687.

[68] POLDER J J, BARENDREGT J J, Oers H. Health care costs in the last year of life—the Dutch experience [J]. Social Science Medicine, 2006, 63 (7): 1720-31.

[69] RAHMAN T. Determinants of public health expenditure: some evidence from Indian states [J]. Applied Economics Letters, 2008, 15 (11): 853-857.

[70] RAHMAN T. Determinants of public health expenditure: some evidence from Indian states [J]. Applied Economics Letters, 2008, 15 (11): 853-857.

[71] REINHARDT U E. Does the ageing of the population really drive the demand for health care? [J]. Health Affairs, 2003, 22 (6): 27-39.

[72] RICHARDSON J R J, MCKIE J. Ageing and the cost of health services [R]. Centre for Health Program Evaluation, 1999.

[73] SCHWARTZ W B. The inevitable failure of current cost-containment strategies [J]. The Journal of the American Medical Association, 1987, 257 (2): 220-224.

[74] SCITOVSKY A A. Changes in the costs of treatment of selected illnesses, 1971—1981 [J]. Medical Care, 1985, 23 (12): 1345-1357.

[75] SESHAMANI M, GRAY A. Ageing and health-care expenditure: the red herring argument revisited [J]. Health Economics, 2004, 13 (4): 303-314.

[76] SESHAMANI M, GRAY A. The impact of ageing on expenditures in

the National Health Service [J]. Age and Ageing, 2002, 31 (4): 287-294.

[77] SHOU-HSIA C, TUNG-LIANG C. The effect of universal health insurance on health care utilization in Taiwan: results from a natural experiment [J]. The Journal of American Medical Association, 1997, 278 (2): 89-93.

[78] SMITH S D, HEFFLER S K, FREELAND M S. The Impact of Technological Change on Health Care Cost Increases: An Evaluation of the Literature [R]. Health Care Financing Administration, Mimeo, 2000.

[79] SMITH S, NEWHOUSE J P, FREELAND M S. Income, insurance, and technology: Why does health spending outpace economic growth? [J]. Health Affairs, 2009, 28 (5): 1276-1284.

[80] STARFIELD B, SHI L, MACINKO J. Contribution of primary care to health systems and health [J]. Milbank Quarterly, 2005, 83 (3): 457-502.

[81] STIGLITZ J E, BROWN E P. Economics of the public sector [M]. New York: WW Norton, 1988.

[82] STRUNK B C, GINSBURG P B, BANKER M I. The effect of population aging on future hospital demand [J]. Health Affairs, 2006, 25 (3): 141-149.

[83] TCHOE B, NAM S H. Aging risk and health care expenditure in Korea [J]. International Journal of Environmental Research and Public Health, 2010, 7 (8): 3235-3254.

[84] THORNTON J A, RICE J L. Determinants of healthcare spending: a state level analysis [J]. Applied Economics, 2008, 40 (22): 2873-2889.

[85] WAGSTAFF A, MORENO-SERRA R. Europe and central Asia's great post-communist social health insurance experiment: Aggregate impacts on health sector outcomes [J]. Journal of Health Economics, 2009, 28 (2): 322-340.

[86] WAGSTAFF A. Social Health Insurance vs. Tax-Financed Health Systems—Evidence from the OECD [R]. 2009.

[87] WEISBROD B A. The health care quadrilemma: an essay on technological change, insurance, quality of care, and cost containment [J]. Journal of Economic Literature, 1991, 29 (2): 523-552.

[88] WONG A, WOUTERSE B, SLOBBE L C J, et al. Medical innovation and age-specific trends in health care utilization: Findings and implications [J]. Social Science & Medicine, 2012, 74 (2): 263-272.

[89] XU K, SAKSENA P, HOLLY A. The determinants of health expenditure: A country level panel data analysis [R]. Geneva: World Health Organisation (WHO), 2011.

[90] ZUCKERMAN S, MCFEETERS J. Recent growth in health expenditures [R]. Commonwealth Fund, 2006.

[91] ZWEIFEL P, FELDER S, MEIERS M. Ageing of population and health care expenditure: a red herring? [J]. Health Economics, 1999, 8 (6): 485-496.

[92] ZWEIFEL P, STEINMANN L, EUGSTER P. The Sisyphus syndrome in health revisited [J]. International Journal of Health Care Finance and Economics, 2005, 5 (2): 127-145.

后　记

医疗卫生体系研究的核心是医生的激励机制。作为理性人，医生可以利用信息不对称实现个人利益最大化。而医生个人利益最大化未必是社会利益最大化。因此，必须通过制度设计，引导医生的行为。制度设计的主要表现就是医生的薪酬制度，即如何通过经济手段有效激励约束医生。换句话说，医生是跟着钱走的。而患者，则是跟着医生走的。

认识到这一点，便很容易理解中国医疗卫生体系的历史与现状。就本书而言，则可以清晰地理解中国卫生费用增长的原因和未来卫生费用控制的改革措施。本书的本质是对中国医疗卫生体系的解构和重构。这种解构和重构的基础，是中国当前医疗资源浪费极其严重。而浪费严重的原因，就是医生激励机制出了问题，导致医生的数量、质量、分布和行为方式出了问题。进一步地，患者的行为方式也出了问题。

解决的办法，自然是重构一种有效的医疗卫生体系，以建立一种新型的激励约束医生的制度。随着行政组织掌握的卫生资源的下降以及医疗保险基金掌握的卫生资源的快速增长，医疗保险基金正逐步取代行政组织成为医师激励约束机制的主力。本书因此建议全面增强医疗保险基金的力量，通过经济手段而非行政手段有效激励约束医生，从而优化中国卫生费用的来源、流向和功能，并控制未来卫生费用的快速增长。

这并非意味着，本书重构后的中国医疗卫生体系就能够一劳永逸地解决卫生费用快速增长问题。本书的目的乃是提供一种较为理想的医疗卫生体系的类型，以明确改革的目标。为此，本书提供了一整套的改革工具。

作为一个一直局限于象牙塔之内的研究者而言，我明了了自己和本书的局限性。本书采用政府管制理论来解释和解决中国卫生费用的增长与控制问题。但深读下去，政府管制理论更像是一个口号式的装饰品。本书并没有开展必要的国际比较，尽管本书所构建的医疗卫生体系的理想类型的确与发达国家现行制度并无二致。本书也未讨论改革建议的现实基础、可行性和路线图，尤其是如何应对改革后可能出现的诸多问题。

本书的完成得益于很多人的帮助。我的博士导师杨宜勇先生及其夫人黄燕芬女士对我的学习、生活和工作给予了大力支持。李珍教授、郑功成教授和董克用教授是我的学习和人生的明灯与榜样。还有许多师长与同辈给予了我很多支持，他们是仇雨临教授、黄宗智教授、陈德昇教授、郑守夏教授、郭年真助理教授、周颖政教授、李玉春教授、顾雪非博士、赵斌博士、曹琦博士、孙博博士、王雯博士、刘桂生博士、倪咸林博士、田小彪博士、向征博士、刘小青博士、元林君博士和李菲博士等。感谢华中师范大学公共管理学院各位领导和师生的帮助。华中师范大学出版社的张忠老师、冯会平老师、张小新老师、沈继成老师、廖国春老师为本书的顺利出版付出了大量心血，深表感谢。最后，应特别感谢的，是我的妻子、女儿、父母和岳父母。他们给予了我最无私的爱和支持，是我成长的动力。

本书原为本人的博士学位论文，原文达 30 余万字，提供了更丰富的细节，有兴趣的读者可以在中国人民大学图书馆借阅或向本人索取。本书遗漏和不足之处，恳请读者批评指正。本人的联系方式是：wangchaoqunruc@163.com。

王超群

2016 年 2 月 22 日

于华中师范大学